高等医药院校系列教材

# 医学免疫学简明教程

修订版

主　编　丁剑冰　王　松
副主编　魏晓丽　徐　茜　徐　琦
编　委　（按姓氏笔画排序）

丁剑冰　　　　　　王　松
李维艳　　　　　　甫拉提·热西提
张　荣　　　　　　张峰波
迪丽娜尔·波拉提　周晓涛
庞楠楠　　　　　　赵云娟
徐　茜　　　　　　徐　琦
魏晓丽

科学出版社
北京

## 内　容　简　介

本书文字简练,条理清晰,重点突出,易学易记。本教材共 13 章,依据国家执业医师考试大纲,以基础免疫学为重点,临床免疫学仅编入超敏反应和免疫学防治两章。每章在基础内容之前有该章的学习要求和基本概念,便于学生把握重点;每章编写了"知识扩充",介绍该章节的相关背景知识;每章之后有复习题,题量适当,供学生自习自测,加强对基本概念、基本理论的理解和掌握。

本书适合临床、预防、基础、口腔、麻醉、影像、药学、检验、护理、中医等专业学生使用。

**图书在版编目(CIP)数据**

医学免疫学简明教程 / 丁剑冰,王松主编 . —北京:科学出版社,2011.12
ISBN 978-7-03-032852-6

I. 医… Ⅱ.①丁… ②王… Ⅲ. 免疫学-医学院校-教材　Ⅳ. R392

中国版本图书馆 CIP 数据核字(2011)第 240058 号

责任编辑:李国红　秦致中　胡治国 / 责任校对:张凤琴
责任印制:李　彤 / 封面设计:陈　敬

科 学 出 版 社 出版
北京东黄城根北街 16 号
邮政编码: 100717
http://www.sciencep.com
北京凌奇印刷有限责任公司 印刷
科学出版社发行　各地新华书店经销
*
2011 年 12 月第　一　版　　开本:787×1092　1/16
2023 年 5 月第十五次印刷　　印张:12
字数:339 000

**定价:46.00 元**
(如有印装质量问题,我社负责调换)

# 前　言

　　医学免疫学是一门与基础医学和临床医学广泛交叉的前沿学科,发展迅速,成就显著,知识更新快,教材紧跟免疫学发展,内容以细胞和分子免疫学为基础。教材体现了免疫学在基础医学中的重要性,同时自然也突现出了教材的难度。因此,对于免疫学这门课而言,"教"和"学"均感不易。有关免疫学的各种教材和辅导教材也种类繁多,这在一定程度上解决了"难学"的问题。但是,由于不同学校教学课时的不同,学生情况的不同,"因材施教"的问题仍然没有很好的解决。本教材针对新疆地区医学院校和学生实际情况,结合一线教学经验,同时吸取同类教材的优点编写。

　　本教材有以下特点:

　　(1) 教材以基础免疫学为重,临床免疫学部分仅编入超敏反应,全部内容与实际教学内容相一致。章节安排上,将"免疫学概论"和"免疫器官和组织"两章内容融合,简介全书学习内容和各章节之间的联系,统领全书;免疫系统介绍不重复组织胚胎学已学习过的内容,重点突出。将"CD与黏附分子"一章的内容分别放入概论、固有性免疫和适应性免疫细胞中,知识连贯,避免重复,突出要点。

　　(2) 每章基本内容后加入了"知识扩充",介绍本章的相关背景知识,便于学生了解该章在免疫学中的意义和在免疫学发展历史中的地位。

　　(3) 习题部分,首先避免了太多样的题型,其次避免了"题海战术",作到题型有限,题量适当,能达到对基本概念、基本理论的掌握即可,能适应课程的考核即可。

　　本教材是编者多年教学的结晶,所有编者都有丰富的免疫学一线教学经验。综观全书,各章重点,逐一归纳,条理清晰,易学易记;基本概念,集中明确,一览无余;各章小结,画龙点睛;知识扩充,激发学生学习兴趣。学生可在本辅导教材的学习过程中发现,免疫学不再"难学",而且还可以收到事半功倍的学习效果。

　　由于编者的学识水平和教学经验有限,本教材必然存在许多不足之处,希望得到同行和学生的指正。

编　者<br>2011 年 9 月

# 目　录

# 第一章　免疫学概论

## 一、本章要求

(1) 掌握:免疫的现代概念,免疫系统的功能。

(2) 熟悉:免疫系统的组成,固有性免疫和适应性免疫的概念和主要特点,适应性免疫应答的基本过程。

(3) 了解免疫学发展简史。

## 二、基本概念

1. 免疫(immunity)　免疫是指机体对"自己"和"非己"进行识别和应答过程中,对自身物质产生免疫耐受,对非己异物产生排除作用,正常情况下是维持体内环境稳定的一种生理功能。

2. 免疫应答(immune response)　抗原性物质进入机体后,刺激免疫细胞活化、分化和产生效应的过程。

3. 固有性免疫(innate immunity)　指物种在长期种系发育和进化过程中逐渐形成的一系列防卫机制,也称为非特异性免疫或天然免疫。

4. 适应性免疫(adaptive immunity)　指个体在生命过程中,由淋巴细胞接受抗原性异物刺激后,主动产生的具有针对性的免疫反应,也称为特异性免疫或获得性免疫。

## 三、基本内容

(一) 免疫的概念

1. 免疫(immunity)的传统概念　免疫是机体免除疫病(传染病)及抵抗多种疾病发生的能力。传统的免疫仅仅包括抗感染,是微生物学的分支学科。

2. 免疫的现代概念　免疫是指机体对"自己"和"非己"进行识别和应答过程中,对自身物质产生免疫耐受,对非己异物产生排除作用,正常情况下是维持体内环境稳定的一种生理功能。

(二) 免疫系统的组成

免疫系统(immune system)由免疫器官、免疫细胞和免疫分子共同组成。免疫系统是产生免疫应答的组织基础。为全面掌握免疫系统和更好的学习本书内容,现将免疫系统的基本组成简述如图1-1。

1. 免疫器官和组织

(1) 中枢免疫器官:是免疫细胞发生、分化、成熟为具有免疫功能的免疫细胞的场所。

1) 骨髓及功能

A. 各类血细胞和免疫细胞发生的场所。造血干细胞(HSC)在骨髓中增殖、分化、发育

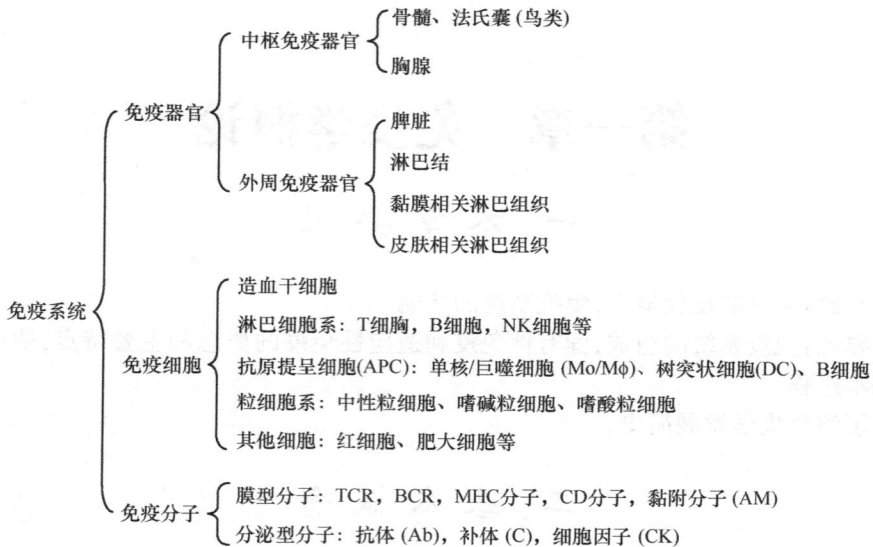

图 1-1　免疫系统的组成

为粒细胞、单核细胞、红细胞、血小板和淋巴细胞等。

　　B. 骨髓是人类 B 细胞分化、成熟为功能性 B 细胞的唯一器官。

　　C. 体液免疫应答的场所。骨髓为再次体液免疫应答的主要部位。记忆性 B 细胞返回骨髓,在此缓慢持久的产生抗体,故骨髓既是中枢免疫器官,又是外周免疫器官。骨髓功能缺陷将导致严重的细胞免疫和体液免疫的双重缺陷。

　　2) 胸腺及功能:在骨髓中造血干细胞分化的淋巴样干细胞(LSC),迁入胸腺,在胸腺中分化、发育、成熟为功能性 T 细胞。如果胸腺细胞发育缺陷,将导致细胞免疫缺陷。

　　(2) 外周免疫器官:是成熟的淋巴细胞定居,并对抗原产生免疫应答的场所。由脾、淋巴结、黏膜相关淋巴组织(如扁桃体等)、皮肤相关淋巴组织构成。

　　2. 免疫细胞　通过免疫细胞的相互作用,执行免疫的功能。主要有以下几类:

　　(1) 造血干细胞:各类免疫细胞均来源于造血干细胞。

　　(2) 淋巴细胞系:主要包括 T 细胞、B 细胞、NK 细胞等。B 细胞主导体液免疫,T 细胞主导细胞免疫,并辅助体液免疫,NK 细胞参与固有性免疫。

　　(3) 单核细胞系:除参与固有性免疫应答,发挥吞噬和细胞毒功能外,也是重要的抗原提呈细胞。

　　(4) 粒细胞系:中性粒细胞属于吞噬细胞,参与固有性免疫。嗜碱粒细胞和嗜酸粒细胞参与超敏反应。

　　(5) 其他细胞:红细胞具有免疫黏附作用。

　　执行固有性免疫功能的细胞主要有吞噬细胞(包括 Mo/Mφ、中性粒细胞)、NK 细胞、γδT 细胞、NKT 细胞、B1 细胞等。

　　执行适应性免疫功能的是 T 细胞、B 细胞和抗原提呈细胞(APC)。

　　3. 免疫分子　包括膜型分子和分泌型分子两类。

　　(1) 分泌型分子:存在于各种体液中,大多为含糖基的蛋白质。

　　1) 抗体(antibody,Ab):是 B 细胞识别抗原分化为浆细胞后产生的一种蛋白质,能与抗原发生特异性结合,是体液免疫的效应分子,有 IgG、IgM、IgA、IgE、IgD 五类。

2）补体(complement,C):是存在于血清中的一组经活化后具有酶活性的蛋白质,构成复杂的补体系统,具有多种生物学活性,包括抗微生物的防御反应、参与免疫调节、参与免疫病理损伤。

3）细胞因子(cytokine,CK):由细胞分泌的小分子蛋白,是免疫应答的重要调节分子和效应分子,具有多种生物学活性。

（2）膜型分子:存在于细胞膜表面。结构上都可分为 3 部分,即膜外区、跨膜区和胞质区。

1）BCR 和 TCR:分别存在于 B 细胞和 T 细胞表面,是两类细胞的特异性抗原识别受体。

2）MHC 分子:主要组织相容性复合体(major histocompatibility complex,MHC)编码的免疫分子,是抗原提呈的载体分子,可将抗原提呈给 T 细胞识别,进而激活 T 细胞,启动免疫应答。

3）白细胞分化抗原(leucocyte differentiation antigen,LDA):指血组胞在分化成熟为不同谱系、分化的不同阶段及细胞活化过程中,出现或消失的细胞表面标记分子。分化群(cluster of differentiation,CD)是国际通用的应用单克隆抗体鉴定细胞表面的膜分子,对白细胞分化抗原进行分组和命名,目前已鉴定的 CD 分子达 300 余种,涉及机体所有组织细胞,而免疫细胞膜上的许多 CD 分子是生物信息分子,介导细胞间相互识别、相互作用,与免疫细胞的功能(如淋巴细胞的活化和分化)有密切的关系。通过检测 CD 分子,可以鉴别细胞以及判断细胞的功能。

4）黏附分子(adhesion molecule,AM):介导细胞间相互作用和相互黏附的分子,与 CD分子一样,也是细胞膜上的信号分子,参与细胞的识别、活化和信号传导,细胞的增生与分化、伸展与移动等。

（三）免疫系统的功能

现代免疫学已跳出抗感染范畴,也打破了"免疫总是有利于机体"的错误观念,将免疫系统的主要功能归为 3 项:即免疫防御、免疫自稳和免疫监视。其具体意义如表 1-1。

表 1-1 免疫系统的三大功能

| 功能 | 正常生理表现(有利于机体) | 异常病理表现(有害于机体) |
|---|---|---|
| 免疫防御(immune defense) | 清除外来异物(抗感染) | 高:超敏反应 |
| | | 低:免疫缺陷 |
| 免疫自稳(immune homeostasis) | 清除自身损伤或衰老细胞 | 自身免疫病 |
| 免疫监视(immune surveillance) | 清除突变细胞和病毒感染细胞 | 肿瘤或持续性感染 |

（四）免疫的类型

1. 免疫的类型　根据参与物质和发生机制不同,将免疫应答分固有性免疫和适应性免疫两大类型。

（1）固有性免疫(innate immunity):指物种在长期种系发育和进化过程中逐渐形成的一系列防卫机制,也称为非特异性免疫(non-specific immunity)或天然免疫(natural immunity)。

（2）适应性免疫(adaptive immunity):指个体在生命过程中,由淋巴细胞接受抗原性异物刺激后,主动产生的具有针对性的免疫反应。也称为特异性免疫(specific immunity)或获得性免疫(acquired immunity)。

**2. 两类免疫应答的组成成分** 见图 1-2。

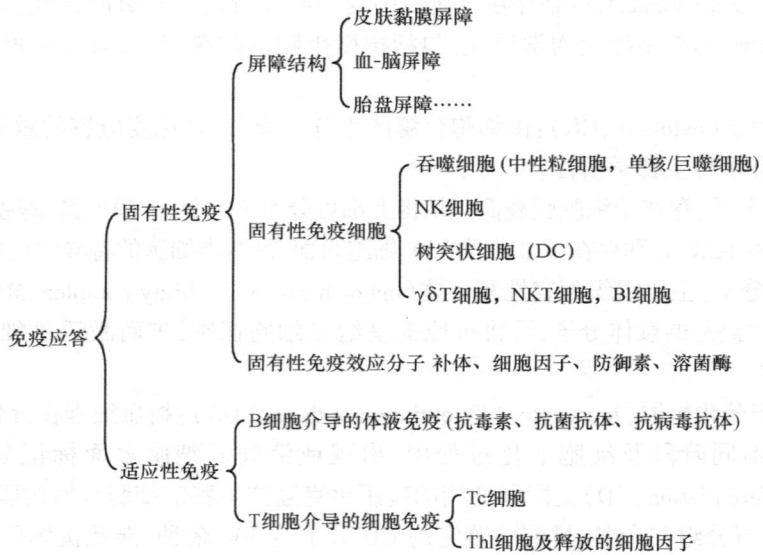

图 1-2 两类免疫应答的组成

**3. 两类免疫力的作用机制与特点的比较** 见表 1-2。

表 1-2 固有性免疫和适应性免疫的特点

| 作用机制 | 固有性免疫 | 适应性免疫 |
| --- | --- | --- |
| 生理屏障 | +(三大屏障) | -(不需要) |
| 主要细胞组成 | 吞噬细胞、DC、NK 细胞、NKT 细胞、γδT 细胞、B1 细胞 | T 细胞、B 细胞、APC |
| 作用特点 | | |
| 识别"自己"与"非己" | 可 | 可 |
| 抗原特异性细胞克隆扩增 | 无 | 有 |
| 作用特异性 | 无 | 有 |
| 可遗传性 | 可 | 不可 |
| 免疫记忆 | 无 | 有 |
| 主要作用时相 | 感染早期(即刻至 96 小时) | 感染 96 小时后 |

**（五）适应性免疫应答的概念和基本过程**

一般情况下,不特别指明,免疫应答即指适应性免疫应答。

**1. 概念** 抗原性物质进入机体后,刺激特异性免疫细胞活化、分化和产生效应的过程。

**2. 基本过程** 可分为抗原识别阶段、细胞活化、增殖分化阶段、效应阶段(图 1-3)。

**3. 免疫应答的后果** 即效应的结果。

（1）正免疫应答:免疫系统活化,将抗原全部或部分清除体外。

（2）负免疫应答:对体内组织细胞表达的自身抗原表现为特异性"免疫不应答",也称为免疫耐受(详见第十章)。

正免疫应答与负免疫应答均是免疫系统的重要功能,两者的平衡保持免疫系统的自身稳定。

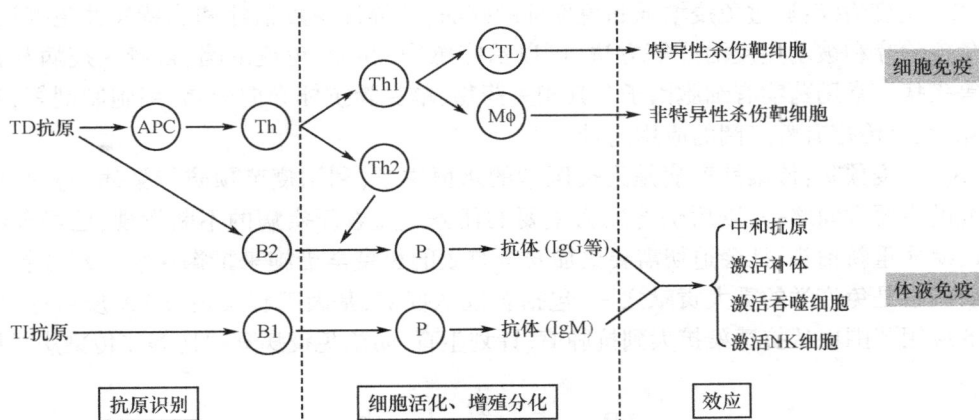

图 1-3　适应性免疫应答的基本过程

**4. 适应性免疫应答的类型**　根据主导的细胞和效应机制的不同,将适应性免疫应答分两类:即体液免疫和细胞免疫(详见第九章)。

(1) 体液免疫:也称为抗体介导的免疫应答(AMI),由 B 细胞主导,效应物为抗体。

(2) 细胞免疫:也称为细胞介导的免疫应答(CMI),由 T 细胞主导,效应物为效应 T 淋巴细胞和细胞因子。

**5. 免疫应答的四个条件**　根据免疫应答的基本过程,可总结出发生免疫应答所需的 4 个基本条件:即抗原、抗原提呈细胞、淋巴细胞及细胞因子的调节。

(1) 抗原(antigen,Ag):是指能与 T、B 细胞的受体结合,促使其增埴、分化,产生抗体和效应 T 细胞,并与之结合,进而发挥免疫效应的物质。抗原的进入是整个免疫过程的起点和先决条件。详见"抗原"一章。

(2) 抗原提呈细胞(antigen presenting cell,APC):该类细胞具有摄取、加工、处理抗原、将抗原信息提呈给特异性淋巴细胞的功能。

(3) 淋巴细胞:主要指 T、B 细胞。这两类细胞最重要的特点是细胞膜上具有特异性抗原受体,能识别不同抗原,属于特异性免疫细胞。细胞在接受抗原刺激后能活化、增殖、分化,产生特异性免疫应答。

(4) 细胞因子的调节作用:在免疫应答的每个环节,都有很多细胞因子(主要由活化的 T 细胞产生)参与,在免疫细胞的活化、生长和分化及清除抗原过程中发挥促进和/或抑制作用。

**(六) 免疫学应用**

**1. 免疫学(immunology)**　免疫学是研究免疫系统的组成和功能,探讨实现免疫保护和发生免疫病理反应的作用及其机制,研究安全有效的免疫学策略和方法,实现对疾病准确诊断、预防和治疗。免疫学最初是微生物学的分支学科,在长期的发展中,人们对免疫的认识不断深化,经历了个体水平、组织水平、细胞水平,现在已进入分子水平。随着现代生物高新技术的发展,免疫学在生命科学领域的基础研究和临床医学应用中都处于前沿学科。

**2. 免疫学的临床应用**

(1) 免疫诊断:免疫学技术以其很好的特异性和较高的灵敏度,广泛应用于医学和生物学领域的研究,在临床中应用于相关疾病的诊断、发病机制的研究、病情监测与疗效评估等方面。

（2）免疫治疗：通过免疫增强和免疫抑制疗法，特异性免疫治疗和非特异性免疫治疗，主动免疫治疗和被动免疫治疗等方法，可以治疗感染、肿瘤、免疫缺陷、自身免疫病和移植排斥等疾病。常用药物有细胞因子及其相关药物、单克隆抗体导向药物、细胞制剂等，其疗效可靠，免疫治疗有着广阔的应用前景。

（3）免疫预防：传染性疾病是人类医学的永恒主题，利用疫苗预防传染病一直是免疫学研究的主要方向之一，以后仍将成为主要的任务。随着新疾病的不断发现，已经灭绝和控制的疾病重新抬头，社会迫切需要更加安全有效的免疫学措施来抵御疾病。现今新型疫苗的研制也是免疫学的重大贡献之一，包括合成肽疫苗、基因工程疫苗、DNA 疫苗等，而且疫苗的应用范围也从抗感染扩大到抗肿瘤、计划生育、防治免疫病理损伤等非传染病领域。

# 四、本 章 小 结

（1）免疫是机体在识别"自己"和"非己"的基础上，排除"非己"，耐受"自己"的功能。

（2）免疫系统由免疫器官、免疫细胞和免疫分子组成，其三大功能包括免疫防御、免疫自稳和免疫监视。

（3）免疫应答可分为固有性免疫和适应性免疫。

（4）适应性免疫应答又可分为正免疫应答和负免疫应答（免疫耐受），包括由 T 细胞介导的细胞免疫应答和 B 细胞介导的体液免疫应答组成。

（5）免疫学已发展为一门独立的学科，在免疫诊断、免疫预防、免疫治疗方面广泛应用，是生命科学的前沿学科。

# 五、知 识 扩 充

1. 20 世纪获得诺贝尔医学生理学奖的免疫学家。

| 年份 | 学者姓名 | 国家 | 获奖成就 |
| --- | --- | --- | --- |
| 1901 | E. A. Behring | 德国 | 发现抗毒素，开创免疫血清疗法 |
| 1905 | R. Koch | 德国 | 发现结核杆菌，发明诊断结核病的结核菌素 |
| 1908 | P. Ehrlich | 德国 | 提出体液免疫理论和抗体生成的侧链学说 |
| | E. Metchnikoff | 俄国 | 发现细胞吞噬作用，提出细胞免疫理论 |
| 1913 | C. Richet | 法国 | 发现过敏现象 |
| 1919 | J. Bordet | 比利时 | 发现补体，建立补体结合实验 |
| 1930 | K. Landsteiner | 奥地利 | 发现人红细胞血型 |
| 1951 | M. Theler | 南非 | 发现黄热病疫苗 |
| 1957 | D. Bovet | 意大利 | 抗组胺药治疗超敏反应 |
| 1960 | F. M. Burnet | 澳大利亚 | 提出抗体生成的克隆选择学说 |
| | P. B. Medawar | 英国 | 发现获得性移植免疫耐受性 |
| 1972 | G. M. Edelman | 美国 | 阐明抗体的本质 |
| | R. R. Porter | 英国 | 阐明抗体的化学结构 |
| 1977 | R. S. Yalow | 美国 | 创立放射免疫测定法 |

续表

| 年份 | 学者姓名 | 国家 | 获奖成就 |
|------|---------|------|----------|
| 1980 | J. Dausset | 法国 | 发现人白细胞抗原 |
| | G. D. Snell | 美国 | 发现小鼠 H-2 系统 |
| | B. Benacerraf | 美国 | 发现免疫应答的遗传控制 |
| 1984 | N. Jene | 丹麦 | 提出天然抗体选择学说和免疫网络学说 |
| | G. Kohler | 德国 | 建立杂交瘤技术制备单克隆抗体 |
| 1987 | Tonegawa | 日本 | 阐明抗体多样性的遗传基础 |
| 1990 | J. Merrill | 美国 | 首创人类肾移植术 |
| | E. Thomas | 美国 | 首创人类骨髓移植术 |
| 1996 | P. Doherty | 澳大利亚 | 提出 MHC 限制性,即 T 细胞的双识别模式 |
| | R. Zinkernagel | 瑞士 | 提出 MHC 限制性,即 T 细胞的双识别模式 |

2. 种牛痘简介 天花病几乎是有人类历史以来就存在的可怕疾病,几千年来,数以亿计的患者感染天花病毒,每四名患者中便有一人死亡,而剩余的三人会留下丑陋的痘痕天花。这个对人类生存威胁最大、最古老的疾病今天却已从人们的生活中消失了,1979 年 10 月 26 日联合国世界卫生组织在肯尼亚首都内罗毕宣布,全世界已经消灭了天花病,并且为此举行了庆祝仪式,这个具有历史意义的事件要归功于一个医生,他就是英国人爱德华·琴纳(Edward Jenner,1749—1823)。

琴纳的传奇是从一个不经意间的发现开始的。18 世纪后期的英国笼罩在天花的肆虐中,而当时乡间流行一个民间传闻:一个人只要曾经染上牛痘,便不会再染上天花。挤牛奶的女工多数都曾感染牛痘,亦的确很少患天花。琴纳意识到这个传闻如果属实,那么牛痘给健康人接种会预防天花。1796 年 5 月 17 日是琴纳 47 岁的生日。这天,琴纳的候诊室里一清早就聚集了很多好奇的人。屋子中间放着一张椅子,上面坐着一个八岁的男孩菲普士。不久,一位包着手的女孩来了,她就是挤牛奶的姑娘尼姆斯,几天前她从奶牛身上感染了牛痘,手上长起了一个小脓疱。琴纳要大胆地实施一个几十年日思夜想的计划:他要把反应轻微的牛痘接种到健康人身上去预防天花。琴纳用一把小刀,在男孩左臂的皮肤上轻轻地划了一条小痕,然后从挤牛奶姑娘手上的痘痂里取出一点点淡黄色的脓浆,并把它接种到菲普士划破皮肤的地方,之所以这样操作,是受古老的中国人启发。两天以后,男孩便感到有些不舒服,轻微的发烧、咽痛,但很快就好了,菲普士非常顺利地挨过了牛痘"关"。现在摆在琴纳面前最主要的事情是:证明菲普士今后再也不会被传染上天花。如果能实现,牛痘的接种就是真正成功了!六个星期后,琴纳又从天花病人身上取来了一点痘痂的脓液,接种在菲普士体内。这是一个关键的时刻,琴纳自己也感到紧张和担心,如果接种的牛痘不能达到预防天花的目的,那菲普士就将患上严重的天花,这是一件多么可怕的事情呀!几个星期过去了,小男孩依然很健康,连一点患病的迹象都没有,琴纳胜利了!牛痘疫苗预防天花的试验终于获得了成功!

消息从英国的小乡村迅速传遍了整个欧洲。然而,任何事物的发展永远不会是一帆风顺的,牛痘疫苗的发明也是如此。1797 年,当琴纳将接种牛痘预防天花的研究结果写成论文送到英国皇家学会时,却遭到了拒绝。一年后,琴纳自己筹集经费刊印发表这些论文时还引起了广泛的争论。反对者疯狂诬蔑,他们造谣说:"种了牛痘以后会使人头上长出牛角,发出牛叫的声音。"然而,真理就是真理,它不会永远被谬误埋葬。在无数次实践的面前,一切怀疑、反对都被无情的事实粉碎。天花可以用种牛痘来预防的事实,终于占据了历史上应有的位置。

琴纳无疑是伟大的,他成功开辟出了一个新的领域,这个新领域也就是免疫学。琴纳自己无法解释为什么接种牛痘可以预防天花,后来法国人巴斯德破解了这个谜。巴斯德总结了接种的免疫原理得出这样的结论:人类和许多动物在遇到病菌侵袭后,可以产生一种专门抵御同种病菌的能力,这种能力就是免疫力,接种极少量的或者毒性很小的病菌后,人类就可以达到预防该病菌引起疾病的目的。琴纳发明的牛痘接种不仅使人类免受天花的肆虐,并且还为以后的许多科学家不懈地向传染病展开新的攻击开辟了一条道路。

1823年2月3日,琴纳逝世。在他的墓碑上镌刻着这样的墓志铭:"碑后是伟大的名医、不朽的琴纳长眠之地。他以自己的睿智带给全世界半数以上的人类生命和健康。被拯救的孩童一起来歌颂他的伟业,将他的名字永记心间。"

# 六、本章复习题

**1. 判断题**

(1) 免疫是机体在识别"自己"和"非己"的基础上,排除非己的功能,总是有利于机体。

(2) 免疫监视功能是指机体清除自身损伤、衰老细胞的功能。

(3) 固有性免疫应答也称为先天性免疫应答,是经抗原刺激后产生的特异性免疫应答。

(4) 当抗原进入机体后,固有性免疫应答和适应性免疫应答同时发生作用。

(5) 脾脏是最大的外周免疫器官。

(6) 各类免疫细胞均来源于造血干细胞。

(7) 中国人最早利用接种"人痘"预防天花。

(8) T细胞识别抗原的受体称为TCR,是一种分泌型免疫分子。

(9) B细胞识别抗原的受体称为BCR,是一种膜型免疫分子。

(10) T、B细胞接受抗原刺激后能活化、增殖,产生特异性免疫应答。

(11) CD是用单克隆抗体鉴定的细胞膜分子的命名系统。

(12) 骨髓既是中枢免疫器官,又是外周免疫器官。

**2. 填空题**

(1) 免疫的三大功能是_____、_____、_____。

(2) 免疫系统由_____、_____、_____

组成。

(3) 参与固有性免疫应答的细胞有_____、_____、_____、_____、_____、_____等。

(4) 适应性免疫应答包括T细胞介导的_____和B细胞介导的_____。

(5) 免疫防御功能正常情况下表现为_____,如水平过高可导致_____,水平过低可导致_____。

(6) 外周免疫器官包括_____、_____、_____、_____。

(7) 免疫分子分为_____和_____两类。

(8) 膜型免疫分子包括_____、_____、_____。

(9) 免疫细胞发生、分化、成熟的场所称为_____,成熟的淋巴细胞定居、对抗原应答的场所称为_____。

**3. 选择题**(每题只有1个最佳答案)

【A型题】

(1) 免疫的现代概念是( )

A. 机体抗感染的防御功能

B. 机体清除衰老、损伤细胞的功能

C. 机体识别、杀灭与清除自身突变细胞的功能

D. 机体在识别"自己"和"非己"的基础上,排除非己的功能

E. 机体耐受的功能

（2）免疫防御功能低下的机体易发生（　　）

A. 移植排斥反应　　　　B. 反复感染

C. 肿瘤　　　　　　　　D. 超敏反应

E. 自身免疫性疾病

（3）免疫监视功能低下的机体易发生（　　）

A. 超敏反应　　　　　　B. 肿瘤

C. 移植排斥反应　　　　D. 免疫耐受

E. 反复感染

（4）人类的中枢免疫器官是（　　）

A. 胸腺和淋巴结

B. 骨髓和脾脏

C. 骨髓和黏膜免疫系统

D. 骨髓和皮肤免疫系统

E. 胸腺和骨髓

（5）T细胞分化成熟的场所是（　　）

A. 骨髓　　　　　　　　B. 法氏囊

C. 胸腺　　　　　　　　D. 淋巴结T细胞区

E. 脾脏

（6）人类B细胞分化成熟的场所是（　　）

A. 法氏囊　　　　　　　B. 脾脏

C. 胸腺　　　　　　　　D. 淋巴结B细胞区

E. 骨髓

（7）白细胞分化抗原是指（　　）

A. 白细胞表面的全部膜分子

B. T细胞表面的膜分子

C. B细胞表面的膜分子

D. 血细胞在分化成熟为不同谱系,不同阶段及活化中出现或消失的细胞表面标记分子

E. 白细胞才有的分子

（8）T细胞和B细胞产生免疫应答的场所是（　　）

A. 骨髓　　　　　　　　B. 外周免疫器官

C. 中枢免疫器官　　　　D. 胸腺

E. 法氏囊

（9）新生动物切除胸腺,淋巴结中缺乏何种细胞（　　）

A. 巨噬细胞　　　　　　B. B细胞

C. 树突状细胞　　　　　D. 浆细胞

E. T细胞

（10）分泌型免疫分子不包括（　　）

A. 抗体　　　　　　　　B. 细胞因子

C. 补体　　　　　　　　D. MHC分子

E. 干扰素

（11）膜型免疫分子,应排除（　　）

A. TCR　　　　　　　　B. MHC分子

C. AM　　　　　　　　 D. CK

E. BCR

（12）特异性免疫细胞曾经被称为免疫活性细胞(ICC),其包括（　　）

A. 单核细胞,巨噬细胞

B. 粒细胞,淋巴细胞

C. T细胞,B细胞

D. T细胞,NK细胞

E. B细胞,NK细胞

（13）关于淋巴结的功能,错误的是（　　）

A. 免疫细胞定居的场所

B. 产生免疫应答的场所

C. 淋巴细胞再循环的场所

D. T细胞进行阴性选择的场所

E. 过滤作用

（14）关于中枢免疫器官的叙述,错误的是（　　）

A. 免疫细胞发生、分化、成熟的场所

B. 骨髓是各类血细胞和免疫细胞发生的场所

C. 骨髓诱导B细胞分化成熟

D. 胸腺诱导T细胞分化成熟

E. 发生免疫应答的场所

（15）识别、杀伤与清除体内突变细胞,防止肿瘤发生的功能称为（　　）

A. 免疫防御　　　　　　B. 免疫监视

C. 免疫自稳　　　　　　D. 免疫耐受

E. 免疫重建

（16）首先使用人痘预防天花的是（　　）

A. 法国人　　　　　　　B. 英国人

C. 中国人　　　　　　　D. 希腊人

E. 印度人

（17）用无毒力牛痘疫苗接种预防天花的第一个医生是（　　）

A. Pasteur　　　　　　 B. Koch

C. Behring　　　　　　 D. Tonigawa

E. Jenner

（18）外周免疫器官不包括（　　）

A. 淋巴结　　　　　　　B. 脾脏

C. 黏膜免疫系统　　　　D. 皮肤免疫系统

E. 胸腺

（19）人体最大的免疫器官是（　　）

A. 骨髓　　　　　　B. 法氏囊

C. 脾脏　　　　　　D. 胸腺

E. 淋巴结

（20）免疫对机体（　　）

A. 有利无害　　　　B. 有利的

C. 有害的　　　　　D. 无用的

E. 正常条件下是有利的,而在异常条件下是有害的

（21）小吞噬细胞是指（　　）

A. 中性粒细胞　　　B. 单核/巨噬细胞

C. 嗜酸粒细胞　　　D. 肥大细胞

E. 红细胞

【B1 型题】

（22~25）

A. 外周免疫器官　　B. 淋巴结

C. 骨髓　　　　　　D. 胸腺

E. 法氏囊

（22）各种免疫细胞的发源地是（　　）

（23）成熟淋巴细胞定居的部位是（　　）

（24）T 细胞分化成熟的场所是（　　）

（25）免疫应答发生的场所是（　　）

（26~30）

A. T 细胞　　　　　B. 树突状细胞

C. NK 细胞　　　　D. B 细胞

E. 巨噬细胞

（26）产生细胞免疫的淋巴细胞是（　　）

（27）能够自然杀伤靶细胞的淋巴细胞是（　　）

（28）抗原提呈能力最强的 APC 是（　　）

（29）具有 ADCC 作用的淋巴细胞是（　　）

（30）抗体形成细胞是（　　）

（31~34）

A. 免疫防御　　　　B. 免疫自稳

C. 免疫监视　　　　D. 免疫耐受

E. 免疫缺陷

（31）淋巴细胞对抗原的特异性无应答状态称为（　　）

（32）HIV 感染可以造成机会感染和肿瘤,称为（　　）

（33）杀伤、清除体内突变细胞,防止肿瘤发生的免疫功能称为（　　）

（34）清除体内衰老细胞,防止自身免疫病的发生的免疫功能称为（　　）

**4. 复习思考题**

（1）叙述免疫系统的组成和功能。

（2）为什么说免疫系统具有防卫和致病的双重性功能?

（3）比较固有性免疫和适应性免疫的基本特点。

（4）简述适应性免疫应答的基本过程。

（丁剑冰）

# 第二章 抗 原

## 一、本 章 要 求

（1）掌握：抗原的概念和两个基本性质，半抗原的概念，抗原决定簇（表位）的概念和分类，共同抗原和交叉反应的概念及其临床意义，抗原的分类（TD-Ag 与 TI-Ag 特点，异种抗原、同种异型抗原、自身抗原、异嗜性抗原及临床意义、肿瘤抗原）。

（2）熟悉：影响抗原免疫应答的因素，异物性的含义。

（3）了解：抗原的其他分类方法，非特异性免疫刺激剂（佐剂、超抗原和丝裂原）的概念、种类和作用机制。

## 二、基 本 概 念

1. 抗原（antigen，Ag） 通常是指能与 T 细胞、B 细胞表面抗原受体（TCR/BCR）特异性结合，促使其增殖、分化、产生抗体或效应 T 细胞；同时又能在体内外与上述免疫应答产物特异性结合，进而产生免疫效应或反应的物质。

2. 免疫原性（immunogenicity） 抗原刺激机体产生免疫应答，即诱导 B 细胞产生抗体或诱导 T 细胞分化为效应 T 细胞的能力。

3. 抗原性（antigenicity） 也称为反应原性（immunoreactivity），抗原能与其诱生的抗体或效应 T 细胞特异性结合，产生免疫效应或反应的能力。

4. 完全抗原（complete antigen） 同时具备免疫原性和抗原性两个性质的物质。

5. 半抗原（hapten） 只有抗原性而没有免疫原性的物质，即只能与抗体结合，却不能单独诱导抗体产生的物质。

6. 抗原决定簇（antigenic determinant，AD） 也称为表位（epitope），指抗原分子中决定抗原特异性的特殊化学基团。

7. 构象表位（conformational epitope） 指序列上不相连而空间位置相邻的几个氨基酸或多糖残基，构成一定的空间构象。一般位于分子表面，由 BCR 或抗体识别。

8. 顺序表位（sequential epitope） 也称线性表位（linear epitope），指一段序列上连续的氨基酸片断。多位于分子内部，需经抗原提呈细胞加工、提呈给 T 细胞，位于抗原表面的线性表位也可由 B 细胞识别。

9. 功能性表位 由 B 细胞和抗体识别结合的抗原表位，既包括构象表位，又包括存在于抗原分子表面的线性表位。

10. 隐蔽性表位 位于抗原分子内部不能被 B 细胞或抗体识别结合的线性表位。

11. 共同抗原（common antigen） 两种不同抗原之间存在相同或相似的抗原决定簇。

12. 交叉反应（cross-reaction） 抗体或效应 T 细胞对具有相同或相似抗原决定簇的不同抗原的反应。

13. 胸腺依赖性抗原（thymus dependent antigen，TD-Ag） 此类抗原刺激 B 细胞产生

抗体时依赖于 Th 细胞的辅助,主要由蛋白质构成,可刺激机体产生细胞免疫和体液免疫。

14. 胸腺非依赖性抗原(thymus independent antigen,TI-Ag)　此类抗原刺激 B 细胞产生抗体时无需 Th 细胞的辅助,如细菌脂多糖(TI-1 抗原)、细菌荚膜多糖(TI-2 抗原)等,由于缺少 T 细胞表位,一般刺激机体产生体液免疫。

15. 异种抗原(xenogenic antigen)　来自另一物种的抗原物质。

16. 同种异型抗原(allogenic antigen)　指同一物种不同个体之间存在的抗原。

17. 自身抗原(autoantigen)　能引起自身免疫应答的自身组织成分,包括隐蔽的自身抗原和修饰的自身抗原。

18. 异嗜性抗原(heterophilic antigen)　为一类与种属无关,存在于人、动物及微生物之间的共同抗原。最初由 Forssman 发现,故也称 Forssman 抗原。

19. 肿瘤特异性抗原(tumor specific antigen,TSA)　只存在于某种肿瘤细胞,而不存在于正常细胞的新抗原。

20. 肿瘤相关性抗原(tumor associated antigen,TAA)　肿瘤细胞和正常细胞都具有,但肿瘤发生时合成和表达增多的抗原。

21. 超抗原(superantigen,SAg)　某些物质,只需极低浓度(1~10ng/ml)即可非特异性激活多克隆 T 细胞,产生极强的免疫应答,这类抗原称为超抗原。

22. 丝裂原(mitogen)　也称有丝分裂原,可与淋巴细胞表面相应受体结合,致细胞发生有丝分裂和增殖。丝裂原可激活某一类淋巴细胞的全部克隆,为非特异性多克隆激活剂。

23. 佐剂(adjuvant)　与抗原一起注射或预先注入机体,可增强机体对抗原的应答强度或改变应答的类型。

# 三、基 本 内 容

(一) 抗原概述

1. 抗原的概念　抗原(antigen,Ag)通常是指能与 T 细胞、B 细胞表面抗原受体(TCR/BCR)特异性结合,促使其增殖、分化、产生抗体或效应 T 细胞;同时又能在体内外与上述免疫应答产物特异性结合,进而产生免疫效应或反应的物质。

2. 抗原的基本性质

(1) 免疫原性(immunogenicity):抗原刺激机体产生免疫应答,即诱导 B 细胞产生抗体或诱导 T 细胞分化为效应 T 细胞的能力。

(2) 抗原性(antigenicity):也称为免疫反应性(immunoreactivity)。抗原能与其诱生的抗体或效应 T 细胞特异性结合,产生免疫效应或反应的能力。

3. 完全抗原和半抗原　根据两个基本性质将抗原分为完全抗原和半抗原:

(1) 完全抗原(complete antigen):同时具备免疫原性和抗原性。大分子有机物(如血清蛋白)以及病原微生物等都是完全抗原。

(2) 半抗原(hapten):只具有抗原性,而无免疫原性的物质,即只能与抗体结合,却不能单独诱导抗体产生的物质,称为半抗原,也称为不完全抗原(incomplete antigen),一般分子量较小,如青霉素等药物。半抗原在吸附或连接大分子载体后可成为完全抗原,具备产生免疫应答的能力。

（二）抗原的异物性和特异性

1. 抗原的异物性　异物性是免疫原的核心特点。根据抗原和宿主的亲缘关系,异物性可包括:

（1）异种物质:抗原与宿主间的亲缘关系越远,组织结构差异越大,免疫原性越强。如细菌、动物蛋白制剂等对人体而言就属于异种物质,是很好的免疫原。

（2）同种异体物质:同物种的不同个体之间,由于遗传性不同,组织细胞结构也有差异,也具有免疫原性。如 ABO 血型抗原等。

（3）自身成分。

2. 抗原的特异性（specificity）　是指抗原刺激机体产生免疫应答及其与免疫应答产物结合相互作用的高度专一性。抗原的特异性表现在两个方面:①免疫原性的特异性——抗原只能刺激免疫系统产生针对该抗原的抗体和效应 T 细胞;②抗原性的特异性——抗原只能与相应的抗体和（或）效应 T 细胞结合或反应。特异性是免疫应答最根本的特点,也是免疫学诊断和防治的理论基础。而免疫应答的特异性是由抗原的特异性所决定的,进一步说,是由抗原分子上的抗原决定簇（表位）所决定的。

（1）抗原决定簇（antigenic determinant）:指抗原分子中决定抗原特异性的特殊化学基团,也写作抗原决定基,又称表位（epitope）。抗原通过抗原决定簇与相应淋巴细胞表面的抗原受体（BCR/TCR）结合,引起免疫应答（特异的免疫原性）,抗原也借此与抗体发生特异性结合（特异的抗原性）。

抗原表位的性质、数目、位置和空间构象等均可影响抗原表位的特异性（表 2-1）。

表 2-1　化学基团的性质对抗原-抗体反应特异性的影响

| 抗体 | 表 位 | | 邻位 | 间位 | 对位 |
| --- | --- | --- | --- | --- | --- |
| | 取代基 | 反应结果 | | | |
| 抗血清 | R=SO₃H | | ++ | +++ | ± |
| | R=A_sO₃H | | − | + | − |
| | R=COOH | | | ± | − |

能与抗体分子结合的抗原表位的总和称为抗原结合价（antigenic valence）。完全抗原均为多价,半抗原为单价。一个半抗原相当于一个抗原表位,仅能与抗体分子的一个结合部位结合。

（2）抗原表位的分类:根据抗原表位的结构特点,将其分为构象表位和顺序表位:

1）构象表位（conformational epitope）:指序列上不相连而空间位置相邻的几个氨基酸或多糖残基,构成一定的空间构象。一般位于分子表面,由 BCR 或抗体识别。

2）顺序表位（sequential epitope）:也称线性表位（linear epitope）,指一段序列上连续的氨基酸片断。多位于分子内部,需经抗原提呈细胞加工、提呈给 T 细胞,位于抗原表面的线性表位也可由 B 细胞识别。

由 B 细胞和抗体识别结合的抗原表位,既包括构象表位,又包括存在于抗原分子表面的线性表位,上述抗原表位又称功能性抗原表位。而位于抗原分子内部不能被 B 细胞或抗体识别结合的线性表位称为隐蔽性抗原表位。隐蔽性抗原表位可因理化因素而暴露于抗原分子表面成为功能性抗原表位(图 2-1,表 2-2)。

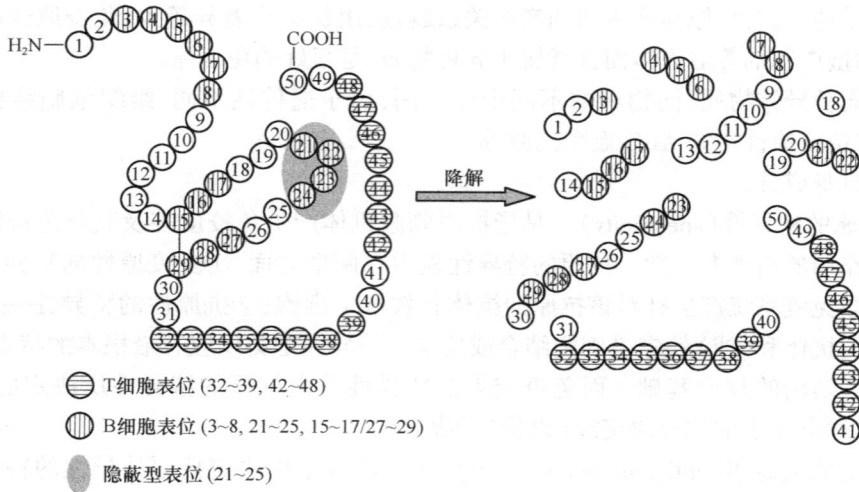

T 细胞表位 (32~39, 42~48)

B 细胞表位 (3~8, 21~25, 15~17/27~29)

隐蔽型表位 (21~25)

图 2-1  顺序表位和构象表位示意图

表 2-2  T 细胞表位和 B 细胞表位的比较

|  | T 细胞表位 | B 细胞表位 |
|---|---|---|
| 识别的受体 | TCR | BCR |
| MHC 限制性 | 必需 | 无需 |
| APC 处理 | 需要 | 不需要 |
| 表位性质 | 变性多肽 | 天然多肽、多糖、有机化合物等 |
| 表位大小 | 8~10 氨基酸(CD8$^+$T 细胞)<br>13~17 氨基酸(CD4$^+$T 细胞) | 5~15 氨基酸,5~7 单糖,<br>5~7 核苷酸 |
| 表位类型 | 线性表位 | 构象表位,线性表位 |
| 表位位置 | 抗原分子任意部位 | 抗原分子表面 |

（3）共同抗原和交叉反应

1）共同抗原（common antigen）：两种不同抗原之间存在相同或相似的抗原决定簇。

2）交叉反应（cross-reaction）：抗体或效应 T 细胞对具有相同或相似抗原决定簇的不同抗原的反应。

交叉反应的临床意义：一方面,交叉反应在抗原检测中很常见,影响了临床诊断的特异性,出现假阳性结果;但另一方面,正确的认识并应用交叉反应的原理也会给诊断带来便利,参见本章关于"异嗜性抗原"的阐述(图 2-2)。

（三）影响抗原免疫应答的因素

1. 抗原分子的理化性质

（1）化学性质：蛋白质是良好的免疫原,另外,多糖、脂类、脂多糖、核酸均有一定的免

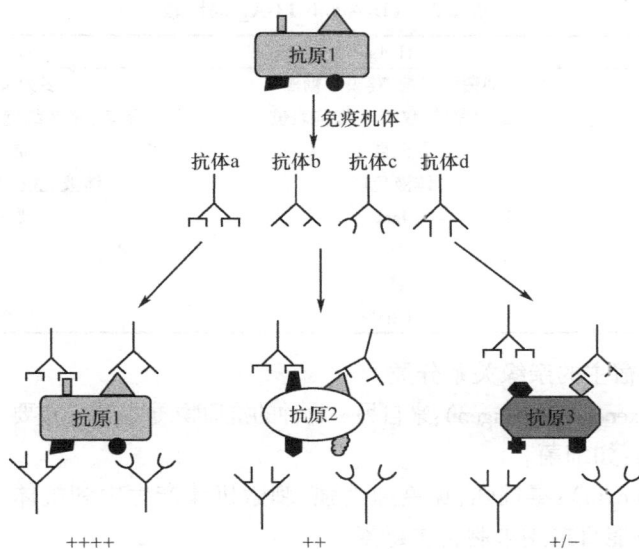

图 2-2　共同抗原与交叉反应

疫原性。

（2）分子大小：抗原分子量一般在 10kD 以上,分子量越大,含有的抗原决定簇越多,且不易降解,免疫原性越强。

（3）化学组成：蛋白质抗原序列中含芳香环的氨基酸可增强免疫原性。

（4）易接近性：抗原分子中氨基酸残基所处侧链位置的不同可影响抗原与淋巴细胞抗原受体的结合,从而影响抗原的免疫原性。

（5）物理状态：聚合抗原的免疫原性强于单体,颗粒性抗原强于可溶性抗原。

2. 宿主因素

（1）遗传因素：机体对抗原的应答能力受免疫应答基因(Ir gene)的控制,故不同个体对同一抗原往往表现出不同程度的应答。

（2）年龄、性别与健康状态：青壮年比幼年和老年的免疫应答能力强,新生动物或婴儿由于 B 细胞尚未成熟,对抗原应答能力较弱;雌性比雄性动物抗体生成高,但怀孕动物受到显著抑制。此外,感染或免疫抑制剂都能干扰或抑制机体的应答。

3. 免疫方法　包括接种剂量、途径、两次免疫间的时间间隔、次数以及佐剂等均影响应答的强弱。

（四）抗原的种类

1. 根据诱导抗体产生是否需要 Th 细胞的参与分类

（1）胸腺依赖性抗原(thymus dependent antigen,TD-Ag)：这类抗原刺激 B 细胞产生抗体必须有 Th 细胞的参与,大多数蛋白质抗原为 TD-Ag。

（2）胸腺非依赖性抗原(thymus independent antigen,TI-Ag)：这类抗原刺激 B 细胞产生抗体无需 Th 细胞的参与。TI-Ag 可分为 TI-1 抗原和 TI-2 抗原,前者如细菌脂多糖,对成熟和未成熟 B 细胞均具有多克隆激活作用;后者如荚膜多糖、聚合鞭毛素等,表面含有多个重复 B 细胞表位,仅能刺激成熟 B 细胞(表 2-3)。

**表 2-3　TD-Ag 和 TI-Ag 的比较**

| 特性 | TI-Ag | TD-Ag |
| --- | --- | --- |
| 化学性质 | 细菌脂多糖、荚膜多糖等 | 多为蛋白质 |
| 结构特点 | 结构简单,仅有 B 细胞表位 | 结构复杂,有 B 细胞表位和 T 细胞表位 |
| T 细胞辅助 | 无需 | 必需 |
| 应答类型 | 体液免疫 | 体液免疫和细胞免疫 |
| 产生 Ig 类型 | IgM | 主要为 IgG |
| 免疫记忆 | 无 | 有 |
| MHC 限制性 | 无 | 有 |
| 激活的 B 细胞 | B1 细胞 | B2 细胞 |

2. 根据抗原与宿主的亲缘关系分类

（1）异种抗原(xenogenic antigen):来自另一物种的抗原物质,临床上重要的异种抗原主要有:

1）病原微生物:如细菌。

2）外毒素(exotoxin):毒性强,免疫原性强,刺激机体产生中和抗体。但因外毒素有极强的细胞毒作用,不能直接用来制备抗毒素。

3）类毒素(toxoid):外毒素经甲醛脱毒后失去毒性,保留免疫原性,称为类毒素,用于预防接种。

4）抗毒素(antitoxin):源于动物免疫血清,类毒素免疫动物(如马)后,动物血清中出现大量抗毒素抗体。抗毒素有两重性:

A. 作为特异性抗体,中和外毒素,防治疾病,对机体有利。

B. 作为异种抗原,可能导致超敏反应,对机体有害。

（2）同种异型抗原(allogenic antigen):来自同一物种不同个体的抗原,主要有:

1）ABO 血型抗原。

2）Rh 血型抗原。

3）主要组织相容性抗原,人类为 HLA。

（3）自身抗原(autoantigen):能诱导特异性免疫应答的自身成分,主要有:

1）隐蔽的自身抗原:在胚胎期未与淋巴细胞充分接触过的物质,如精子、脑组织、眼晶状体蛋白等因外伤逸出,被视为异物,具有免疫原性。

2）改变/修饰的自身抗原:机体在物理(如辐射)、化学(如药物)和生物(如感染)等因素的影响下,自身成分发生改变,被机体视为异物。

（4）异嗜性抗原(heterophilic antigen):一类与种属无关,存在于人、动物及微生物之间的共同抗原。最初由 Forssman 发现,故也称 Forssman 抗原。

其临床意义有两点:

1）解释某些疾病的发病机制

例1:链球菌细胞壁与人肾小球基膜及心肌组织有共同抗原,链球菌感染后可能引起肾小球肾炎、心肌炎。

例2:大肠埃希菌 O14 脂多糖与人结肠黏膜有共同抗原,引起溃疡性结肠炎。

2）借助异嗜性抗原进行临床诊断

例1:Weil-Felix 反应(外斐反应):引起斑疹伤寒的立克次体与变形杆菌有共同抗原。

例2:EB 病毒引起的传染性单核细胞增多症患者血清中出现能凝集绵羊红细胞(SRBC)的异嗜性抗体。

（5）肿瘤抗原(tumor antigen):细胞癌变过程中出现的新抗原或过度表达抗原的总称。

分两类：

1）肿瘤特异性抗原（tumor specific antigen，TSA）：只存在于某种肿瘤细胞，而不存在于正常细胞的新抗原等。

2）肿瘤相关性抗原（tumor associated antigen，TAA）：肿瘤细胞和正常细胞都具有，但肿瘤发生时合成和表达升高的抗原。如甲胎蛋白（alpha-fetoprotein，AFP）与原发性肝癌有关，为分泌性抗原；癌胚抗原（carcinoembryonic antigen，CEA）与结肠癌有关，为肿瘤细胞膜脱落抗原。

3. 根据抗原是否在抗原提呈细胞内合成分类（详见第八章）

（1）内源性抗原（endogenous antigen）：指在抗原提呈细胞内新合成的抗原，如病毒感染细胞内新合成的病毒蛋白、肿瘤抗原等。

（2）外源性抗原（exogenous antigen）：来源于抗原提呈细胞外，不由其合成的抗原，如被APC吞噬的细胞或细菌。

4. 根据抗原产生的免疫效应不同分类

（1）免疫原（immunogen）：引起正常的免疫应答，即通常意义的抗原。

（2）变应原（allergen）：引起超敏反应的抗原。

（3）耐受原（tolerogen）：引起免疫耐受的抗原，即免疫细胞针对此类抗原表现为特异性无应答状态。

（五）非特异性免疫刺激剂

1. 超抗原（superantigen，SAg） 某些物质，只需极低浓度（1~10ng/ml）即可非特异性激活2%~20%多克隆T细胞，产生极强的免疫应答，这类抗原称为超抗原。与普通蛋白质抗原不同，SAg所诱导的T细胞应答，其效应并非针对超抗原本身，而是通过分泌大量的细胞因子而参与某些病理生理过程。已知的SAg如金黄色葡萄球菌肠毒素A—E（SEA—SEE）、小鼠乳腺肿瘤病毒蛋白和热休克蛋白（HSP）等。

2. 佐剂（adjuvant） 与抗原一起注射或预先注入机体，可增强机体对抗原的应答强度或改变应答的类型的非特异性免疫刺激物。

佐剂的种类很多，生物性佐剂如卡介苗（BCG）、脂多糖（LPS）；无机化合物佐剂如氢氧化铝；动物实验中常用的佐剂是弗氏完全佐剂（FCA）和弗氏不完全佐剂（FIA）。

机制：改变抗原物理性状，延缓抗原降解和排除，延长抗原在体内存留时间；刺激单核吞噬细胞系统，增强其对抗原的处理和提呈能力；刺激淋巴细胞的增殖分化，从而增强和扩大免疫应答的能力。

3. 丝裂原（mitogen） 也称有丝分裂原，可与淋巴细胞表面相应受体结合，使细胞发生有丝分裂和增殖。丝裂原可激活某一类淋巴细胞的全部克隆，为非特异性多克隆激活剂。由此建立的淋巴细胞转化试验广泛用于机体免疫功能的检测（表2-4）。

表2-4 作用于人和小鼠T、B细胞的重要丝裂原

| | 人 | | 小鼠 | |
| --- | --- | --- | --- | --- |
| | T细胞 | B细胞 | T细胞 | B细胞 |
| 刀豆蛋白A（ConA） | + | - | + | - |
| 植物血凝素（PHA） | + | - | + | - |
| 美洲商陆（PWM） | + | + | + | - |
| 脂多糖（LPS） | - | - | - | + |
| 葡萄球菌A蛋白（SPA） | - | + | - | - |

# 四、本 章 小 结

根据抗原的两个基本性质即免疫原性和抗原性,可将抗原分为完全抗原和半抗原。完全抗原同时具备两个基本性质;半抗原只有抗原性而没有免疫原性,与载体偶联后成为完全抗原,才能诱导抗体产生。

决定免疫应答特异性的是抗原分子中特殊的化学基团,即抗原决定簇,又称为表位。T细胞表位不同于B细胞表位。最主要的是T细胞表位要与MHC分子中抗原结合槽结合,才能被TCR识别,而B细胞表位直接与BCR结合;T细胞表位为线性表位,可位于抗原分子任意部位,而B细胞表位为线性表位(氨基酸序列连续)或构象表位(氨基酸序列不相连,在高级结构上联系在一起,构成一定的空间构象),都位于抗原分子表面。两种不同抗原之间存在相同或相似的抗原决定簇可引起交叉反应。

影响抗原免疫应答强度的因素很多,主要是由抗原分子的理化性质,宿主方面因素,免疫方法等方面决定的。

根据诱导抗体产生是否需要Th细胞的参与,可将抗原分为胸腺依赖性抗原(TD-Ag)和胸腺非依赖性抗原(TI-Ag)。

根据抗原与机体亲缘关系远近分为异种抗原、同种异型抗原、自身抗原、异嗜性抗原和肿瘤抗原。

超抗原是只需极低浓度(1～10ng/ml)即可非特异性激活2%～20%多克隆T细胞,产生极强的免疫应答的抗原。佐剂与抗原一起注射或预先注入机体,可增强机体对抗原的应答强度或改变应答的类型。丝裂原为非特异性多克隆激活剂,可与淋巴细胞表面相应受体结合,致细胞发生有丝分裂和增殖。

# 五、知 识 扩 充

20世纪初开始,Landsteiner以芳香族有机化学分子偶联到蛋白质载体上免疫动物,研究芳香族分子的结构、活性基团的部位与所产生抗体的特异性之间的关系,认识到决定抗原特异性的是很小的分子,它们的结构不同,使其抗原性不同。据此,Landsteiner发现人红细胞表面表达的糖蛋白中,其末端寡糖特点决定了它的抗原性,从而发现了ABO血型,避免了血型不符输血导致严重超敏反应的问题。

# 六、本 章 复 习 题

**1. 判断题**

(1) 甲胎球蛋白(AFP)可用于原发性肝癌的诊断,因为AFP是肿瘤特异性抗原。

(2) 抗毒素(动物免疫血清)可以中和外毒素,但对人而言又是抗原,可能引起超敏反应。

(3) 大分子物质都是良好的抗原。

(4) 半抗原只有抗原性,而无免疫原性。

(5) 抗原与宿主间亲缘关系越远,组织结构差异越大,免疫原性越弱。

(6) 某些药物可以引起机体的超敏反应,故该药物是完全抗原。

(7) 线性表位存在于抗原分子表面,可直接被TCR识别。

(8) 抗原性是指抗原刺激机体产生特异性免

疫应答的特性。

(9) TI-Ag 既能引起体液免疫,也能引起细胞免疫。

(10) TD-Ag 刺激机体主要产生 IgM 类抗体。

(11) 交叉反应是由于不同抗原之间存在相同的或相似的抗原决定簇而造成的,这种反应非常罕见。

(12) 佐剂可以增强机体对抗原的应答水平或改变应答的类型。

(13) TD-Ag 引起的免疫应答具有记忆性。

(14) 丝裂原是特异性的淋巴细胞多克隆激活剂。

(15) 自身成分不具有免疫原性。

(16) 异嗜性抗原是指不同物种的生物所具有的共同抗原。

(17) 变应原可引起过强的免疫应答,故要求其有很强的免疫原性。

(18) 交叉反应表现为不同的抗原可以和一种抗体反应,这种现象在临床诊断中比较少见。

(19) 眼球晶状体蛋白是隐蔽的自身抗原。

(20) TCR 主要识别抗原的构象决定簇。

## 2. 填空题

(1) 临床常见的同种异型抗原包括_____、_____和 HLA。

(2) 完全抗原具有的两个基本特性是_____和_____。

(3) 抗原的两个基本性质中,半抗原缺少_____,而只具有_____。

(4) 引起正常免疫应答的抗原一般可称为_____,引起超敏反应的可称为_____,引起免疫耐受的可称为_____。

(5) 半抗原为_____价。

(6) 根据抗原决定簇的结构不同,可将其分为_____和_____。

(7) 根据诱导抗体产生是否需要 Th 细胞的参与,将抗原分为_____和_____两类。

(8) 肿瘤抗原可分为_____和_____两类。

(9) 有多种因素影响机体对免疫原的应答强度,可概括为三个方面:_____、_____和_____。

(10) 根据抗原与机体亲缘关系的远近,抗原可分为异种抗原、_____、_____、_____和_____等五类。

(11) 佐剂的种类很多,生物性的如_____;无机化合物如_____;目前动物实验中最常用的佐剂_____和_____。

(12) 隐蔽的自身抗原包括_____、_____、_____等。

## 3. 选择题(每题只有 1 个最佳答案)

【A 型题】

(1) 抗原的免疫原性是指(    )

A. 抗原能与应答产物发生特异性反应的特性

B. 抗原不能与应答产物发生特异性反应的特性

C. 抗原能诱导免疫立答的特性

D. 抗原与载体结合后诱导免疫应答的特性

E. 抗原产生交叉反应的特性

(2) 下列大分子物质中,免疫原性最强的是(    )

A. 多糖    B. 类脂

C. 蛋白质    D. 核酸

E. 脂多糖

(3) 抗原的特异性取决于(    )

A. 分子量的大小    B. 化学结构的复杂性

C. 化学组成    D. 抗原表位的性质

E. 抗原与宿主的亲缘关系

(4) 不同抗原与抗体结合发生交叉反应,是因为(    )

A. 抗原与抗体物理性状相似

B. 抗原与抗体分子大小相近

C. 不同抗原有相同或相似决定簇

D. 不同抗体有相同或相似可变区

E. 抗原与抗体的空间结构可以互补

(5) 修饰的自身抗原与哪些因素有关(    )

A. 感染,辐射,药物    B. 外伤,输血,药物

C. 输血,感染,年龄    D. 感染,外伤,辐射

E. 外伤,辐射,药物

(6) 关于线性表位的主要特点,哪项是正确的(    )

A. 多位于抗原分子表面

B. 不需 APC 处理

C. 是 B 细胞表位

D. 经 TCR 直接识别

E. 是序列上相连的几个氨基酸残基

(7) 关于构象表位,哪项是正确的(    )

A. 由 BCR 识别    B. 由 TCR 识别

C. 位于抗原分子内部　D. 需经 APC 加工处理

E. 是一段序列上连续的氨基酸片断

（8）对 TD-Ag 识别应答的细胞是（　　）

A. T 细胞,巨噬细胞　　B. T 细胞,NK 细胞

C. B 细胞,巨噬细胞　　D. NK 细胞,巨噬细胞

E. T 细胞,B 细胞

（9）对 TI-Ag 识别应答的免疫细胞是（　　）

A. Th 细胞　　　　　　B. NK 细胞

C. B 细胞　　　　　　D. 巨噬细胞

E. 肥大细胞

（10）关于 TD-Ag 的叙述,正确的是（　　）

A. 产生抗体无需 Th 细胞辅助

B. 有 B 细胞表位和 T 细胞表位

C. 只能引起体液免疫,产生抗体以 IgM 为主

D. 不能产生回忆反应

E. 化学组成为多糖和脂多糖

（11）关于 TI-Ag 的叙述,错误的是（　　）

A. 产生抗体无需 Th 细胞辅助

B. 只有 B 细胞表位

C. 不引起细胞免疫

D. 不引起回忆反应

E. 主要产生 IgG 类抗体

（12）表位又称为（　　）

A. 化学基团　　　　　B. 功能性决定簇

C. 抗原决定簇　　　　D. 独特位

E. 构象决定簇

（13）抗原分子表面与抗体结合的部位称为

（　　）

A. 完全抗原　　　　　B. 独特位

C. 抗原结合部位　　　D. 组织相容位

E. 表位

（14）异嗜性抗原可应用于哪种疾病的诊断

（　　）

A. 输血反应　　　　　B. 病毒性心肌炎

C. 溃疡性结肠炎　　　D. 大叶性肺炎

E. 移植排斥

（15）下列哪种物质无免疫原性（　　）

A. 抗体　　　　　　　B. 补体

C. 青霉素　　　　　　D. 甲胎球蛋白

E. 细菌多糖

（16）下列哪项与异嗜性抗原无关（　　）

A. 肾小球肾炎　　　　B. 溃疡性结肠炎

C. 外斐反应　　　　　D. 肥达反应

E. 风湿热

（17）关于肿瘤相关抗原的叙述,正确的是

（　　）

A. AFP 是肿瘤相关抗原

B. 只表达于细胞膜上

C. 只有肿瘤细胞表达

D. 交叉反应广泛,无诊断意义

E. 肿瘤细胞高表达,正常细胞也高表达

（18）完全抗原（　　）

A. 有免疫原性

B. 有抗原性

C. 既有免疫原性也有抗原性

D. 免疫原性和抗原性都没有

E. 只具有与抗体结合能力,单独不能诱导抗
体产生

（19）半抗原（　　）

A. 有免疫原性

B. 有抗原性(反应原性)

C. 既有免疫原性也有抗原性

D. 没有免疫原性和也没有抗原性

E. 只有与载体结合后才能与相应抗体结合

（20）类毒素（　　）

A. 有毒性

B. 有免疫原性

C. 毒性和免疫原性都有

D. 毒性和免疫原性都没有

E. 可以中和外毒素

（21）关于抗毒素的叙述,哪项是正确的（　　）

A. 仅可中和外毒素

B. 可以引起迟发型超敏反应

C. 经外毒素脱毒制成

D. 既可中和毒素,又可导致超敏反应

E. 用于人工自动免疫

（22）与移植排斥反应有关的抗原主要是（　　）

A. HLA　　　　　　　B. ABO 抗原

C. 异嗜性抗原　　　　D. Rh 抗原

E. 自身抗原

（23）某患者血清中 AFP（甲胎球蛋白）浓度
为 400ng/ml,而正常人一般低于 20ng/ml,提示该
患者可能患有下列哪种疾病（　　）

A. 类风湿关节炎　　　B. 原发性肝癌

C. 鼻咽癌　　　　　　D. 粒细胞白血病

E. 重症联合免疫缺陷病

(24) 同一种属不同个体所具有的抗原称为
(　　)

A. 异种抗原　　　　B. 同种异型抗原

C. 独特型抗原　　　D. 异嗜性抗原

E. 特异性抗原

(25) TD-Ag 得名,是因为(　　)

A. 抗原在胸腺中产生

B. 相应抗体在胸腺中产生

C. 抗体的产生需 T 细胞辅助

D. 该抗原不产生体液免疫

E. 该抗原不产生细胞免疫

(26) 与蛋白质载体结合后才具有免疫原性
的物质是(　　)

A. 完全抗原　　　　B. 半抗原

C. TD 抗原　　　　D. TI 抗原

E. 合成抗原

(27) 动物来源的破伤风抗毒素对人而言是
(　　)

A. 半抗原　　　　　B. 抗体

C. 超抗原　　　　　D. 既是抗原又是抗体

E. 异嗜性抗原

(28) 关于抗原决定簇的叙述,错误的是(　　)

A. 与半抗原不同义

B. 是抗原分子上特殊的化学基团

C. 蛋白质抗原有多个决定簇

D. 决定抗原的特异性

E. 可被 T、B 细胞膜上相应受体识别

(29) 关于 T 细胞表位,下列叙述错误的是
(　　)

A. 经 TCR 识别

B. 有 MHC 限制性

C. 经 APC 处理为小分子肽段

D. 位于抗原分子任意部位

E. 是构象决定簇

(30) 关于 B 细胞表位的叙述,下列叙述错
误的是(　　)

A. 可被 BCR 识别　　B. 无需 APC 处理

C. 无 MHC 限制性　　D. 存在于抗原分子内部

E. 是构象决定簇

(31) 关于异嗜性抗原,错误的是(　　)

A. 是不同种属间存在的共同抗原

B. 与某些疾病的发病机制有关

C. 可用于某些疾病的临床诊断

D. Forssman 抗原又称为异嗜性抗原

E. 有种属特异性

(32) 异嗜性抗原的本质是(　　)

A. 完全抗原　　　　B. 共同抗原

C. 改变的自身抗原　D. 同种异型抗原

E. 半抗原

(33) 下列哪种物质不是 TD-Ag(　　)

A. 血清蛋白　　　　B. 细菌外毒素

C. 类毒素　　　　　D. 细菌脂多糖

E. IgM

(34) 能激活 B 细胞的超抗原是(　　)

A. 金黄色葡萄球菌蛋白 A

B. 小鼠乳腺肿瘤病毒蛋白

C. 热休克蛋白

D. B 细胞丝裂原

E. 荚膜多糖

(35) 超抗原(　　)

A. 可以多克隆激活某些 T 细胞

B. 须经抗原提呈细胞加工处理

C. 与自身免疫病无关

D. 有严格的 MHC 限制性

E. 只能活化一个相应的 T 细胞克隆

(36) 关于抗原的说法,哪种是错误的(　　)

A. 大分子蛋白质抗原常含有多种不同的抗
原决定簇

B. 抗原诱导免疫应答都必须有 T 细胞辅助

C. 抗原并不一定都有免疫原性

D. 抗原并不一定只诱导正免疫应答

E. 半抗原虽无免疫原性,但可与相应抗体结合

(37) 对人体没有免疫原性的物质是(　　)

A. 自身移植的皮肤

B. 异体移植的皮肤

C. 自身释放的晶状体蛋白

D. 动物的免疫血清

E. 异种血型的红细胞

(38) 关于佐剂,错误的叙述是(　　)

A. 是一种非特异性免疫增强剂

B. 弗氏佐剂常用于人工自动免疫

C. 可改变抗体产生的类型

D. 可延长抗原在体内的存留时间

E. 可增强巨噬细胞的吞噬作用

(39) 属于 TI-Ag 的物质是(　　)

A. 外毒素　　　　　B. 肺炎球菌荚膜多糖

C. 牛血清白蛋白　　D. 羊红细胞

E. 卵白蛋白

(40) T、B 细胞共有的丝裂原受体是(　　)

A. 葡萄球菌 A 蛋白受体

B. 刀豆蛋白 A 受体

C. 植物血凝素受体

D. 美洲商陆受体

E. 细菌脂多糖受体

(41) TI-Ag 引起免疫应答的特点是(　　)

A. 需要加工处理　　B. 主要产生 IgG

C. 有免疫记忆　　D. 引起体液免疫

E. 刺激 Th 细胞活化

(42) 检测血清中一种微量的小分子肽,下列方法中最敏感的是(　　)

A. 免疫荧光技术　　B. 单向琼脂扩散法

C. 对流免疫电泳　　D. 间接凝集试验

E. 酶联免疫吸附试验

(43) 抗原有两个基本性质,其中抗原性是(　　)

A. 刺激机体发生免疫应答的性能

B. 刺激机体发生免疫耐受的性能

C. 刺激机体产生抗体的性能

D. 与相应免疫应答产物特异性结合,发生免疫反应的性能

E. 与致敏淋巴细胞特异性结合,发生免疫反应的性能

(44) 下列因素中,哪一项与抗原免疫原性的强弱无关(　　)

A. 抗原的分子量　　B. 抗原的化学结构

C. 宿主的免疫功能　　D. 抗原进入机体的途径

E. 抗原的毒性

(45) 能使 T、B 细胞均活化的有丝分裂原是(　　)

A. ConA　　B. PHA

C. PWM　　D. LPS

E. SPA

(46) 哪种疾病的发生与同种异型抗原无关(　　)

A. 输血反应　　B. 新生儿溶血症

C. 移植排斥　　D. 类风湿关节炎

E. Ⅱ型超敏反应

(47) 下列哪一种疾病的变应原是半抗原(　　)

A. 系统性红斑狼疮

B. 花粉过敏性鼻炎

C. 使用青霉素后发生溶血性贫血

D. 类风湿关节炎

E. 对移植肾的排斥反应

(48) 下列哪种物质对小鼠的免疫原性最强(　　)

A. 大鼠 IgG　　B. 链球菌

C. 青霉素　　D. 人甲胎球蛋白

E. 小鼠 IL-2

(49) 下列关于抗毒素的叙述,错误的是(　　)

A. 含特异性抗体的动物免疫血清

B. 属多克隆抗体

C. 可能引起过敏反应

D. 既是抗体,又是抗原

E. 由外毒素免疫动物后获得

(50) 下列物质中,既能刺激 T 细胞活化,又能刺激 B 细胞活化的是(　　)

A. 肺炎球菌荚膜多糖　　B. 乙肝病毒表面抗原

C. 大肠埃希菌内毒素　　D. CD3 单克隆抗体

E. 植物血凝素

(51) 下列物质进入人体后,最容易产生抗体的是(　　)

A. 白喉外毒素　　B. 人胰岛素

C. 青霉素　　D. 细菌内毒素

E. 外源 DNA

(52) 青霉素是小分子抗原,其缺少(　　)

A. 免疫原性　　B. 抗原性

C. 抗原表位　　D. 异物性

E. 特异性

【B1 型题】

(53~57)

A. 同种异型抗原　　B. 自身抗原

C. 异嗜性抗原　　D. 肿瘤相关抗原

E. 异种抗原

(53) HLA 分子属于(　　)

(54) A 族链球菌细胞壁与人类肾小球基底膜之间的共同抗原是(　　)

(55) AFP 是(　　)

(56) 变性的 RBC 是(　　)

(57) 破伤风抗毒素(TAT)属于(　　)

(58~63)

A. 线性决定簇　　B. 构象决定簇

C. 功能性决定簇　　D. 隐蔽性决定簇

E. 优势决定簇

（58）T 细胞识别的决定簇是（　　）

（59）处于分子内部需要 APC 参与提呈的决定簇是（　　）

（60）位于分子表面,易被 BCR 或抗体识别的表位（　　）

（61）位于分子内部,正常情况下不能与 BCR 或抗体结合的决定簇（　　）

（62）由不连续的氨基酸或单糖空间构象形成的决定簇（　　）

（63）由一段序列相连的氨基酸片段构成的抗原决定簇（　　）

（64~67）

A. 超抗原　　　　B. 半抗原

C. 异嗜性抗原　　D. 佐剂

E. 同种异型抗原

（64）青霉素是（　　）

（65）金黄色葡萄球菌肠毒素是（　　）

（66）BCG 可以作为（　　）

（67）Forssman 抗原又称为（　　）

（68~70）

A. 同种异型抗原　B. 自身抗原

C. 超抗原　　　　D. 独特型抗原

E. 异嗜性抗原

（68）在某些情况下,能刺激机体产生免疫应答的自身物质（　　）

（69）只需极低浓度即可激活多克隆 T 细胞的物质（　　）

（70）一类与种属无关的存在于人、动物和微生物之间的共同抗原（　　）

**4. 复习思考题**

（1）简述影响抗原免疫应答的主要因素。

（2）比较 T 细胞表位和 B 细胞表位的特点。

（3）如何理解抗原抗体反应的特异性和交叉反应。

（4）什么是 TD-Ag 和 TI-Ag？比较两类抗原免疫应答的特点。

（5）如何解释"动物免疫血清具有两重性"？

（6）举例说明自身抗原的种类。

（7）什么是隐蔽的自身抗原？举例说明隐蔽的自身抗原释放后可引起哪些临床疾病？

（8）什么是异嗜性抗原？举例说明异嗜性抗原的临床意义。

（9）举例说明肿瘤抗原的分类和临床意义。

（赵云娟）

# 第三章　免疫球蛋白

## 一、本 章 要 求

（1）掌握：抗体和免疫球蛋白的概念，免疫球蛋白的分子结构，免疫球蛋白的生物学活性。

（2）熟悉：各类 Ig 的特性与功能，免疫球蛋白超家族的概念，多克隆抗体和单克隆抗体的制备原理及特点。

（3）了解：免疫球蛋白的异质性，基因工程抗体的制备，免疫球蛋白的基因结构及其重排表达。

## 二、基 本 概 念

1. 抗体（antibody，Ab）　B 细胞在抗原刺激下分化为浆细胞，产生能与相应抗原发生特异性结合的糖蛋白。

2. 免疫球蛋白（immunoglobulin，Ig）　指具有抗体活性或化学结构与抗体相似的球蛋白。

3. Ig 功能区（domain）　Ig 各条肽链通过链内二硫键连接并折叠成数个球形结构域，一般具有相应的功能。

4. 抗体的调理作用（opsonization）　指 IgG 的 Fc 段与中性粒细胞、巨噬细胞的 Fc 受体（FcγR）结合，增强吞噬细胞吞噬杀伤抗原的能力。

5. 抗体依赖细胞介导的细胞毒作用（antibody dependent cell-mediated cytotoxicity，ADCC）　当 IgG 与带有相应抗原的靶细胞结合后，其 Fc 段可与 NK 细胞、Mφ、中性粒细胞的 FcγR 结合，促使细胞释放细胞毒颗粒，导致靶细胞死亡。

6. 同种型（isotype）　指同一种属所有个体的 Ig 分子共有的抗原特异性标志，为种属性标志，存在于 Ig 的 C 区。

7. 同种异型（allotype）　指同一种属不同个体间 Ig 分子所具有的不同抗原特异性标志，为个体型标志，主要存在于 Ig 的 C 区。

8. 独特型（idiotype，Id）　指每个免疫球蛋白 V 区所特有的抗原特异性标志，存在于 Ig 的 V 区。

9. 单克隆抗体（monoclonal antibody，McAb）　由单一克隆杂交瘤细胞产生的只识别某一特定抗原表位的同源抗体。

10. 多克隆抗体（polyclonal antibody，PcAb）　由体内多个 B 细胞克隆针对抗原物质上不同的抗原表位产生的多种抗体混合物。

11. 高变区（hypervariable region，HVR）　VH 和 VL 各有 3 个区域的氨基酸组成和排列顺序高度可变，也称超变区。

12. 基因工程抗体（genetic engineering antibody）　是利用基因工程原理，用人抗体的部分氨基酸序列代替某些鼠源性抗体的氨基酸序列，保留其结合抗原的特异性部位，经修饰而成,降低了抗体的免疫原性。

13. Ig 的类别转换(class switch) B 细胞活化过程中,Ig 的可变区不变,但其重链恒定区发生改变,此现象称为类别转换,又称为 S/S 转换。

14. 免疫球蛋白超家族(immunoglobulin superfamily,IgSF) 是指一类结构和氨基酸组成与免疫球蛋白可变区和(或)恒定区结构域类似的同源蛋白分子。主要以膜蛋白形式存在于细胞表面,介导免疫细胞间的黏附、相互作用和信号转导。

# 三、基 本 内 容

抗体(antibody,Ab):B 细胞在抗原刺激下分化为浆细胞,产生能与相应抗原发生特异性结合的糖蛋白,是介导体液免疫的重要效应分子,主要存在于血清和体液中。

免疫球蛋白(immunoglobulin,Ig):指具有抗体活性或化学结构与抗体相似的球蛋白,在血清中主要以 γ 球蛋白的形式存在。

抗体均为免疫球蛋白,但免疫球蛋白不一定均为抗体。免疫球蛋白可分为两种:分泌型免疫球蛋白(sIg),具有抗体各种功能,主要存在于血清和组织液中;膜型免疫球蛋白(mIg),构成 B 细胞膜上的抗原受体(BCR)。

## (一)免疫球蛋白的结构

1. 免疫球蛋白的基本结构 Ig 分子的基本单体结构是由 4 条肽链构成的对称结构,包括两条相同的重链(heavy chain,H 链)和两条相同的轻链(light chain,L 链),彼此以二硫键连接而成。

(1)重链和轻链

```
                        型      功能区
              ┌ κ         2                  κ:λ = 2:1
  2 条轻链(L) ┤
              └ λ         2
                                  类
4 条肽链 ┤                ┌ γ      IgG      4
              │ α      IgA      4
  2 条重链(H) ┤ μ      IgM      5
              │ δ      IgD      4
              └ ε      IgE      5
```

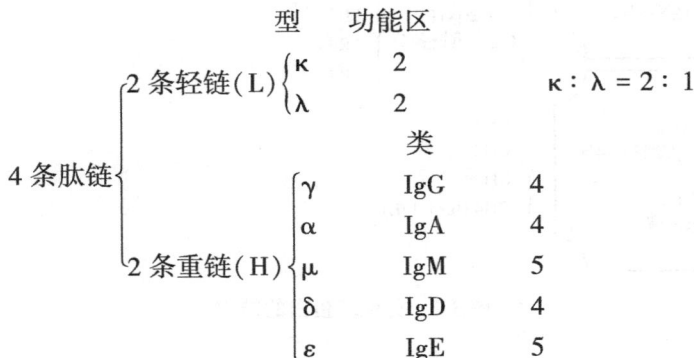

1)天然 Ig 单体结构中,两条重链同类,两条轻链同型。

2)根据轻链恒定区结构和抗原性不同,Ig 的轻链分为两型,κ 型和 λ 型。

3)根据重链恒定区结构和抗原性不同,Ig 的重链分为五种,即 γ、α、μ、δ 和 ε,其分别与轻链组成了五类 Ig,依次为 IgG、IgA、IgM、IgD 和 IgE(图 3-1)。

(2)可变区与恒定区:Ig 的重链和轻链结构中,靠近 N 端约 110 个氨基酸残基的组成和排列顺序多变,称为可变区(variable region,V),其余氨基酸残基构成恒定区(constant region,C)。

在重链和轻链的可变区中各有三个特定区域,氨基酸残基的组成和排列顺序有更大的变异性,称为高变区或超变区(hypervariable region,HVR),其功能是与抗原决定簇互补性结合,故也可称为互补决定区(complementarity determining region,CDR),可变区的其余部分称为骨架区(framework region,FR)(图 3-2)。

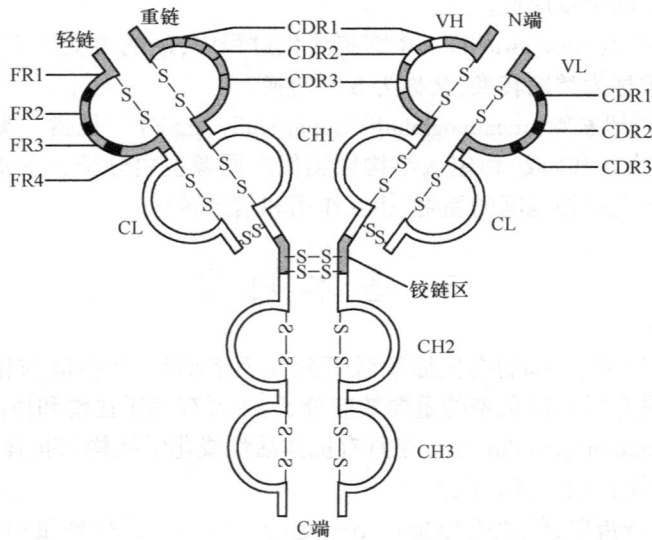

图 3-1 免疫球蛋白的基本结构

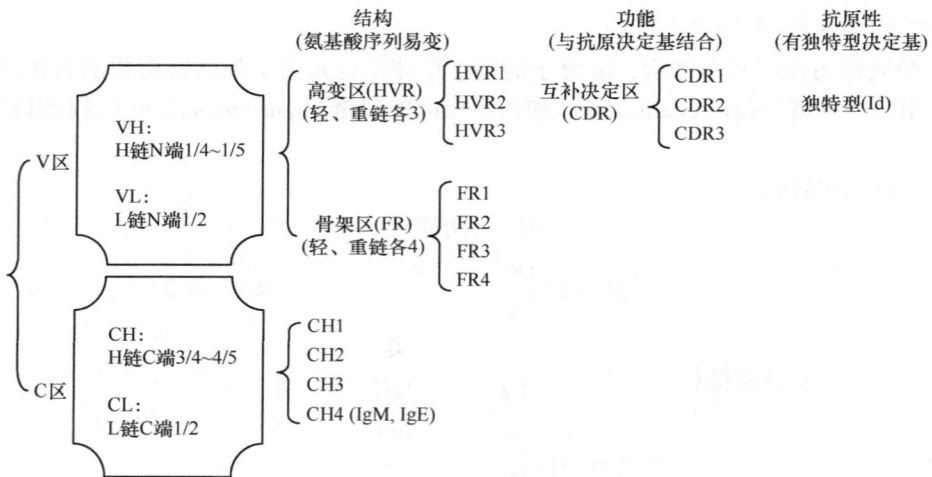

图 3-2 免疫球蛋白的结构

Ig 的高变区、Ig 与抗原结合的互补决定区和 Ig 的独特型决定簇指的是 IgV 区的同一个结构,所不同的是分别按其结构特点、功能及该区抗原性三个不同角度阐述而已。

(3) 其他结构

1) 铰链区(hinge region):位于 IgG、IgA 和 IgD 分子的 CH1 和 CH2 功能区之间,IgM 和 IgE 无铰链区。铰链区富含脯氨酸,易伸展弯曲,其与结合抗原、激活补体等功能有关。

2) J 链(joining chain):主要功能是将单体 Ig 分子连接为多聚体。2 个 IgA 单体由 J 链相互连接形成二聚体,5 个 IgM 单体由二硫键相互连接,并通过二硫键与 J 链连接形成五聚体。IgG、IgD 和 IgE 为单体,无 J 链。

3) 分泌片(secretory piece,SP):具有保护分泌型 IgA 的铰链区免受蛋白水解酶降解的作用,并介导 IgA 二聚体从黏膜下通过黏膜上皮细胞到黏膜表面的转运(图 3-3)。

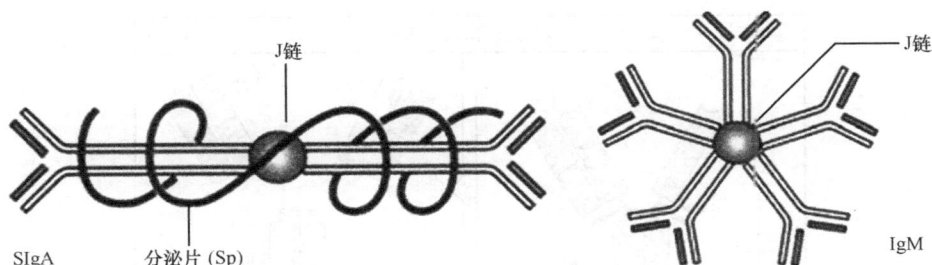

图 3-3 免疫球蛋白的 J 链和分泌片

2. Ig 的功能区及其主要功能 Ig 各条肽链通过链内二硫键连接并折叠成若干球形结构域,每个结构域约由 110 个氨基酸残基组成,提供一个活性部位或行使一种或多种生理功能,称为 Ig 的功能区。其二级结构是两个反向平行的 β 片层,两个片层中心的两个半胱氨酸残基由一个链内二硫键垂直连接,形成一个"β 桶状"或"β 三明治"结构。

(1) VH/VL:抗原结合部位。由 CDR 构成凹槽状空间结构,供抗原决定簇特异性结合。

(2) CH1/CL:具有部分同种异型(allotype)的遗传标志。

(3) 铰链区:位于 CH1 和 CH2 之间,易变构,利于 CDR 与抗原决定簇结合;与抗原决定簇结合后使 Ig 由"T"→"Y",暴露 CH2 上的补体结合点;对蛋白酶敏感。

(4) CH2:具有 IgG 的补体 C1q 结合点;IgG 通过胎盘。

(5) CH3 和 CH4:具有 IgM 的补体 C1q 结合点;IgG 可与不同细胞结合,产生不同的免疫效应;IgE 的 CH2、CH3 与肥大细胞、嗜碱粒细胞结合,介导 I 型超敏反应。

3. Ig 的水解片段(以 IgG 为例)

(1) 木瓜蛋白酶(papain):酶切位点在 IgG 铰链区二硫键近 N 端,所得片段为:

1) 2 个 Fab:与 Ag 结合(单价)。

2) 1 个 Fc:结合补体,固定细胞,通过胎盘。

(2) 胃蛋白酶(pepsin):酶切位点在 IgG 铰链区二硫键近 C 端,所得片段为:

1) 1 个 F(ab')2:与 Ag 结合(双价)。

2) pFc':无活性。

Ig 水解片段的临床意义:胃蛋白酶水解片断 F(ab')2 保留了抗体活性,降低了 Ig 的免疫原性。故抗毒素除去 Fc 段后,可减少超敏反应的发生(图 3-4)。

(二) 免疫球蛋白的异质性

1. 外源因素所致的异质性 免疫球蛋白的多样性。

自然界抗原数目巨大且结构复杂,含多种抗原表位,每一表位均可诱导产生一种特异性抗体,故抗体总数巨大,包含针对各种抗原不同表位的特异性抗体和同一表位的不同类型的抗体。抗原的多样性导致抗体的异质性,这反映出机体对抗原精细结构的识别和应答。

2. 内源因素所致的异质性 免疫球蛋白的血清型。

免疫球蛋白既可以与抗原特异性结合,本身又可以作为抗原,激发机体产生特异性免疫应答,其分子结构中也具有抗原表位,并可通过抗 Ig 的抗体进行检测。据此将 Ig 的表位分三类,即同种型、同种异型和独特型(图 3-5)。

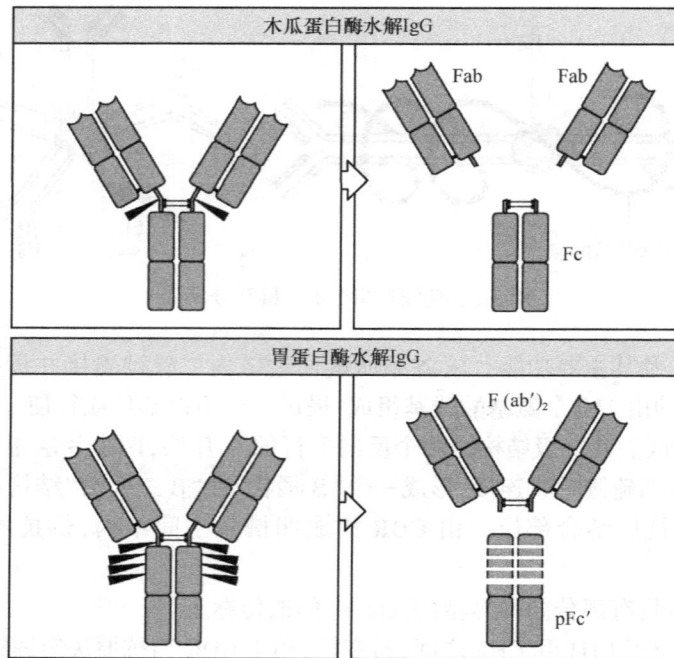

图 3-4　免疫球蛋白(IgG)的水解片段

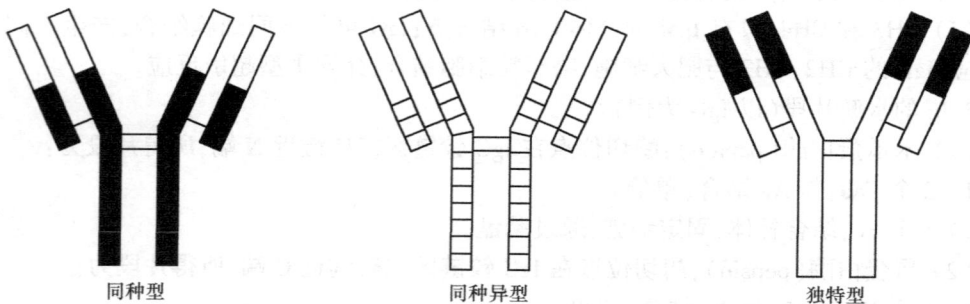

图 3-5　免疫球蛋白的血清型

（1）同种型（isotype）：指同一种属所有个体的 Ig 分子共有的抗原特异性标志,为种属性标志,存在于 Ig 的 C 区。

1）类（class）与亚类（subclass）

A. 类:依据重链 C 区抗原表位不同,重链可分 $\gamma$、$\alpha$、$\mu$、$\delta$、$\epsilon$ 五种,对应的 Ig 分五类:IgG、IgA、IgM、IgD、IgE。

B. 亚类:同一类 Ig 依据重链的抗原性及二硫键数目和位置的不同,可分亚类:如 IgG1—IgG4,IgA1—IgA2,$IgM_1$—$IgM_2$。

2）型（type）与亚型（subtype）

A. 型:依据轻链 C 区抗原表位不同,轻链可分两型,即 $\lambda$ 型和 $\kappa$ 型。

B. 亚型:依据轻链 C 区 N 端氨基酸排列的差异,可分亚型,如 $\lambda1$~$\lambda4$。

（2）同种异型（allotype）：指同一种属不同个体间 Ig 分子所具有的不同抗原特异性标志,为个体型标志,主要存在于 Ig 的 C 区。

（3）独特型（idiotype,Id）：指每个免疫球蛋白 V 区所特有的抗原特异性标志,其表位又称为独特位（idiotope）。独特型表位在异种、同种异体甚至同一个体内均可刺激产生相应的抗体,即抗独特型抗体（anti-idiotype antibody,AId）。

（三）免疫球蛋白的主要功能（生物学活性）

1. Ig 可变区的主要功能　特异性识别结合抗原,CDR 在其中起决定性作用。抗体通过 V 区与细菌毒素或病原体结合后,可中和毒素或阻断病原体入侵。

2. Ig 恒定区的主要功能

（1）激活补体系统

1）经典途径：激活能力以 IgM 最强（高于 IgG500 倍以上）,IgM>IgG3>IgG1>IgG2。

2）旁路途径：凝聚的 IgA,IgG4。

（2）调理作用（opsonization）：指 IgG 类抗体与相应抗原特异性结合后,通过其 Fc 段与中性粒细胞、巨噬细胞的 Fc 受体（FcγR）结合,增强吞噬细胞吞噬杀伤抗原的能力（注意与补体的调理作用区别）。

（3）抗体依赖的细胞介导的细胞毒作用（antibody dependent cell-mediated cytotoxicity, ADCC）：当 IgG 与带有相应抗原的靶细胞结合后,其 Fc 段与 NK 细胞、巨噬细胞、中性粒细胞的 FcγR 结合,促使细胞释放细胞毒颗粒,导致靶细胞死亡。

（4）介导 I 型超敏反应：IgE 的 Fc 段可与肥大细胞和嗜碱粒细胞上的 FcεR I 结合,促使其合成和释放生物活性介质,引起 I 型超敏反应。

（5）穿过胎盘屏障和黏膜

1）通过胎盘屏障：母体中的 IgG 选择性地与滋养层细胞表面相应受体（neonatal FcR,FcRn）结合,通过胎盘进入胎儿血循环,对新生儿抗感染具有重要意义。

2）穿过黏膜：SIgA 可穿过黏膜上皮细胞定植于呼吸道、消化道黏膜表面,发挥局部抗感染作用（图 3-6）。

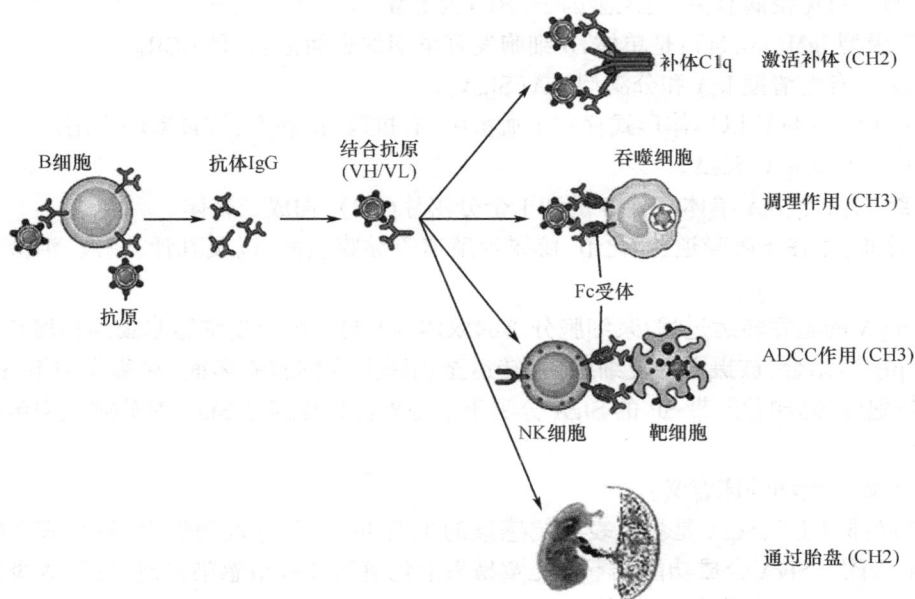

图 3-6　抗体的生物学活性

## （四）五类免疫球蛋白的特性与功能

### 1. IgG

（1）含量：血清中最高，占血清总 Ig 的 75%～80%。

（2）个体发育：晚于 IgM，出生 3 个月后开始合成，3～5 岁接近成人水平。

（3）半衰期：20～23 天，临床被动免疫以间隔 2～3 周重复给予为宜。

（4）亚类：人 IgG 分为 IgG1、IgG2、IgG3、IgG4 四个亚类。

（5）主要功能：IgG 是抗感染的"主力军"，多数抗细菌、抗病毒、抗毒素抗体都是 IgG。

1）唯一通过胎盘，自然被动免疫，对新生儿抗感染有重要意义。

2）激活补体：IgG1、IgG2、IgG3 激活补体经典途径，需两分子；凝聚的 IgG4 激活补体旁路途径。

3）调理作用。

4）ADCC 作用。

5）与自身免疫病有关：某些自身抗体（如抗核抗体）为 IgG，导致免疫损伤。

### 2. IgM

（1）血清中 IgM 为五聚体，分子量最大，称为巨球蛋白。

（2）主要功能和临床意义

1）个体发育中最早出现的 Ig，胚胎后期的胎儿即可合成，脐血中 IgM 增高提示胎儿有宫内感染。

2）初次应答中最早产生的抗体，血清半衰期短。血清中 IgM 增高，提示有近期感染和急性期感染，该指标有助于疾病的早期诊断。

3）不易通过血管壁，主要存在于血液中，是抗感染的"先锋部队"，有强大的杀菌、激活补体、免疫调理作用，对防止菌血症、败血症有重要作用。

4）天然血型抗体为 IgM，是引起血型不符的输血反应的重要因素。

5）与自身免疫病有关：类风湿因子（RF）为 IgM。

（3）膜型 IgM（mIgM）：是单体，B 细胞发育早期的表面标志，是 BCR。

### 3. IgA　有血清型 IgA 和分泌型 IgA（SIgA）。

（1）血清型 IgA：以单体形式存在于血清中，有抗菌、抗病毒、抗毒素的作用。

（2）分泌型 IgA（SIgA）

1）组成：2 个 IgA 单体、1 个 J 链和 1 个分泌片（SP），构成二聚体。

2）分布：存在于呼吸道、消化道、泌尿生殖道等黏膜表面，以及乳汁、唾液、泪液等外分泌液中。

3）SIgA 的胞吞转运过程：浆细胞分泌的双体 IgA 与黏膜上皮细胞基膜的多聚免疫球蛋白受体（pIgR）结合，被摄入上皮细胞内，转运至黏膜上皮细胞游离面，在酶作用下，pIgR 在跨膜区与胞外部分断开，带 SP 的 SIgA 分泌于细胞外（SP 提高了 SIgA 对分泌液中蛋白酶的抵抗力）。

4）主要功能和临床意义：

A. "局部卫士"，SIgA 是黏膜表面抗感染的主要 Ig，中和毒素和病毒，阻止病原微生物与黏膜的吸附。SIgA 合成功能低下的儿童易患消化道和呼吸道感染；慢性支气管炎发作也与 SIgA 的减少有一定关系。

B. 婴儿可从母亲初乳中获得 SIgA，抵抗消化道感染，是重要的自然被动免疫。

4. IgD

（1）血清 IgD 功能不清。

（2）mIgD 是 B 细胞成熟的重要表面标志，未成熟 B 细胞只表达 mIgM，成熟 B 细胞同时表达 mIgM 和 mIgD，受抗原刺激可活化。活化后的 B 细胞和记忆性 B 细胞膜上的 mIgD 逐渐消失。

5. IgE

（1）含量：血清中含量最少的 Ig。

（2）产生：黏膜下淋巴组织中的浆细胞合成。

（3）主要功能：为亲细胞型抗体，其 CH2 和 CH3 与肥大细胞、嗜碱粒细胞上 FcεR I 结合，引起 I 型超敏反应，并与抗寄生虫免疫有关。

（五）人工制备抗体

1. 多克隆抗体（polyclonal antibody，PcAb）

（1）概念：由体内多个 B 细胞克隆针对抗原物质上不同的抗原表位产生的多种抗体混合物。

（2）制备原理：免疫血清技术。大多数抗原分子具备多种抗原表位，每一种表位均可刺激机体的特异性 B 细胞克隆产生一种特异性抗体。传统制备抗体的方法是用包含多种抗原决定簇的抗原免疫动物或人体，收获的免疫血清实际上是多种抗体的混合物。

（3）获得途径：动物免疫血清、恢复期病人血清、免疫接种人群。

（4）优点：作用全面，具有中和抗原、免疫调理、ADCC 等作用。

（5）缺点：特异性不高，易出现交叉反应。

2. 单克隆抗体（monoclonal antibody，McAb）

（1）概念：由单一克隆杂交瘤细胞产生的只识别某一特定抗原表位的同源抗体。

（2）制备原理：杂交瘤技术。小鼠骨髓瘤细胞在体内外可无限增殖，但不分泌抗体；经抗原免疫的小鼠脾细胞能产生抗体，但在体外不能无限增殖。将两种细胞融合而得到杂交瘤细胞，则同时具有无限增殖和分泌抗体的特性（图 3-7）。

（3）优点：抗体结构高度均一，纯度高，特异性强，效价高，少或无血清交叉反应，易于大量制备。

（4）缺点：鼠源性抗体对人具有较强的免疫原性，可诱导人抗鼠的免疫应答，削弱抗体的作用，甚至导致免疫病理损伤。

3. 基因工程抗体（genetic engineering antibody） 是利用基因工程原理，用人抗体的部分氨基酸序列代替某些鼠源性抗体的氨基酸序列，保留其结合抗原的特异性部位，经修饰而成，降低了抗体的免疫原性。

（六）免疫球蛋白的基因结构及其重排和表达

一个个体如何能有巨大数量的 Ig 去识别自然界巨大数量的抗原？让个体拥有编码如此多 IgV 区的基因是不可能的。研究证明，不同的 V 区基因是由少数原先分隔的胚系基因片断在 B 淋巴细胞发育过程中经过基因重排的过程组合、拼接而成，从而有限的 Ig 基因可编码近乎无限多样性的 Ig，识别巨大数量的抗原。抗原受体的多样性是免疫应答的分子基础。

1. 胚系基因结构

（1）V 区基因和 C 区基因：每种肽链的编码基因可分为编码 V 区和编码 C 区两部分。

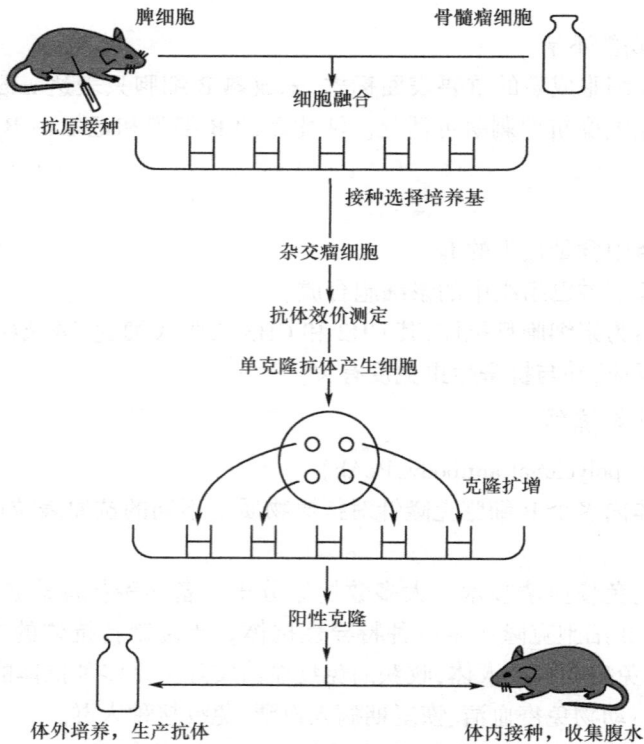

脾细胞　　　　　　　　　　骨髓瘤细胞

抗原接种

细胞融合

接种选择培养基

杂交瘤细胞

抗体效价测定

单克隆抗体产生细胞

克隆扩增

阳性克隆

体外培养，生产抗体　　　　　体内接种，收集腹水

图 3-7　单克隆抗体的制备

1）V 区基因：由 3 种(V、D、J)或 2 种(V、J)基因片断在细胞发生过程中拼接而成一个连续的 DNA 序列，编码整个 V 区。BCR 的胚系基因结构中，V、D、J 片断各有多个，在一个淋巴细胞发生过程中，一种基因片断中只有 1 个片断参与组成抗原受体 V 区的编码基因。不同的组合是形成受体多样性的原因之一。

2）C 区基因：有多个片断，编码 C 区成分时只有 1 个片断参与重排(表 3-1，表 3-2)。

表 3-1　BCR 的基因结构

|  | 基因片断 | BCR |
|---|---|---|
| V 区基因 | V、D、JV、J | HL(κ 或 λ) |
| C 区基因 | C | 9,1~4 |

表 3-2　BCR 的基因多样性

|  | 肽链 | 染色体 | V | D | J | C |
|---|---|---|---|---|---|---|
| BCR | H | 14 | 65 | 27 | 6 | 9 |
|  | κ | 2 | 40 |  | 5 | 1 |
|  | λ | 22 | 30 |  | 4 | 4 |

（2）BCR 的胚系基因结构

1）编码人 H 链、L 链(κλ)的基因分别位于 3 对染色体上。

2）人 H 链基因在 V、J 基因片断群之间有一群 D 基因片断，J 区后有 9 个功能性 C 基

因。5′-Cμ-Cδ-Cγ3-Cγ1-Cα1-Cγ2-Cγ4-Cε-Cα2-3′

3) κλ 链基因无 D 基因,但 λ 链基因中,J、C 两群结成 4 个 J-C 对(图 3-8)。

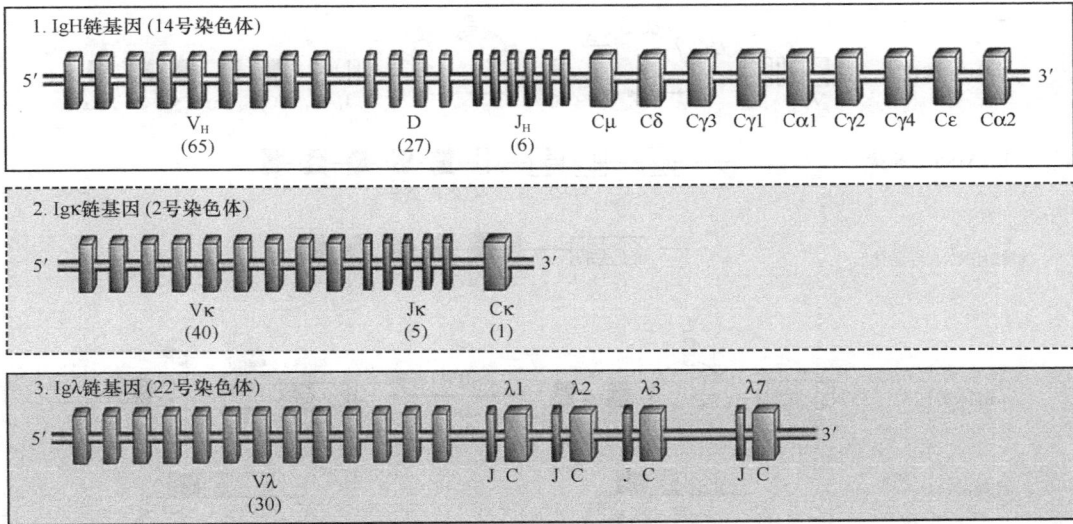

图 3-8 人类免疫球蛋白胚系基因结构

**2. 淋巴细胞分化成熟过程中抗原受体基因的重排**

(1) 重组酶

1) 重组激活酶(RAG1/RAG2):可特异识别并切除 V、(D)、J 基因片段两侧的重组信号序列的保守序列。

2) 末端脱氧核苷酸转移酶(terminal deoxynucleotidy transferase,TdT):可将数个核苷酸(*N*-核苷酸)通过非模板编码加到 DNA 的断端。

3) 其他如 DNA 外切酶,DNA 合成酶等。

(2) 抗原受体基因的表达:整个过程以 BCR 的 H 链为例:

D-J 连接,V-D-J 连接(完整重组 VH DNA),RNA 初次转录体,加工 mRNA,翻译 H 链。

1) 加工包括:前导序列 L 和 V 基因连接,V 基因和 C 基因连接,切除 C 基因间隔其间的内含子。

2) 肽链转运:合成肽链进入内质网腔,切除前导肽,肽链组装成完整 BCR,移行至高尔基体,运送至细胞表面,锚在膜上成为 BCR(图 3-9)。

**3. BCR 多样性产生的机制**

(1) 组合造成的多样性:包括 V 区基因片断组合和轻链重链的组合,数量巨大。例:

$$
\left. \begin{aligned}
\text{H 链}: & \text{VH} \times \text{DH} \times \text{JH} = 65 \times 27 \times 6 = 10\ 530 \\
\text{L 链}: & \text{Vκ} \times \text{Jκ} = 40 \times 5 = 200 \\
& \text{Vλ} \times \text{Jλ} = 30 \times 4 = 120
\end{aligned} \right\} 24\ 000 \left. \right\} 2.5 \times 10^{8}
$$

(2) 连接造成的多样性:两个片断之间的连接可以丢失或加入数个核苷酸,从而显著增加了 BCR 多样性。

例如 N 区插入:增加核苷酸的方式之一。即通过不需模板的末端脱氧核苷酸转移酶(TdT)将核苷酸加入 DNA 断端,加入的核苷酸称为 *N*-核苷酸(非胚系编码核苷酸)。加入处只在重链 V 区基因 V 和 D 及 D 和 J 基因片断之间,称 VNDNJ 方式。

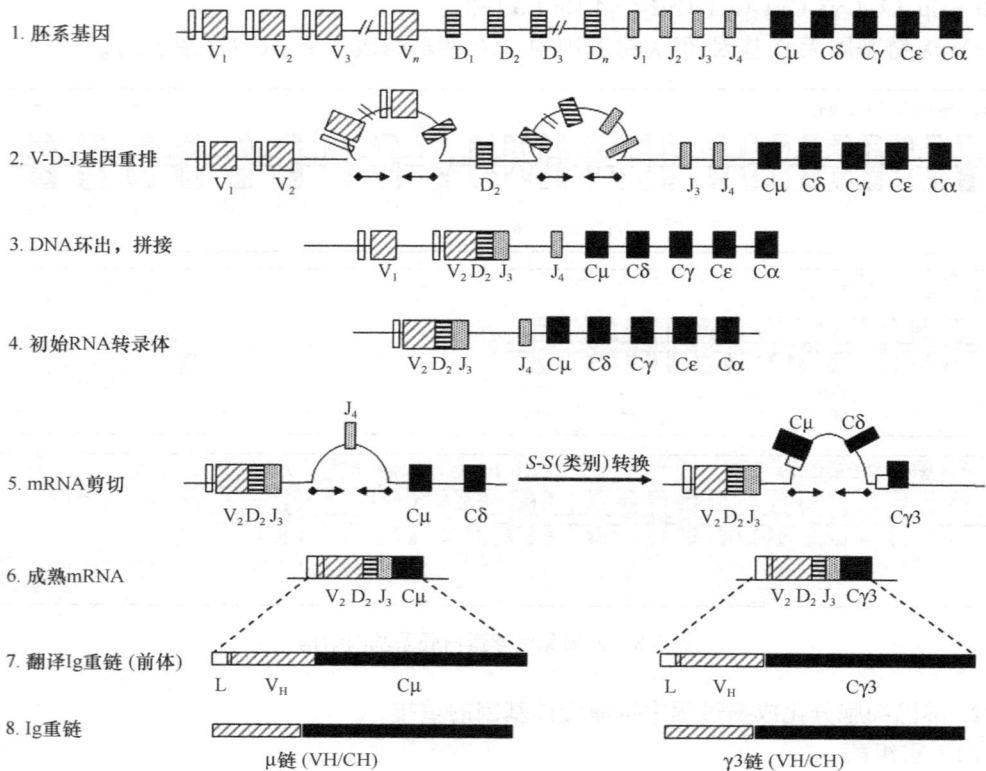

图 3-9　人类免疫球蛋白 H 链的合成及类别转换

（3）体细胞高频突变造成的多样性：此种机制与前几种不同，其发生于成熟 B 细胞重排后的 V 基因上（前几种是 B 细胞在发育时经历重排）。突变频率高，称为体细胞高频突变（somatic hypermutation）

1）条件：需抗原刺激后。

2）地点：外周淋巴器官生发中心。

3）方式：点突变，只发生在重排过的基因上，并非完全随机。常见于 CDR 区，尤其是 CDR3。

4）意义：抗体亲和力成熟，经体细胞高频突变后，有些抗体分子结合抗原的亲和力升高，特别是再次免疫后抗体亲和力升高的现象。亲和力的成熟是生发中心中抗原对高频突变细胞选择的结果。

4. Ig 的类别转换（class switch）

（1）概念：B 细胞活化过程中，Ig 的可变区不变，但其重链恒定区发生改变，此现象称为类别转换，又称为 S/S 转换。

（2）特点：类别转换不涉及 V 区，只转换 C 区，故不影响抗体的特异性，但效应会随着同种型的改变而变化。

（3）机制：CH 基因 5′端内含子中有转换区（S 区），各 C 基因不同。转换发生时，Sμ 转换区与拟转换的 CH 基因的 S 区重组，其间其他基因环出，构成含有新 C 区的重链转录体。类别转换可以发生多次（见图 3-9）。

（七）免疫球蛋白超家族

1. 概念　免疫球蛋白超家族（immunoglobulin superfamily，IgSF）是指一类结构和氨基酸组成与免疫球蛋白可变区和/或恒定区结构域类似的同源蛋白分子。IgSF主要以膜蛋白形式存在于细胞表面，介导免疫细胞间的黏附、相互作用和信号转导。

2. 结构特点　典型的IgSF分子由胞外区、跨膜区和胞内区三部分组成。

（1）胞外区：具有识别功能，可选择性识别结合相应配体，其配体为IgSF或整合素。

（2）跨膜区：由疏水性氨基酸组成，借此可将IgSF分子锚定于细胞膜上。

（3）胞内区：主要与信号转导有关。

3. 主要成员及其分布和识别的分子　见表3-3。

**表3-3　IgSF主要成员及其分布和识别的分子**

| IgSF成员 | 分布 | 识别的分子 |
| --- | --- | --- |
| （1）抗原受体 | | |
| BCR | B细胞 | 功能性构象或线性表位 |
| TCR | T细胞 | MHC提呈的线性表位 |
| （2）提呈抗原的分子 | | |
| MHCⅠ类分子 | 有核细胞 | 内源性抗原肽 |
| MHCⅡ类分子 | 树突状细胞、B细胞、巨噬细胞 | 外源性抗原肽 |
| （3）黏附分子 | | |
| CD4 | Th细胞 | MHCⅡ类分子β2结构域 |
| CD8 | CTL/Tc细胞 | MHCⅠ类分子α3结构域 |
| CD28 | T细胞、活化B细胞 | B7-1/B7-2（CD80/CD86） |
| CD152（CTLA-4） | 活化T细胞 | B7-1/37-2（CD80/CD86） |
| CD80/CD86 | 树突状细胞、巨噬细胞、活化B细胞 | CD28或CD152（CTLA-4） |
| CD2（LFA-2） | T细胞、NK细胞 | CD58（LFA-3） |
| CD58（LFA-3） | 广泛，如APC | CD2（LFA-2） |
| CD54（ICAM-1） | 广泛，如APC | LFA-1（整合素家族成员） |
| CD102（ICAM-2） | 内皮细胞、T细胞、B细胞 | LFA-1（整合素家族成员） |

注：CD（cluster of differentiation）：分化群抗原

　　CTLA-4（cytotoxic T lymphocyte antigen）：细胞毒性T细胞抗原-4

　　LFA（lymphocyte function associated antigen）：淋巴细胞功能相关抗原

　　ICAM（intercellular adhesion molecule）：细胞间黏附分子

4. 主要功能　介导细胞间黏附，参与免疫细胞激活，即作为协同刺激分子，参与APC-T、T-B细胞间的相互作用。

# 四、本 章 小 结

Ig分子是由两条相同的H链和两条相同的L链通过二硫键连接而成的四肽链结构，一对VH和VL构成相同的两个抗原结合部位，位于Y形分子两臂的顶端，Y形分子的主干或Fc片段通过易弯曲的铰链区与两臂连接。V区的HVR（CDR）是抗原结合部位，重链的C区决定

Ig 的同种型和抗体的某些功能特征。每条肽链折叠成若干球形功能区。Ig 分子可被木瓜蛋白酶水解为 2 个 Fab 段和 1 个 Fc 段,被胃蛋白酶水解为 1 个 F(ab')$_2$ 和 pFc'。

Ig 根据其 CH 不同分为五类(或同种型);根据 CL 不同可分为 κ、λ 两型。不同类别的 Ig 在体内发挥不同的免疫效应。Ig 根据其存在的部位又可分为分泌型和膜型。

抗体是体液免疫的特异性效应分子,其生物学活性主要有特异性结合抗原、激活补体、通过 Fc 受体固定组织细胞以及穿过胎盘和黏膜等。

抗体的人工制备经历了三代技术,即多克隆抗体、单克隆抗体和基因工程抗体。

BCR 具有多样性,才有识别环境众多抗原的能力。其遗传学基础是 B 细胞在早期发育阶段存在着分隔的、一定数量的胚系基因,在成熟过程中发生重排和组合,产生数量巨大,特异性不同的受体。编码 BCR 各条肽链的胚系基因包括 V 区的 V、(D)、J 基因片段和编码 C 区的 C 基因。

BCR 多样性机制:组合造成的多样性;连接造成的多样性(包括 N-核苷酸的插入);体细胞的高频突变。

IgSF 主要以膜蛋白形式存在于细胞表面,介导免疫细胞间的黏附、相互作用和信号转导。

# 五、知 识 扩 充

19 世纪 80 年代后期,发现白喉杆菌可分泌白喉外毒素而致病,并发现再感染者血清中出现"杀菌素",其后,相继发现在免疫血清中存在溶菌素、凝集素、沉淀素等组分,它们分别能与相应细胞或细菌发生特异性反应。据此,人们将上述特异性反应物质统称为抗体。1939 年,Tiselius 和 Kabat 在对血清蛋白自由电泳时,根据它们不同的迁移率,将其分为白蛋白、α、β、γ 球蛋白 4 个主要部分,并发现抗体活性存在于从 α 到 γ 的这一广泛区域,但主要存在于 γ 区。其后证明抗体是四肽链结构,借二硫键连接在一起,并发现抗体分子的氨基端可变区是与抗原特异性结合的部位。1968 年和 1972 年,世界卫生组织和国际免疫学会联合会的专门委员会先后决定,将具有抗体活性或化学结构与抗体相似的球蛋白统称为免疫球蛋白。

# 六、本 章 复 习 题

**1. 判断题**

(1) Ig 的两条重链可以同类,两条轻链可以同型或异型。

(2) Ig 可以是分泌型的,也可以是膜型的。

(3) 天然 ABO 血型抗体属 IgM 类。

(4) 类风湿因子是 IgG 类抗体。

(5) 黏膜表面抗感染的主要是 SIgA。

(6) 免疫球蛋白的独特型决定簇位于 Ig 的恒定区。

(7) 胃蛋白酶可将 IgG 水解为 2 个 Fab 段和 1 个 Fc 段。

(8) IgG 激活补体经典途径的能力强于 IgM。

(9) 人类 IgG 的各亚类均可激活补体经典途径。

(10) 由单一抗原制备的抗体称为单克隆抗体。

(11) 只有完整的 IgG 才能通过胎盘。

(12) IgM 是分子量最大的 Ig,也是含量最多的 Ig。

(13) 胃蛋白酶水解 IgG 后得到 pFc'段,仍具有 Fc 段的生物学活性。

(14) 同种型位于 Ig 的恒定区。

(15) IgE 为亲细胞型抗体,可通过 Fc 段与具有 FcεR I 的肥大细胞、嗜碱粒细胞结合,引起 I 型超敏反应。

(16) 外源抗原的多样性是导致 Ig 异质性的

外源因素。

（17）淋巴细胞抗原识别受体的多样性是因为个体拥有数量巨大的编码全套 V 区的基因。

（18）单克隆抗体可由多克隆抗体经分离纯化而获得。

（19）编码人 BCR 的基因分别位于 3 对染色体上。

（20）编码人 BCR 重链、轻链的基因均有 D 区基因片断。

（21）一个 BCR 只表达 κ 链或 λ 链的一种，一般先表达 κ 链，后表达 λ 链。

（22）免疫球蛋白的类别转换只转换 V 区，不涉及 C 区。

（23）免疫球蛋白超家族是指与 Ig 结构和功能相似，编码基因不同的蛋白分子。

（24）抗体的中和作用是指抗体与病原体结合，导致病原体裂解死亡的作用。

（25）单克隆抗体是具有单一抗原特异性的免疫血清。

**2. 填空题**

（1）木瓜蛋白酶水解 IgG 得到 2 个_____和 1 个_____，前者具有_____功能。

（2）Ig 可变区中氨基酸序列易变的部分称为_____，从功能性角度称为_____，从抗原性角度称为_____。

（3）Ig 的血清型包括_____、_____、_____。

（4）SIgA 由 2 个_____，1 个_____和 1 个_____组成。

（5）IgM 由 5 个_____和 1 个_____组成。

（6）血清中含量最高的 Ig 是_____，含量最低的 Ig 是_____。

（7）5 类 Ig 中，免疫应答中最早产生的抗体是_____，黏膜中具有保护作用的抗体是_____。

（8）Ig 单体的基本结构根据氨基酸变异度可分为_____区和_____区。

（9）根据 Ig 重链稳定区抗原性不同，将 Ig 分为_____、_____、_____、_____、_____ 5 类。

（10）5 类 Ig 中，具有 4 个 CH 功能区的 Ig 是_____和_____。

（11）Ig 的轻链有 2 个功能区，分别称为____

____和_____。

（12）Ig 分子的基本结构是由_____条肽链构成，其间以_____连接。

（13）IgG 的重链是_____，IgE 的重链是_____，IgM 的重链是_____。

（14）免疫球蛋白轻链可分为_____型和_____型。

（15）IgG 铰链区位于_____与_____之间的区域，其补体结合点位于_____。

（16）IgA 在血清中大多数以_____形式存在，而出现在外分泌液中的 SIgA 则以_____形式存在。

（17）IgSF 的配体是_____和_____。

**3. 选择题**（每题只有 1 个最佳答案）

【A 型题】

（1）抗体的独特型决定簇位于（　　）

A. VH/CH　　　　　B. VL/CL

C. VH/VL　　　　　D. CH/CL

E. VH/CL

（2）免疫球蛋白分类和亚类的依据是（　　）

A. VH 抗原性不同　　B. CL 抗原性不同

C. CL/VL 抗原性不同　D. VL 抗原性不同

E. CH 抗原性不同

（3）免疫球蛋白分型和亚型的依据是（　　）

A. VH 抗原性不同

B. VH/CH 抗原性不同

C. CH 抗原性不同

D. VL 抗原性不同

E. CL 抗原性不同

（4）新生儿脐血中提示发生宫内感染的 Ig 指标是（　　）

A. IgG　　　　　　B. IgM

C. IgA　　　　　　D. IgD

E. IgE

（5）感染后最早出现的 Ig 是（　　）

A. IgG　　　　　　B. IgM

C. IgA　　　　　　D. IgE

E. IgD

（6）新生儿可以从母亲初乳中获得的 Ig 是（　　）

A. IgG　　　　　　B. IgD

C. SIgA　　　　　　D. IgM

E. IgA

(7) 唯一能通过胎盘的 Ig 是(　　)

A. IgG　　　　　　B. IgA

C. SIgA　　　　　　D. IgM

E. IgD

(8) 参与 I 型超敏反应的 Ig 是(　　)

A. IgM　　　　　　B. IgA

C. IgG　　　　　　D. IgE

E. IgD

(9) 婴儿易患呼吸道感染,主要是哪类 Ig 不足(　　)

A. IgM　　　　　　B. IgG

C. SIgA　　　　　　D. IgE

E. IgD

(10) 介导 NK 细胞发挥 ADCC 效应的 Ig 是(　　)

A. IgA　　　　　　B. IgM

C. IgD　　　　　　D. IgE

E. IgG

(11) Ig 分子中,与 CDR 具有相同结构基础的是(　　)

A. Fab 段　　　　　B. Fc 段

C. HVR　　　　　　D. Fd 段

E. FR

(12) 未成熟 B 细胞的 mIg 类别是(　　)

A. mIgG　　　　　B. mIgM

C. mIgA　　　　　D. mIgD

E. mIgE

(13) 成熟 B 细胞的 mIg 主要是(　　)

A. mIgA,mIgG　　　B. mIgM,mIgG

C. mIgM,mIgD　　　D. mIgE,mIgA

E. mIgE,mIgD

(14) 可以激活补体经典途径的 Ig 是(　　)

A. IgG,IgA　　　　B. IgA,IgM

C. IgD,IgE　　　　D. IgM,IgD

E. IgG,IgM

(15) 具有调理作用的 Ig 主要是(　　)

A. IgM　　　　　　B. IgG

C. IgA　　　　　　D. IgD

E. IgE

(16) 下列哪项不属于 Ig 的生物学活性(　　)

A. 调理作用　　　　B. 识别并结合抗原

C. 激活补体　　　　D. 分泌细胞因子

E. 通过胎盘

(17) 关于 Ig 的 Fc 段的生物学活性,哪项是错误的(　　)

A. 激活补体　　　　B. ADCC

C. 中和外毒素　　　D. 调理作用

E. 结合有 FcR 的细胞

(18) 无抗体参与的作用是(　　)

A. ADCC　　　　　B. 调理作用

C. 中和外毒素　　　D. T 细胞活化

E. 补体活化的经典途径

(19) 关于抗体的叙述,错误的是(　　)

A. 与抗原特异性结合

B. 浆细胞受抗原刺激后分泌

C. 一种浆细胞产生一种特异性抗体

D. 化学结构为球蛋白

E. B 细胞受抗原刺激后转化为终末细胞——浆细胞分泌

(20) 关于 IgG 的叙述,错误的是(　　)

A. 激活补体经典途径

B. 唯一通过胎盘

C. 抗感染中最重要的抗体

D. 胚胎后期即可合成

E. 抗原结合价为二价

(21) 关于 IgM 的叙述,错误的是(　　)

A. 主要在血液中发挥抗感染作用

B. 感染后最早出现

C. 是 BCR 的组成之一

D. 可介导 ADCC

E. 胚胎后期即可合成

(22) 关于 SIgA 的叙述,错误的是(　　)

A. 黏膜局部抗感染

B. 婴儿可由母亲初乳获得

C. 激活补体经典途径

D. 两个 Ig 单体聚合

E. 分子中有分泌片和 J 链

(23) 关于 IgE 的叙述,错误的是(　　)

A. 血清中含量最低

B. 合成受遗传因素控制

C. 是亲细胞型抗体

D. 是 BCR 的主要标志

E. 介导 I 型超敏反应

(24) 代表 Ig 不同类与型的抗原决定簇称为 Ig 的(　　)

A. 同种型　　　　　B. 同种异型

C. 独特型　　　　　D. 异嗜性抗原

E. 血清型

(25) 关于 Ig 铰链区的叙述,错误的是(　　)

A. 位于 VH 和 CH1 之间

B. IgG 有,而 IgM 没有

C. 空间结构可变

D. 对蛋白酶敏感

E. 线性结构

(26) 一健康新生儿,其血清中主要检出的 Ig 的重链应为(　　)

A. γ链　　　　　B. α链

C. δ链　　　　　D. ε链

E. μ链

(27) 抗体与抗原结合的部位是(　　)

A. VH　　　　　B. CH

C. VH/VL　　　　D. CH/CL

E. VH/CL

(28) 人 IgM 合成的最早时间是(　　)

A. 胎儿早期　　　B. 胎儿晚期

C. 出生后 1 个月　D. 出生后 3 个月

E. 出生后 6 个月

(29) 产生抗体的细胞是(　　)

A. 浆细胞　　　　B. 肥大细胞

C. T 细胞　　　　D. NK 细胞

E. 巨噬细胞

(30) 合成 SIgA 连接链的细胞是(　　)

A. 巨噬细胞　　　B. 血管内皮细胞

C. 浆细胞　　　　D. 黏膜上皮细胞

E. 肥大细胞

(31) 关于 Ig 高变区的叙述,错误的是(　　)

A. 氨基酸组成与排列高度易变

B. 其功能为结合抗原决定簇,故又称为 CDR

C. 是 Ig 独特型决定簇的主要存在部位

D. 由 HVR 和骨架区共同组成

E. H 链和 L 链各有 3 个高变区

(32) IgG 不能与下列哪个分子结合(　　)

A. C1q　　　　　B. 半抗原

C. FcεR　　　　　D. FcγR

E. Ag

(33) 木瓜蛋白酶水解 IgG 后,得到的片段有(　　)

A. 1 个 F(ab′)2 段和 pFc′

B. 2 个 Fab 段和 pFc′

C. 2 个 Fab 段和 1 个 Fc 段

D. 1 个 F(ab′)2 段和 Fc 段

E. 1 个 Fab 段和 1 个 Fc 段

(34) IgG 分子能与细胞表面 FcγR 结合的区域是(　　)

A. VL　　　　　B. VH

C. CH1　　　　　D. CH2

E. CH3

(35) IgG 分子能与胎盘微血管壁可逆性结合的部位是(　　)

A. VH　　　　　B. CH1

C. CH2　　　　　D. CH3

E. VL

(36) 下列哪种物质不是抗体(　　)

A. 抗毒素血清　　B. 胎盘球蛋白

C. 淋巴细胞抗血清　D. 植物血凝素

E. 白喉抗毒素

(37) 血清半衰期最长的 Ig 是(　　)

A. IgM　　　　　B. IgG

C. IgA　　　　　D. IgD

E. IgE

(38) 下列分泌液中不含 SIgA 的是(　　)

A. 唾液　　　　　B. 初乳

C. 汗液　　　　　D. 肠道分泌液

E. 支气管黏液

(39) 下列哪种细胞具有 FcεR(　　)

A. 平滑肌细胞　　B. 嗜碱粒细胞

C. 中性粒细胞　　D. 单核细胞

E. 血管内皮细胞

(40) 各种 Ig 单体分子共有的特性是(　　)

A. 与靶细胞结合后能介导 ADCC 作用

B. 具有两个完全相同的抗原结合部位

C. 轻链与重链以非共价键结合

D. 与抗原结合后能激活补体

E. 与颗粒性抗原结合后能介导调理吞噬作用

(41) 下列哪项与 ADCC 作用无关(　　)

A. 特异性抗体与靶细胞结合

B. 巨噬细胞、NK 细胞、中性粒细胞表面 FcR 与抗体 Fc 段的结合

C. 具有抗肿瘤、抗病毒作用

D. 需要补体参加

E. 需要 IgG 参加

（42）关于单克隆抗体,下列哪项是错误的（　　）

A. 结构高度均一

B. 特异性强,极少或不发生交叉反应

C. 一种单克隆抗体,只能识别一种抗原表位

D. 一种单克隆抗体,其独特型是相同的

E. 单克隆抗体是由骨髓瘤细胞产生的

（43）分泌型 IgA 的抗原结合价为（　　）

A. 一价　　　　　　B. 二价

C. 四价　　　　　　D. 八价

E. 十价

（44）来自母体能引起新生儿溶血症的 Rh 抗体是（　　）

A. IgM　　　　　　B. IgG

C. IgA　　　　　　D. IgD

E. IgE

（45）下列备选答案中不正确的是（　　）

A. 超变区位于 Ig 的可变区内

B. Ig 单体分子一般是二价

C. 一种浆细胞产生的抗体分子与其表面抗原识别受体具有相同的抗原结合特性

D. 铰链区连接 Ig 的 H 链和 L 链

E. 抗体都是免疫球蛋白

（46）编码人 BCR 重链的基因位于第几号染色体上（　　）

A. 14　　　　　　B. 2

C. 22　　　　　　D. 7

E. 6

（47）有 D 区基因的是编码哪条肽链的基因（　　）

A. Ig 的 H 链　　　　B. Ig 的 κ 链

C. Ig 的 λ 链　　　　D. TCR 的 α 链

E. TCR 的 γ 链

（48）BCR 重链基因重排时,首先发生的是（　　）

A. V-J 连接　　　　B. J-C 连接

C. V-D 连接　　　　D. V-D-J 连接

E. D-J 连接

（49）关于 BCR 多样性的机制,错误的是（　　）

A. 基因构成的多样性

B. N 区插入

C. 体内有巨大数量的对应基因

D. 体细胞高频突变

E. 连接的多样性

（50）关于 Ig 类别的转换,错误的是（　　）

A. 不涉及 V 区,只转换 C 区

B. 抗体特异性不受影响

C. 转换只可发生一次

D. 接受抗原刺激后发生

E. 需要细胞因子的调节

（51）IgSF 分子具有（　　）

A. 与 Ig 相似的折叠结构

B. 与补体攻膜复合物相似的聚合形式

C. 与 mIg 相似的识别特性

D. 与 MHC 分子抗原结合槽相似的结构

E. 与 Ig 相似的功能

（52）下列哪个分子不属于 IgSF（　　）

A. TCR　　　　　　B. CD8

C. CD2　　　　　　D. LFA-1

E. CD4

（53）抗体通过 FcR 增强吞噬细胞的吞噬杀伤功能,被称为（　　）

A. 调理作用　　　　B. 中和作用

C. 过敏反应　　　　D. ADCC 作用

E. 抗感染免疫

（54）有补体 C1q 结合位点的 Ig 是（　　）

A. IgG,IgA　　　　B. IgA,IgM

C. IgD,IgE　　　　D. IgG,IgM

E. IgM,IgE

（55）下列关于 Ig 分类分型的叙述,错误的是（　　）

A. 根据 CH 可以分 5 类

B. 轻链根据 CL 可以分两型

C. 人类 Ig 的轻链多为 κ 型

D. 同一 Ig 分子可同时具有 κ 和 λ 链

E. IgG 的重链为 γ 链

（56）关于 Ig 的叙述,正确的是（　　）

A. Ig 具有免疫原性

B. IgD 可结合 C1q 激活补体

C. IgE 中含分泌片

D. Ig 有 κ 和 λ 两类重链

E. IgM 含铰链区,对胃蛋白酶敏感

（57）由五个 Ig 单体构成,抗原结合价为 5 价的 Ig 是（　　）

A. IgG　　　　　　B. IgM

C. SIgA　　　　　　D. IgD

E. IgE

(58) 关于 Ig 的轻链,错误的叙述是(　　)

A. 由两个功能区构成

B. 根据 VL 不同分两型

C. 人体内较多的是 κ 链

D. V 区存在独特型表位

E. 人类 λ 型有 4 个亚型

(59) 关于单克隆抗体的特点和应用,正确的是(　　)

A. 特异性好于多克隆抗体

B. 丙种球蛋白属于单克隆抗体

C. 白喉抗毒素属于单克隆抗体

D. 进入人体不会引起超敏反应

E. 用于诊断时交叉反应普遍

(60) 下列哪种免疫分子的作用具有特异性(　　)

A. IL-2　　　　　　B. Ab

C. 补体　　　　　　D. TNF

E. IgSF

(61) 分布于肠道黏膜上的抗体主要是(　　)

A. IgG　　　　　　B. IgM

C. IgA　　　　　　D. IgD

E. SIgA

(62) 血清中抗毒素抗体主要是(　　)

A. IgA　　　　　　B. IgM

C. IgG　　　　　　D. IgE

E. IgD

(63) BCR 分子中,与抗原表位特异性结合的结构是(　　)

A. V 区　　　　　　B. C 区

C. CH1　　　　　　D. FR

E. HVR

【B1 型题】

(64～67)

A. IgG　　　　　　B. SIgA

C. IgM　　　　　　D. IgD

E. IgE

(64) 可作为疾病早期诊断依据的 Ig 是(　　)

(65) 激活补体能力最强的 Ig 是(　　)

(66) 新生儿易患胃肠道感染,可能是缺乏(　　)

(67) 天然 ABO 血型抗体是(　　)

(68～72)

A. VH\VL　　　　　B. CH2

C. CH3　　　　　　D. CH4

E. 铰链区

(68) IgG 通过胎盘的功能区是(　　)

(69) 与 Ag 特异性结合的功能区是(　　)

(70) IgG 与细胞膜上 FcR 结合的部位是(　　)

(71) 木瓜蛋白酶水解 IgG 的作用部位是(　　)

(72) IgG 结合 C1q 的功能区是(　　)

(73～79)

A. IgG　　　　　　B. IgM

C. IgD　　　　　　D. IgE

E. SIgA

(73) 天然构成为二聚体的 Ig 是(　　)

(74) 寄生虫感染时滴度明显升高(　　)

(75) 血清中含量最多的 Ig 是(　　)

(76) 具有 J 链和分泌片的 Ig 是(　　)

(77) 胎儿从母体获得的 Ig 是(　　)

(78) 分子量最大的 Ig 是(　　)

(79) 丙种球蛋白的主要成分是(　　)

(80～82)

A. 独特型抗原　　　B. 同种型抗原

C. 同种异型抗原　　D. 异嗜性抗原

E. 自身抗原

(80) 代表 Ig 遗传标志的抗原是(　　)

(81) 代表 Ig 不同类与型的抗原是(　　)

(82) 代表 IgV 区抗原的是(　　)

(83～85)

A. McAb　　　　　　B. PcAb

C. 基因工程抗体　　D. 自身抗体

E. 天然血型抗体

(83) 由单克隆细胞产生的识别一种表位的抗体是(　　)

(84) 由多克隆细胞产生的识别多种表位的抗体是(　　)

(85) 变性 RBC 刺激机体产生的抗体是(　　)

(86～88)

A. V 区　　　　　　B. Fab 段

C. Fc 段　　　　　　D. F(ab')2 段

E. pFc' 段

(86) 木瓜蛋白酶水解 IgG 后,能与抗原结合的片段是(　　)

(87) 具有 2 个抗原结合位点的 Ig 水解片段是(　　)

(88) 胃蛋白酶水解 IgG 后,失去生物活性的

片段是( )

**4. 复习思考题**

(1) 试述 Ig 的结构、功能区及其功能。

(2) 如何理解 Ig 的 HVR、CDR 和 Id 的同一结构性?

(3) 比较木瓜蛋白酶和胃蛋白酶水解 IgG 所得片段的特点及其医学意义。

(4) 试述 Ig 的生物学功能。

(5) 试述各类 Ig 的生物学特性及其功能。

(6) 简述 Ig 的调理作用和 ADCC 作用。

(迪丽娜尔·波拉提)

# 第四章 补体系统

## 一、本章要求

（1）掌握：补体的概念，补体活化的经典途径、MBL 途径、旁路途径，补体的生物学活性。

（2）熟悉：补体系统的组成及命名。

（3）了解：补体活化的调控，补体缺陷与疾病的关系。

## 二、基本概念

1. 补体系统（complement system） 是存在于人或脊椎动物血清、组织液和细胞膜表面的一组经活化后具有酶活性的蛋白质，包括 30 余种可溶性蛋白和膜结合蛋白。

2. 膜攻击复合物（membrane attack complex，MAC） 为三条激活途径的共同末端通路，由附着于细胞膜表面的 C5b~9 复合物组成。可在胞膜上形成亲水性穿膜孔道，使得小的可溶性分子、离子以及水分子自由透过胞膜，而蛋白质类的大分子却难以从胞质中溢出，最终导致胞内渗透压降低，细胞溶解。

3. 经典途径（classical pathway，CP） 是指以抗原-抗体复合物为主要激活物，使补体固有成分以 C1、4、2、3、5~9 顺序发生级联反应，先后产生 $\overline{C\,4b2b}$（C3 转化酶）和 $\overline{C\,4b2b3b}$（C5 转化酶）两种转化酶，通过末端通路，在细胞膜表面组装形成 MAC（C5b~C9 复合物），导致细胞溶解作用的补体活化途径。

4. 旁路途径（alternative pathway，AP） 是指由病原微生物等提供接触表面，不经 C1、C4、C2 活化，而直接由 C3、B 因子、D 因子参与的激活过程，先后产生 $\overline{C\,3bBb}$（C3 转化酶）和 $\overline{C\,3bBb3b}$（C5 转化酶）两种转化酶，通过末端通路，在细胞膜表面组装形成 MAC（C5b~C9 复合物），导致细胞溶解作用的补体活化途径。可在感染初期发挥免疫防御作用。

5. 甘露聚糖结合凝集素途径（MBL pathway，MP） 是指由甘露糖结合凝集素（mannose-binding lectin，MBL）结合至细菌启动的补体活化途径。MBL 先与病原微生物的糖类（甘露糖残基等）配体结合，随后激活 MBL 相关的丝氨酸蛋白酶 1/2（MASP1/2），该酶可水解 C4、C2 分子，产生 $\overline{C\,4b2b}$（C3 转化酶），其后的级联反应与经典途径相同，最后通过末端通路，在细胞膜表面组装形成 MAC（C5b—C9 复合物），导致细胞溶解作用的补体活化途径。可在感染早期发挥免疫防御作用。

6. 过敏毒素（anaphylatoxin） 是指补体活化过程中产生的具有炎症介质作用的活性片段 C3a、C4a、C5a。它们作为配体能与肥大细胞和嗜碱粒细胞表面的相应受体结合，激发细胞脱颗粒，释放组胺等活性介质，引起血管扩张、血管通透性增加、平滑肌收缩、支气管痉挛等症状。其中以 C5a 的作用最强。

7. 调理作用（opsonization） 补体激活过程中产生的 C3b、C4b、iC3b 均是重要的调理素，它们可结合中性粒细胞或巨噬细胞表面相应受体（如 CR1、CR3 和 CR4），促进吞噬细胞对病原微生物的吞噬及杀伤。

8. 衰变加速因子(decay-accelarating factor，DAF)　即 CD55,为膜结合形式的补体调节因子,广泛分布于所有外周血细胞、内皮细胞和各种黏膜上皮细胞表面,可与 C2 竞争结合 C4b,从而抑制 C $\overline{4b2b}$ 的形成并促进其分解。也可促进 Bb 从已形成的 C3bBb 中解离。

# 三、基 本 内 容

## (一) 概述

1. 补体的概念　补体(complement,C)是存在于正常人或脊椎动物血清、组织液和细胞表面的一组经活化后具有酶活性的蛋白质。其包括 30 余种可溶性蛋白和膜结合蛋白,故称为补体系统。

2. 补体系统的命名

(1) 参与经典途径的固有成分按其发现的先后命名,C1(q,r,s)、C2、…、C9。

(2) 补体系统中其他成分以英文大写字母表示,如 B 因子,D 因子,P 因子。

(3) 调节蛋白以功能命名,如 C1 抑制物(C1INH)、C4 结合蛋白 C4bp 等。

(4) 补体成分的裂解片段在其后加小写英文字母表示,通常小片段进入液相,用字母"a"表示,如 C3a;大片段固定于抗原表面,用字母"b"表示,如 C3b。有酶活性的在其上加一横线,如 $\overline{C1}$,$\overline{C3bBb}$;灭活补体片段,在其前加字母"i"表示,如 iC3b

3. 补体系统的组成　构成补体的 30 余种成分按其生物学功能分 3 类:

(1) 补体固有成分

1) 经典途径:C1(C1q、C1r、C1s)、C4、C2。

2) MBL 途径:MBL(甘露聚糖结合凝集素)、MASP(MBL 相关的丝氨酸蛋白酶)、C4、C2。

3) 旁路途径:B 因子、D 因子、P 因子。

4) 共同末端通路:C3、C5~C9。

(2) 补体调节蛋白:如 C1INH、H 因子、I 因子、DAF、膜辅助蛋白(MCP)等。

(3) 补体受体(complement receptor, CR):如 CR1~CR5、C3aR、C5aR 等。

## (二) 补体的激活

在生理情况下,血清中绝大多数补体成分以无活性酶前体形式存在,只有在某些激活物的作用下,或在特定的固相表面,补体各成分才依次被激活。每当前一组分被激活,即具备了裂解下一组分的活性,由此形成一系列放大级联反应,最终导致溶细胞效应。同时,在补体活化过程中可产生多种水解片段,它们具有不同的生物学效应,广泛参与机体免疫调节与炎症反应。

补体的激活有三条途径(经典、MBL、旁路途径),且有共同的末端通路,即膜攻击复合物(MAC)的形成。在进化和抗感染免疫的过程中,最先出现或发挥作用的是旁路途径和 MBL 途径,其后才是经典途径。

1. 补体活化的经典途径(classical pathway, CP)　由抗原-抗体复合物结合 C1q 而启动,是抗体介导的体液免疫应答的主要效应方式。

(1) 激活物与激活条件

1) 激活物:抗原-抗体复合物(Ag-Ab),也称为免疫复合物(immune complex, IC)。

2）激活条件：

A. 参与抗体：IgG1—IgG3（CH2 功能区结合 C1q）、IgM（CH3 功能区结合 C1q）。

B. C1q 需同时结合 2 个或 2 个以上的 Fc 段才被活化，故 IgG 至少需 2 分子，IgM 则只需 1 分子，激活能力为 IgM>IgG3>IgG1>IgG2。

C. 未结合抗原的游离抗体不能激活补体。

（2）固有成分激活顺序为 C1（C1q,C1r,C1s）→C4,C2→C3→C5～C9

激活过程分三个阶段：识别启动活化、酶促级联反应阶段和膜攻击复合物形成阶段（图4-1）。

1）识别启动活化：形成 C1 酯酶（$\overline{C1s}$）

A. Ag-Ab 复合物使 Ab 构象改变，暴露补体 C1q 结合点。

B. C1q 识别结合：C1q 是由 18 条肽链按三股螺旋构象组成的六聚体，其头部是 6 个球形结构域，当两个或两个以上球形结构域同时固定 Ab 的 Fc 段以后，即被激活。

C. C1q 结构改变，导致 C1r 肽链断裂，C1s 裂解，形成 C1 酯酶（C1s）。

2）酶促级联反应阶段：形成经典途径的 C3 转化酶和 C5 转化酶

A. C1 酯酶裂解 C4、C2，形成 $\overline{C4b2b}$（C3 转化酶）、小片段 C4a、C2a 释放入液相。

B. C3 转化酶裂解 C3，形成 C4b2b3b（C5 转化酶），C3a 释放入液相。

3）膜攻击复合物形成阶段：该阶段是补体激活过程中的最后一个反应阶段，可导致某些病原体和细胞裂解破坏。三条补体激活途径在此阶段反应过程完全相同：各自的 C5 转化酶形成后，裂解 C5，进入共同的效应阶段。该阶段仅涉及蛋白分子的结合和聚合，形成两类末端产物。

激活发生于脂质双层→形成膜攻击复合物（MAC,C5b6789）→靶细胞溶解

激活发生在无靶细胞的血清中→与 S 蛋白结合，形成无溶细胞活性的复合物

A. MAC 组装：C5 转化酶裂解 C5，并结合 C6、C7，形成 C5b67（插入脂质双层），结合 C8 形成 C5b678（牢固吸附于细胞表面，细胞膜开始损伤），结合 12～15 个 C9，形成 MAC（C5b6789），多聚 C9 插入脂质双层，形成跨膜通道，导致靶细胞溶解。

B. MAC 的效应机制

a. 可溶性分子、离子、水内流，靶细胞内渗透压降低，细胞溶解。

b. 致死量 $Ca^{2+}$ 被动进入胞内，导致细胞死亡（图4-1）。

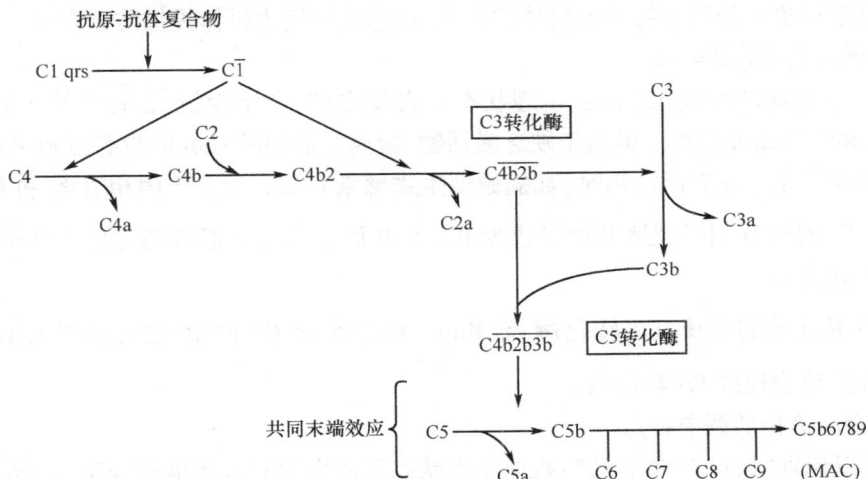

图 4-1 补体激活的经典途径示意图

**2. 补体活化的 MBL 途径**

（1）激活条件：炎症期肝细胞合成的急性期蛋白,如 MBL 和 C 反应蛋白与病原微生物表面的甘露糖、岩藻糖和 N-氨基半乳糖残基结合,无需抗原-抗体复合物形成。MBL 为钙依赖结合蛋白,属凝集素家族。正常情况下血清 MBL 水平极低,急性期显著升高。多数细菌表面都有裸露的甘露糖残基,故感染早期即可激活补体,而无需等待特异性抗体产生。

（2）激活过程（图 4-2）：MBL 途径和经典途径的活化阶段过程类似,但识别阶段无需 C1 酯酶形成。

1）识别启动活化：MBL+病原体甘露糖残基+丝氨酸蛋白酶→MASP-1/2（MBL 相关的丝氨酸蛋白酶,其中活化的 MASP-2 具有与 C1 酯酶相同的活性,MASP-1 可直接裂解 C3 形成 C3b）。

2）酶促级联反应阶段：MASP 水解 C4,C2,形成 C3 转化酶（C$\overline{4b2b}$）,后续过程同经典途径（图 4-2）。

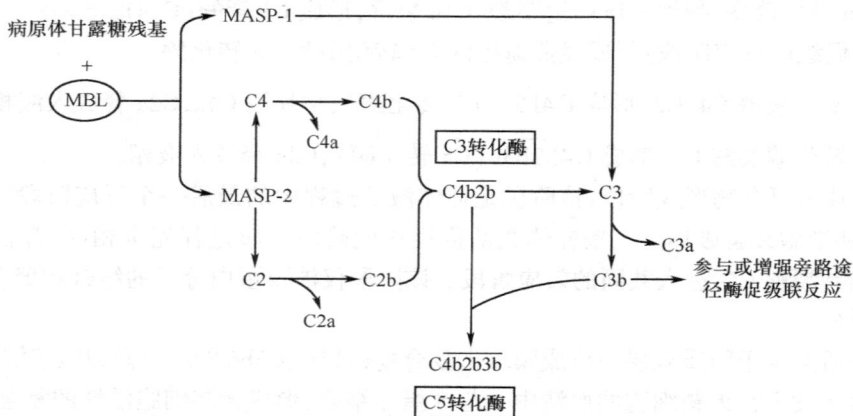

图 4-2　补体激活的 MBL 途径示意图

**3. 旁路途径**（alternative pathway,AP）　也称为替代途径,不经 C1、C4、C2,由 C3、B 因子、D 因子等参与的激活过程,称为旁路途径。

（1）激活条件：G⁻细菌脂多糖、酵母多糖、葡聚糖、凝聚的 IgA、IgG4 及其他哺乳动物细胞,均可激活旁路途径,这些激活物为补体激活的级联反应提供了接触表面。同 MBL 途径一样,旁路途径也不依赖于特异性抗体的产生,在感染早期为机体提供防御机制。

（2）激活过程（图 4-3）

1）C3 转化酶的形成：C3 可在生理状态下自发水解,产生少量 C3b,另外,C3b 也可由 MBL 途径和经典途径获得。但由于缺乏激活物,游离于液相的 C3b 因没有接触表面而被迅速灭活,反应中止。在有激活物时（如病原微生物感染）,C3b 结合于固相表面,并结合循环中的 B 因子,同时 D 因子裂解 B 因子成为 Bb,在 P 因子参与下形成稳定的 C$\overline{3bBb}$,即旁路途径的 C3 转化酶。

2）C5 转化酶的形成：C3 转化酶（C$\overline{3bBb}$）继续水解 C3 产生 C3b,形成 C$\overline{3bBb3b}$（C$\overline{3bnBb}$）,即旁路途径的 C5 转化酶。

（3）旁路途径的调节特点

1）可以识别"自己"和"非己"：机体生理状态下产生的 C3b 不能结合于自身细胞上,而

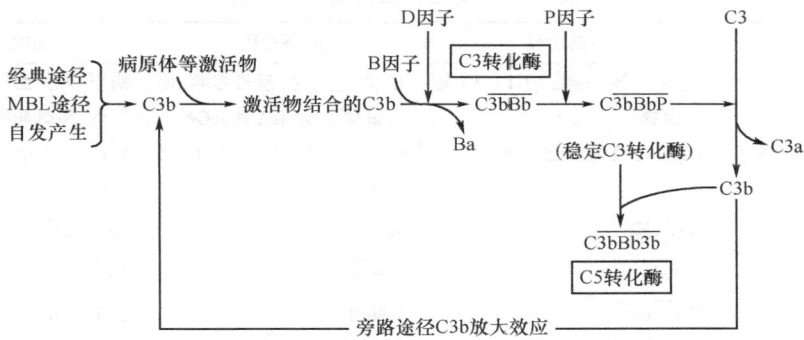

图 4-3 补体激活的旁路途径示意图

成为游离的 C3b,被 I 因子迅速灭活,中止级联反应;但 C3b 却能结合于非自身的抗原表面(如细菌、外源细胞),成为固相的 C3b,不易被灭活,激活级联反应。

2)补体激活的放大机制:旁路途径的 C3 转化酶形成后,继续裂解 C3,产生更多的 C3b,故 C3b 既是 C3 转化酶作用生成的产物,又是 C3 转化酶的组成成分。此过程构成了旁路途径反馈性放大机制。同时 C3b 也是经典途径和 MBL 途径必需的中间物质,故旁路途径中 C3 分解的正反馈调节机制对三条途径都有放大作用。

4. 补体三条激活途径的比较 补体三条激活过程既有各自的特点,又有共同之处。在各条激活途径的 C5 转化酶形成后,均可裂解补体 C5 成分,进入共同的效应阶段,形成膜攻击复合物,导致靶细胞溶解。而旁路途径形成 C3 放大效应,对三条途径都有放大作用(图4-4)。旁路途径和 MBL 途径在感染初期和早期发挥作用,对机体抵抗原发性感染具有重要意义;经典途径启动有赖于特异性抗体产生,故在感染中、晚期或在感染持续过程中发挥作用。补体三条激活途径特点的比较如表4-1所示。

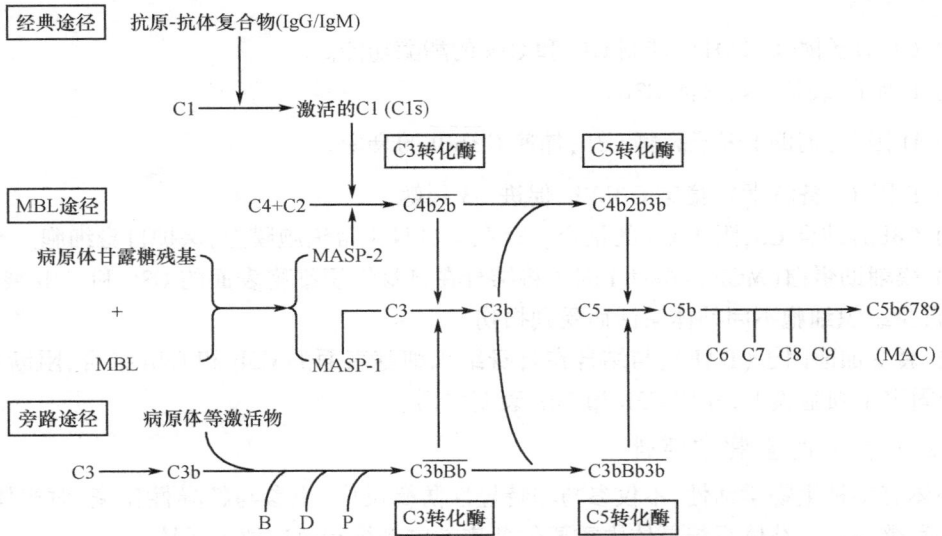

图 4-4 补体三条激活途径的全过程

表 4-1  补体三条激活途径的特点

| | 经典途径 | 旁路途径 | MBL 途径 |
|---|---|---|---|
| 激活物 | 抗原-抗体（IgM，IgG1～3）复合物 | G⁻菌、脂多糖、酵母多糖、葡聚糖、凝聚 IgA 和 IgG4 | 病原体表面甘露糖、岩藻糖、$N$-氨基半乳糖 |
| 参与的成分与激活顺序 | C1、C4、C2、C3、C5～C9 | C3、B 因子、D 因子、P 因子、C5～C9 | MBL、MASP-1/2、C4、C2、C3、C5～C9 |
| 所需离子 | $Ca^{2+}$，$Mg^{2+}$ | $Mg^{2+}$ | $Ca^{2+}$，$Mg^{2+}$ |
| C3 转化酶 | $C\overline{4b2b}$ | $C\overline{3bBb}$ | $C\overline{4b2b}$ |
| C5 转化酶 | $C\overline{4b2b3b}$ | $C\overline{3bBb3b}$ | $C\overline{4b2b3b}$ |
| 生物学作用 | 参与体液免疫的效应阶段，在感染的中、晚期发挥作用 | 参与固有免疫，在感染初期发挥作用 | 参与固有免疫，在感染早期或急性期发挥重要作用 |

（三）补体活化的调控

正常情况下，补体的激活及末端效应有严密的调控机制，不至对自身组织细胞造成损伤，调控包括激活成分的自身调控和补体调节因子的作用。

1. 自身调控

（1）中间产物自身衰变，如 C3 转化酶的衰变，限制 C3 裂解，阻断级联反应。

（2）结合于固相的 C3b、C4b、C5b 才能触发经典途径；旁路途径的 C3 转化酶需与特定细胞或颗粒表面接触才稳定，故人体血循环中不发生过强的自发性补体激活反应。

2. 调节因子的作用

（1）作用机制：已发现的补体调节蛋白有 10 余种，按作用特点分 3 类。

1）防止或限制补体在液相中自发激活的抑制剂。

2）抑制或增强补体对底物正常作用的调节剂。

3）保护机体组织细胞免遭补体破坏的抑制剂。

（2）举例

1）C1 抑制物（C1INH）：抑制 C1r 和 C1s 的酯酶功能。

2）I 因子：裂解 C4，灭活 C3b。

3）H 因子：辅助 I 因子裂解 C3b，加速 $C\overline{3bBb}$ 的衰变。

4）P 因子（备解素）：稳定 $C\overline{3bBb}$，促进 C3 裂解。

5）C8bp：结合 C8，阻止 C9 的聚合。存在于自身正常细胞膜上，保护自身细胞。

6）膜辅助蛋白（MCP）：协助 I 因子将结合在自身组织细胞表面的 C3b 和 C4b 裂解、灭活，使自身组织细胞不因补体激活而受到损伤。

7）衰变加速因子（DAF）：与结合在自身组织细胞表面的 C3b 和 C4b 结合，阻断 C2 或 B 因子固定于细胞膜上，并使 C3b 和 C4b 衰变失活。

（四）补体的生物学活性

补体有多种生物学活性，不仅参与非特异性防御反应，也参与特异性免疫，对机体的意义也是利弊共存。补体系统是体内重要的免疫效应系统和效应放大系统。

1. 溶菌、溶细胞、溶病毒作用  由 MAC 介导，溶解靶细胞可由补体单独完成（旁路途径和 MBL 途径），也可在抗体的参与下完成（经典途径），发挥非特异性和特异性免疫效应。

（1）溶解细菌（G⁻菌为主）、支原体、有包膜病毒、寄生虫，对机体有利，表现为抗感染免疫。

（2）溶解肿瘤细胞，对机体有利，参与抗肿瘤免疫。

（3）溶解自身细胞，导致病理损伤和自身免疫，对机体不利。如药物或血型不符的输血引起的免疫性溶血等。

2. 补体的调理作用

（1）概念：补体裂解产物（C3b、C4b、iC3b）与细胞或其他颗粒性物质结合，可促进吞噬细胞对其吞噬和杀伤。

（2）调理素（opsonin）：血清中促进吞噬的物质称为调理素。补体 C3b、C4b、iC3b 是一类与 IgG 不同的非特异性调理素。

（3）调理机制：吞噬细胞膜上有补体受体（CR1，CR3，CR4），可与 C3b 的羧基端结合；而细菌与 C3b 氨基端结合。C3b 在细菌/颗粒性抗原与吞噬细胞间作为桥梁将二者连接起来，从而促进吞噬作用。经典途径中，C3b 与 IgG 可同时介导调理作用，称为"联合调理作用"，此时吞噬细胞的吞噬和杀伤功能更加强大。

（4）意义：调理作用是机体抗细菌、抗真菌等感染的主要防御机制。

3. 炎症介质作用

（1）过敏毒素作用：C3a、C4a、C5a 称为过敏毒素，可使肥大细胞、嗜碱粒细胞释放组胺等血管活性介质，增加血管通透性，引起血管扩张，平滑肌痉挛，局部水肿等，其中 C5a 作用最强。

（2）趋化和激活作用：C5a 有趋化因子活性，能吸引中性粒细胞和单核-巨噬细胞向炎症部位聚集，并使之活化显著增强其吞噬杀伤能力。

（3）激肽样作用：C2a 具有激肽样作用，能使小血管扩张、通透性增加，引起炎症性充血和水肿。

4. 清除免疫复合物（immune complex，IC）　其主要机制有二。

（1）抑制免疫复合物形成，促进其溶解。补体与 Ig 的结合，可在空间上干扰 Ig 的 Fc 段之间的相互作用，抑制新的免疫复合物形成，或插入免疫复合物的网格结构，使已形成的免疫复合物解离，避免免疫复合物过度生成和沉积造成的组织损伤。

（2）通过免疫黏附（immune adherence）等作用清除循环中的免疫复合物。免疫复合物激活补体后，通过 C3b、C4b 与具有 CR1、CR3 的红细胞结合，形成较大的聚合物，通过血流运至肝脏，易被吞噬细胞吞噬清除。红细胞数量巨大，是运送和清除 IC 的主要参与者。

另外，补体也清除体内凋亡的细胞，对于维护机体内环境的稳定有重要意义。

5. 免疫调节作用

（1）感应阶段的调节：C3 可参与捕捉、固定抗原，使抗原易被 APC 处理和提呈。

（2）活化阶段的调节：抗原-C3d 复合物可使 B 细胞表面 BCR 与辅助受体 CD21/CD19/CD81 复合物交联，促进 B 细胞活化（CD21 为 C3d 受体）。

（3）效应阶段的调节：补体具有细胞毒作用，调理作用，免疫黏附作用，增强杀伤细胞（通过结合 C3b）的 ADCC 作用等。

（4）参与免疫记忆：滤泡树突状细胞通过表面 CR1（C3bR）可将抗原-抗体-C3b 复合物长期滞留于淋巴结皮质区内，刺激 B 细胞发生免疫应答和诱导记忆性 B 细胞形成。

（五）补体成分缺陷与疾病的关系

1. 补体固有成分的缺陷　补体各种固有成分均可能出现遗传性缺陷。C3 缺乏可使患者反复发生严重，甚至致死性的细菌感染，且常伴有肾小球肾炎等免疫复合物病；C1、C2、C4

缺损易发生化脓性球菌感染和某些自身免疫病(如系统性红斑狼疮)。

2. 补体调节分子的缺陷 C1 抑制物的缺陷可引起遗传性血管神经性水肿。机理：C1INH 缺陷，C2 消耗增多，C2a 具有激肽样活性。I 因子缺陷可引起严重的反复细菌性感染。衰变加速因子和保护素锚定障碍引起阵发性血红蛋白尿。

# 四、本 章 小 结

补体是一组存在于血清、组织液、和细胞膜表面的经活化后具有酶活性的蛋白质。是体内重要的效应系统和效应放大系统。既可参与抗感染与免疫调节，也可介导免疫损伤。

补体的激活有三条途径(经典途径、MBL 途径、旁路途径)，虽然其激活的条件、过程及形成的重要酶不同，但均形成共同的 MAC。旁路途径和 MBL 途径激活较早，参与固有免疫；经典途径需抗体产生后激活，发生较晚，参与适应性免疫。

补体的活化需要严格的调节。

补体的生物学作用主要有：早期抗感染(溶解细胞、细菌、病毒；调理作用；参与炎症反应)；维护内环境稳定(清除 IC、清除凋亡细胞)；参与适应性免疫的启动、效应和调节。

补体的缺陷、功能障碍或过度活化与多种疾病的发生和发展密切相关。

# 五、知 识 扩 充

补体的发现：19 世纪末，继抗毒素之后，人们又很快发现了免疫溶菌现象。Pfeiffer(1894 年)用新鲜免疫血清在豚鼠体内观察到对霍乱弧菌的溶菌现象。Bordet 发现如果将新鲜免疫血清加热 56℃，30 分钟该免疫血清可丧失溶菌能力，他认为在新鲜免疫血清内存在两种不同物质与溶菌作用有关，一种对热稳定的物质称为溶菌素即抗体，有特异性，而另一种对热不稳定的物质，可存在于正常血清中，为非特异性成分，称之为补体，具有溶菌或溶细胞作用。

# 六、本章复习题

**1. 判断题**

(1) 补体是新鲜血清中一组耐热的活化后具有酶活性的球蛋白。

(2) 补体是人和脊椎动物血清中一组具有酶活性的免疫球蛋白。

(3) 补体既可参与免疫防御保护，也可导致免疫病理损伤。

(4) 补体的激活一定需要抗原-抗体复合物。

(5) 补体的经典途径是感染发生后首先被激活的途径。

(6) 补体的三条激活途径具有共同的末端通路。

(7) C1INH 缺陷造成机体反复性感染。

(8) 补体主要溶解 $G^-$ 菌。

(9) Ⅱ型，Ⅲ型超敏反应均有补体参与。

(10) 炎症期出现的某些急性期蛋白可激活补体的经典途径。

(11) 在进化和发挥抗感染的过程中，最先出现或发挥作用的是旁路途径和 MBL 途径。

(12) 经典途径的激活是体液免疫应答的主要效应方式之一。

(13) 补体的抗感染作用完全靠三条途径激活后形成 MAC 导致靶细胞的溶解。

(14) Tc 细胞释放的穿孔素和 MAC 具有相似的生物学效应。

(15) 旁路途径的激活依赖炎症期产生的急

性期蛋白。

**2. 填空题**

(1) 激活补体的3条途径是_____、_____和_____,共同的末端通路形成_____,其组成是_____。

(2) 感染早期,补体活化途径以_____和_____为主,感染后期则以_____为主。

(3) 经典途径激活过程中形成的 C3 转化酶是_____,C5 转化酶是_____。

(4) 补体除具有免疫调节作用外,其他的生物学活性还有_____、_____、_____、_____等。

(5) 补体裂解成分中,具有调理作用的是_____、_____、_____;具有趋化作用的主要是_____。

(6) 补体固有成分对热不稳定,通常将血清加热到_____℃,作用_____分钟即可灭活补体。

(7) 红细胞通过其上的补体受体运送和清除免疫复合物的功能,被称为_____。

(8) 补体经典途径的激活物为_____类抗体和_____类抗体与抗原结合形成的复合物。

(9) 补体活化的三条途径具有共同的_____,即_____的形成及其溶细胞作用。

**3. 选择题**(每题只有1个最佳答案)

**【A 型题】**

(1) 血清中含量最高的补体成分是( )
A. C1　　　　B. C2
C. C3　　　　D. C8
E. C9

(2) 经典途径的 C3 转化酶是( )
A. C4b2b　　　B. C4b2b3b
C. C3bBb　　　D. C3bBb3b
E. C3

(3) 经典途径的 C5 转化酶是( )
A. C4b2b　　　B. C4b2b3b
C. C3bBb　　　D. C3bBb3b
E. C5

(4) 补体激活过程中,起关键作用的补体成分是( )
A. C1　　　　B. C2
C. C3　　　　D. C4
E. C7

(5) 在红细胞免疫黏附功能中发挥重要作用的补体裂解成分是( )
A. C3a　　　　B. C3b
C. C2a　　　　D. C5b
E. C8

(6) 经典激活途径中,补体的识别单位是( )
A. C1q　　　　B. C2
C. C3　　　　D. C5
E. C9

(7) 具有调理作用的补体裂解产物是( )
A. C4a　　　　B. C5a
C. C3a　　　　D. C3b
E. C5b

(8) 关于补体的叙述,正确的是( )
A. 血清中多数补体成分均以无活性的酶前体状态存在
B. 补体各成分对热稳定
C. 多数补体成分属于 γ 球蛋白
D. 含量因抗原刺激而显著增加
E. 补体激活后导致靶细胞凋亡

(9) 补体激活后形成的膜攻击复合物是( )
A. C4b2b　　　B. C4b2b3b
C. C567　　　　D. C5b6789
E. C1q

(10) 参与经典途径的补体成分是( )
A. C5~C9　　　B. C3
C. C1~C9　　　D. C1~C4
E. C2~C7

(11) 补体激活效应的正反馈放大中,起重要作用的是( )
A. C1　　　　B. C2
C. C3　　　　D. C5
E. C9

(12) 引起遗传性血管神经性水肿的补体成分是( )
A. C2a　　　　B. C3a
C. C3b　　　　D. C5b
E. C8

(13) 下列何种补体成分缺陷,可导致机体反复严重的感染( )
A. C1INH　　　B. I 因子
C. S 蛋白　　　D. P 因子
E. DAF

(14) 关于补体经典途径的激活,错误的是( )

A. 需形成抗原-抗体复合物

B. 人 IgG 各亚类和 IgM 参与

C. C3 转化酶是 C$\overline{4b2b}$

D. 膜攻击复合物是 C5b6789

E. 导致靶细胞溶解

(15) 关于旁路途径的激活,错误的是( )

A. 不需形成抗原-抗体复合物

B. 激活途径的入口为 C3

C. 有 B 因子的参与

D. 形成的 C5 转化酶是 C$\overline{4b2b3b}$

E. 形成与经典途径相同的膜攻击复合物

(16) 关于 MBL 途径的激活,错误的是( )

A. MBL 和 CRP 识别病原微生物

B. C3 转化酶是 C$\overline{4b2b}$

C. 需要 IgG 和 IgM 参与

D. 膜攻击复合物是 C5b6789

E. 参与早期抗感染免疫

(17) 既具有调理作用,又具有免疫黏附作用的补体裂解成分是( )

A. C2b          B. C3b

C. C5b          D. C5a

E. C1q

(18) 关于补体生物学活性的叙述,错误的是( )

A. 介导细胞溶解     B. 介导调理作用

C. 中和外毒素       D. 介导免疫黏附

E. 参与炎症反应

(19) 下列哪一补体成分具有趋化作用( )

A. C2a          B. C3b

C. C2b          D. C5a

E. C5b

(20) 下列哪种疾病不需要补体成分参与( )

A. 输血反应       B. 肾小球肾炎

C. 接触性皮炎     D. 类风湿关节炎

E. 新生儿溶血症

(21) 下列哪种作用不需要补体成分参与( )

A. 抗体产生后溶解霍乱弧菌

B. 经免疫黏附清除免疫复合物

C. 调理吞噬作用

D. ADCC 作用

E. 炎症反应

(22) 与补体旁路途径无关的补体成分是( )

A. D 因子        B. C3

C. C4            D. B 因子

E. C5

(23) 人类 IgG 激活补体的能力,正确的是( )

A. IgG1>IgG2>IgG3

B. IgG3>IgG2>IgG1

C. IgG3>IgG1>IgG2

D. IgG2>IgG3>IgG1

E. IgG1>IgG3>IgG2

(24) IgG 激活补体经典途径时最少需要几个分子( )

A. 1 个          B. 2 个

C. 3 个          D. 4 个

E. 5 个

(25) 补体 MBL 途径的激活需要( )

A. 抗原-抗体复合物

B. 高水平炎症因子

C. 凝聚的 Ig

D. 某些急性期蛋白

E. IgG 或 IgM 抗体

(26) 补体激活过程中,下列哪种成分不被裂解为 a、b 两个片段( )

A. C3            B. C4

C. C2            D. B 因子

E. C7

(27) 补体经典激活途径的入口是( )

A. C3b           B. C1 的活化

C. C3 的活化      D. 抗原与抗体的结合

E. MBL 与甘露糖残基的结合

(28) 在抗感染过程中,补体被激活发挥作用依次出现的途径是( )

A. 经典途径→MBL 途径→旁路途径

B. 旁路途径→经典途径→MBL 途径

C. 旁路途径→MBL 途径→经典途径

D. 经典途径→旁路途径→MBL 途径

E. MBL 途径→经典途径→旁路途径

(29) 能够激活补体旁路途径的免疫球蛋白是( )

A. IgG1          B. IgG2

C. IgG3          D. IgM

E. 凝聚的 IgA

(30) 下列哪种成分与 C3 转化酶的形成无关（  ）

A. C3　　　　　　B. C2

C. C4　　　　　　D. B 因子

E. C5

(31) 补体系统三条激活途径均必须有下列哪种成分参加（  ）

A. C1q　　　　　B. C4、C2

C. C3　　　　　　D. B 因子

E. D 因子

(32) 补体 C1 分子的组成是（  ）

A. C1q　　　　　B. C1s

C. C1q+C1s　　　D. C1r+C1s

E. C1q+2C1r+2C1s

(33) 所谓"血清需要灭活"是灭活血清中的哪种成分（  ）

A. 白蛋白　　　　B. 免疫球蛋白

C. 细胞因子　　　D. 补体

E. 白细胞

【B1 型题】

(34~36)

A. 溶菌作用　　　B. 调理作用

C. 炎症介质作用　D. 免疫黏附作用

E. 中和病毒作用

(34) 膜攻击复合物具有（  ）

(35) 补体清除循环免疫复合物的作用称为（  ）

(36) C3a,C5a 具有（  ）

(37~39)

A. C1q　　　　　B. $\overline{C4b2b}$

C. $\overline{C4b2b3b}$　　D. $\overline{C3bBb}$

E. $\overline{C3bBb3b}$

(37) 补体经典激活途径的 C3 转化酶是（  ）

(38) 补体旁路激活途径的 C5 转化酶是（  ）

(39) 补体经典激活途径的识别单位是（  ）

(40~42)

A. C3b　　　　　B. C5b6789

C. C3bBb　　　　D. C1q

E. C5a

(40) 补体激活后的膜攻击复合物是（  ）

(41) 补体旁路激活途径的 C3 转化酶是（  ）

(42) 具有免疫黏附和调理作用的是（  ）

**4. 复习思考题**

(1) 简述补体系统的组成。

(2) 比较补体三条激活途径的异同。

(3) 补体系统有哪些生物学活性？

(4) 简述 C3 的正反馈放大作用及其意义。

(5) 补体如何参与早期抗感染免疫？

(6) 哪些分子具有调理作用？简述其机制。

(7) 叙述补体经典途径的激活过程。

（徐　琦）

# 第五章 细胞因子

## 一、本章要求

(1) 掌握:细胞因子的概念,细胞因子的种类。

(2) 熟悉:细胞因子的共同特性,细胞因子的生物学活性。

(3) 了解:细胞因子受体,细胞因子与疾病的关系及其在疾病防治中的应用。

## 二、基本概念

1. 细胞因子(cytokine, CK) 是由细胞分泌的具有生物学活性的小分子蛋白质的统称。

2. 自分泌(autocrine) 某种细胞因子作用的靶细胞也是其产生细胞,这种作用方式称为自分泌效应。

3. 旁分泌(paracrine) 指活化细胞产生的细胞因子对邻近的靶细胞表现的生物学作用。

4. 白细胞介素(interleukin, IL) 指在白细胞间或在免疫细胞间相互作用的细胞因子。

5. 干扰素(interferon, IFN) 是由病毒或干扰素诱生剂刺激人或动物有核细胞产生的糖蛋白,能干扰病毒的感染和复制。

6. 肿瘤坏死因子(tumor necrosis factor, TNF) 能引起肿瘤组织发生出血坏死的细胞因子。

7. 集落刺激因子(colony stimulating factor, CSF) 指能够选择性刺激造血干细胞定向增生分化、在半固体培养基中形成不同细胞集落的细胞因子。

## 三、基本内容

### (一) 细胞因子的种类

细胞因子最初根据其来源分为两类:淋巴细胞分泌的淋巴因子和单核/巨噬细胞分泌的单核因子。此分类过于简单,现一般根据细胞因子的来源、功能和结构将其分为六类。

1. 白细胞介素(interleukin, IL) 指在白细胞间或在免疫细胞间相互作用的细胞因子。它在传导信息,激活与调节免疫细胞,介导 T/B 细胞活化、增殖与分化过程中发挥重要作用。现报道的白细胞介素有 37 种,未以白细胞介素命名的其他一些细胞因子也具有上述作用。

2. 干扰素(interferon, IFN) 是由病毒或干扰素诱生剂刺激人或动物有核细胞产生的糖蛋白,可分三种类型。

(1) IFN-α:由白细胞产生。

(2) IFN-β:成纤维细胞和病毒感染细胞产生。与 IFN-α 合称为 I 型干扰素,以抗病毒作用为主。

（3）IFN-γ：活化的 Th1 细胞、CTL 细胞和 NK 细胞产生，也称为Ⅱ型干扰素或免疫干扰素，以免疫调节作用为主。

3. 肿瘤坏死因子（tumor necrosis factor，TNF）　分两种。

（1）TNF-α：由活化的 Mo/Mφ，抗原刺激的 T 细胞，活化的 NK 细胞，肥大细胞产生。可引起严重的炎症反应、休克和恶液质。

（2）TNF-β：由活化的 Th1 细胞产生，又称淋巴毒素（lymphotoxin，LT）。

4. 集落刺激因子（colony stimulating factor，CSF）　指能够选择性刺激造血干细胞定向增生分化成某一谱系细胞的细胞因子。主要包括：

（1）Multi-CSF、IL-3：多集落刺激因子。

（2）GM-CSF：粒细胞-巨噬细胞集落刺激因子。

（3）M-CSF：巨噬细胞集落刺激因子。

（4）G-CSF：粒细胞集落刺激因子。

（5）EPO：红细胞生成素。

（6）SCF：干细胞因子。

（7）TPO：血小板生成素。

5. 生长因子（growth factor，GF）　可介导不同类型细胞生长和分化的细胞因子。主要包括

（1）TGF-β：转化生长因子-β。

（2）EGF：表皮细胞生长因子。

（3）VEGF：血管内皮细胞生长因子。

（4）FGF：成纤维细胞生长因子。

（5）NGF：神经细胞生长因子。

（6）PDGF：血小板源生长因子。

某些因子虽然不以 GF 命名，但也具有刺激细胞生长的作用。

6. 趋化性细胞因子（chemokine）　对白细胞具有趋化和激活作用的细胞因子，如 IL-8 对中性粒细胞有趋化和激活作用；单核细胞趋化蛋白-1（MCP-1）对 Mo/Mφ 具有趋化和激活作用。目前发现的趋化因子多达 50 余种，根据其多肽链近氨基端两个半胱氨酸（C）残基的排列方式，可将其分为 CXC、CC、C 和 CXXXC 四个亚家族。

（二）细胞因子的共同特性

1. 理化特性

（1）多数分子量为 8~30kD 的多肽或糖蛋白。

（2）多数以单体形式存在，少数有双体（IL-5、10、12、M-CSF、TGF-β）或三聚体（TNF-α/β）。

2. 产生和分泌特点

（1）多源性：一种 CK 可由不同类型细胞产生，如 IL-1 可由 Mo/Mφ、内皮细胞、成纤维细胞、表皮细胞等产生。

（2）多向性：一种细胞也可分泌多种细胞因子，如活化的 T 细胞可产生 IL-2~6、9、10、13、IFN-γ、GM-CSF、TNF-β 等。

（3）短暂的自限性分泌：CK 基因在细胞受刺激后转录表达，mRNA 极易降解。

（4）短距离的局部作用：多数 CK 以自分泌和旁分泌的方式发挥作用，自分泌作用于产

生细胞自身,旁分泌作用于周围细胞,作用距离短,不产生全身效应。少数 CK(如 IL-1、IL-6、TNF-α 等)可表现为内分泌效应。

3. 生物学作用特点

(1) 高效性:CK 通过受体(CKR)产生效应,CKR 的亲和力很高,微量($10^{-12}$ mol/L)的 CK 可产生明显的生物学效应,有"免疫激素"之称。

(2) 多效性:一种 CK 可作用于多种靶细胞,产生多种生物学效应,如 IL-2 可作用于 T、B、NK 等淋巴细胞;多种 CK 也可具有相同或相近的生物学效应,如 IL-2、4、9 均可维持和促进 T 细胞增殖。

(3) 时效性:细胞因子的半衰期短,作用具有时效性。

(4) 细胞因子的网络性

1) CK 间可相互诱生:如 IL-1 可诱生 IFN-α、IL-2、4、5、8 等。

2) CK 可调节 CKR 的表达:多数 CK 对自身受体表达呈负调节,对其他 CKR 呈正调节。

3) CK 间生物学活性的相互影响:表现为协同效应,如 IL-2、4、6 均可促进活化 B 细胞增殖;或表现为拮抗效应,如 IFN-γ(Th1 产生)与 IL-4(Th2 产生)对合成 IgE 的调节。

(三) 细胞因子的生物学活性

1. 抗病毒、抗细菌

(1) 抗病毒作用:例如 IFN-α/β、IL-12、IL-15 是重要的抗病毒 CK。

1) IFN-α/β:刺激细胞合成抗病毒蛋白,增强 NK 细胞活性,促进靶细胞表达 MHC-Ⅰ类分子增强 CTL 活性。

2) IL-12(NK 细胞刺激因子):增强 NK、CTL 细胞毒活性,并促进 IFN-γ 产生。

3) IL-15:促使 NK 细胞增殖。

(2) 抗细菌作用:例如 TNF-α,IL-1,IL-6 为促炎性 CK,均可引起发热,参与炎症病理损害,为内源性致热原,是启动抗菌炎症效应的关键因子。它们具有一些相似的生物学活性。

1) 可促进炎性细胞渗出。

2) 刺激 Mo/Mφ 分泌 IL-8(趋化因子),引起炎性细胞聚集。

3) 可激活炎性细胞,增强吞噬杀伤功能。

4) 促进急性期蛋白分泌。

2. 介导和调节特异性免疫应答

(1) 免疫应答识别阶段:IFN-γ 对 APC 表达 MHC-Ⅱ类分子有上调作用,促进 APC 对抗原的呈递;IL-10 则表现为下调作用,抑制抗原呈递。

(2) 免疫细胞增殖阶段

1) T/B 细胞活化、增殖:IL-2、4、5、6 表现为促进作用,TGF-β 和 IL-1,表现为抑制作用。

2) CD4$^+$Th 细胞分化:Th0 细胞可向 Th1 细胞分化(IL-12),或向 Th2 细胞分化(IL-4)。

3) Ig 的类别转换:IL-4→IgE,IFN-γ→IgG2a,TGF-β 和 IL-5→IgA。

(3) 免疫应答的效应阶段:许多 CK 是免疫应答的效应分子。

1) IL-8 是趋化因子,吸引炎性细胞。

2) TNF-α、IL-1、IFN-γ、GM-CSF:巨噬细胞活化因子。

3) IFN-γ、IL-2 能增强 NK 活性。

4）IL-2 促 CTL 增殖分化。

5）IL-4、IL-5 刺激嗜酸粒细胞分化,杀蠕虫。

3. 刺激造血 某些细胞因子(主要为 CSF)作为造血细胞刺激剂,作用于多能干细胞及不同细胞系分化发育的各阶段。

（1）SCF、IL-3→造血干细胞。

（2）GM-CSF、G-CSF、M-CSF→粒细胞、单核细胞。

（3）EPO→红系造血细胞分化为成熟红细胞。

（4）TPO、IL-11→巨核细胞分化成熟为血小板。

（5）IL-7→淋巴细胞系生长与分化。

（四）细胞因子受体

1. CKR 的分类 CKR 主要以跨膜蛋白的形式表达于各类细胞表面,根据其结构特征可分为五类:

（1）免疫球蛋白超家族(IGSF):结构特点为胞外区均含有 Ig 样的球形结构域,如 IL-1R、IL-18R、M-CSF 和 SCFR。

（2）Ⅰ型 CKR 家族(造血因子受体家族):结构特点是胞外由四个高度保守的半胱氨酸残基(C)和一个 WSXWS 结构域组成的肽链($\beta$ 链/$\gamma$ 链),如 IL-2R$\gamma$。

（3）Ⅱ型 CKR 家族(干扰素受体家族):结构特点是 N 端近膜处有 2 个保守 Cys,如 IFN-$\gamma$R。

（4）Ⅲ型 CKR 家族(肿瘤坏死因子受体超家族或称神经生长因子受体超家族):具有 4 个含 6 个 Cys 的结构域重复组成,如 TNFR。

（5）趋化因子受体超家族:G 蛋白偶联受体,由 7 个疏水性跨膜 $\alpha$ 螺旋组成,如 IL-8R。

2. CKR 的共有链 有些 CKR 由两条或两条以上异源多肽链组成,其中可与 CK 特异性结合的链称为"私有链";而参与多个受体信号传导的链称为"共有链",已发现 3 种共有链。

（1）IL-3、IL-5、GM-CSF 受体分别具有结构特异的 $\alpha$ 链,完成与相应配体结合,而另有一条相同的 $\beta$ 链,即共有链。故此 3 种 CK 功能有重叠性,均可作用于造血干细胞。

（2）IL-6 和 IL-1 受体有共有链 gp130。

（3）IL-2R 由 $\alpha$、$\beta$、$\gamma$3 条肽链组成,$\beta$、$\gamma$ 为信号传导链,其 $\gamma$ 链也是 IL-4、7、9、15 受体的共有链。X-性连锁重症联合免疫缺陷病(X-SCID)的发病机制即是由于 IL-2R$\gamma$ 链基因突变。

3. 可溶性细胞因子受体(sCKR)

（1）产生机制

1）膜受体脱落,为主要途径。

2）mRNA 的不同剪接,合成分泌型 CKR。

（2）生物学功能

1）作为 CK 的转运蛋白。sCKR 与 CK 结合,可将 CK 转运至机体有关部位,增加局部 CK 浓度,有利于 CK 在局部发挥作用,此外可减缓 CK 的"衰变"。

2）与 mCKR 竞争结合 CK,下调 CK 功能。

（3）临床意义

1）检测 sCKR 水平可用于某些疾病的早期辅助诊断,监测病程的发展和转归。

2）sCKR 可与 CK 结合,阻断 CK 生物学活性,故可防止 CK 导致的病理过程。

（五）细胞因子与疾病的关系及其在疾病防治中的应用

1. 细胞因子与疾病

（1）CK 与炎症：促进炎性细胞的渗出与趋化；激活炎性细胞；引起发热、参与炎症病理性损害。

（2）CK 与肿瘤：IL-2 和 TNF 有抗肿瘤作用；IL-6 有促肿瘤生长。

（3）CK 与移植排斥反应：IL-2、IL-1、TNF、IFN-γ 参与急性移植排斥反应。

（4）CK 与免疫性疾病：免疫缺陷病（SCID，AIDS）；超敏反应；自身免疫病。

2. 细胞因子在临床疾病防治中的应用

（1）感染性疾病的治疗：IFN-α 治疗病毒性肝炎、角膜炎；可溶性 IL-1Rα 可通过阻断 IL-1 与靶细胞表面的 IL-1R 结合，降低内毒素性休克的病死率。

（2）肿瘤的治疗：IL-2 与肿瘤疫苗联合使用，可以通过增强 CTL 和 NK 细胞的杀伤活性等作用机制，达到预防肿瘤复发的目的。

（3）免疫相关性疾病的治疗：IFN-γ 可通过抑制 IL-4 对 IgE 的诱生作用，对 I 型超敏反应的发生产生防治作用；EPO 治疗红细胞减少症；GM-CSF、M-CSF 和 G-CSF 可用来治疗白细胞减少症。

# 四、本 章 小 结

（1）细胞因子是由机体多种细胞分泌的小分子蛋白质，通过细胞表面相应受体发挥作用。

（2）细胞因子分类：IL，IFN，TNF，CSF，chemokine，GF。

（3）细胞因子的主要分泌方式：自分泌，旁分泌。

（4）细胞因子的作用特点：高效性、多效性、时效性、重叠性、拮抗性及协同性构成复杂的细胞因子调节网络。

（5）细胞因子受体分为（I 型、II 型、TNFR 家族、IGSF 趋化性细胞因子家族）。

（6）细胞因子的生物学活性：抗细菌；抗病毒；调节适应性免疫；刺激造血。

（7）细胞因子与疾病的发生有关，在临床上也用于某些疾病的治疗。

# 五、知 识 扩 充

细胞因子的检测方法主要包括生物学活性检测法、免疫学检测法和分子生物学检测法。生物活性检测法是根据细胞因子特定的生物活性而设计的检测法，例如 IL-2 促进淋巴细胞增殖，TNF 杀伤肿瘤细胞，CSF 刺激造血细胞集落形成，IFN 保护细胞免受病毒攻击，因此选择某一细胞因子独特的生物活性，即可对其进行检测。免疫学检测法是指用免疫学技术定量检测细胞因子，只要有针对某一细胞因子的特异性抗体就可采用免疫学技术，例如：ELISA、RIA 及免疫印迹法定量检测。分子生物学方法是一类利用细胞因子的基因探针检测特定细胞因子基因表达的技术。目前所有公认的细胞因子基因均已克隆化，能较容易地得到某一细胞因子的 cDNA 探针或根据已知的核苷酸序列人工合成寡聚核苷酸探针。使用斑点杂交、Northern blot、逆转录 PCR，细胞或组织原位杂交等方法可检测细胞因子的 mRNA 表达。上述三种方法，各有优缺点，但可互相弥补，生物学检测法比较敏感，可直接测定细胞因子的生物学功能,是最可靠的方法,适用于各种实验目的,是科研部门最常用的技术,但其需要长期培养依赖性细胞株,检测相对耗时较长,步骤繁杂,影响因素多,不容易熟练掌握。免疫学检测法较为简单,迅速,重复性好,但所测定的只代表相应细胞因子的量而不代表活性,同时敏感度也低于生物活性检测法(约低 10~100 倍)。分子生物学方法只能检测基因表达情况,不能直接提供有关因子的浓度及活性等资料,主要用于机制探讨。在实际科研及临床应用中,应根据各自的实验目的和实验室条件进行选择。

# 六、本章复习题

**1. 判断题**

(1) 细胞因子是由细胞分泌的具有多种生物学活性的大分子蛋白质。

(2) TNF-α 具有抗肿瘤活性,故对肿瘤晚期患者,可考虑大剂量注射。

(3) IFN-γ 由 Th1 细胞产生,为 Ⅱ 型干扰素,也称为免疫干扰素。

(4) 细胞因子多以自分泌和旁分泌方式在局部发挥作用。

(5) IL-1 可由多种细胞产生。

(6) 细胞因子通过与相应受体结合发挥效应。

(7) IL-2R 的 γ 链是 IL-2、5、7 受体的共有链。

(8) sCKR 与 mCKR 竞争结合 CK,可上调 CK 的作用。

(9) IL-3 也称为多能集落刺激因子(multi-CSF)。

(10) IL-8 属于趋化因子,参与炎症反应。

(11) IFN-γ 对 APC 表达 MHC Ⅱ 类分子有上调作用。

(12) IL-4 由 Th1 细胞产生,主要促进 B 细胞分泌 IgE。

(13) IL-4 与 IFN-γ 两者主要表现为协同效应。

(14) 集落刺激因子可作用于多能造血干细胞及不同细胞系分化发育的各个阶段。

(15) IL-1、IL-6、TNF-α 具有抗菌作用,但也可作为内源性致热原引起发热。

(16) 细胞因子具有广泛的免疫调节功能。

**2. 填空题**

(1) Ⅰ 型干扰素主要由_____和_____产生,Ⅱ 型干扰素主要由_____产生。

(2) 肿瘤坏死因子可分为_____和_____,后者主要由活化的_____产生。

(3) EPO 称为_____,TPO 称为_____,SCF 称为_____。

(4) 引起发热的促炎性细胞因子主要包括_____、_____和_____。

(5) 细胞因子通常以_____的形式作用于邻近细胞,或以_____的形式作用于产生细胞因子的细胞本身。

(6) 细胞因子中,由_____细胞产生的称为淋巴因子,由_____细胞产生的称为单核因子。

**3. 选择题**(每题只有 1 个最佳答案)

【A 型题】

(1) 主要由单核巨噬细胞产生的 CK 是( )

A. IL-1　　　　　　B. IL-2

C. IL-4　　　　　　D. IL-5

E. IL-10

(2) 下列哪个不属于集落刺激因子( )

A. SCF　　　　　　B. GM-CSF

C. IL-3　　　　　　D. TNF-α

E. EPO

(3) 关于促炎性 CK 的作用特点,错误的是( )

A. 促进炎性细胞渗出

B. 促进急性期蛋白分泌

C. 促进抗体分泌

D. 引起发热

E. 促进炎性细胞活化

(4) 在 Ig 类别转换中,促进 IgM 转换为 IgE 的细胞因子是( )

A. IL-4　　　　　　B. IL-2

C. TNF-β　　　　　D. IFN-γ

E. TGF-β

（5）主要刺激粒细胞系前体细胞分化的细胞因子是（　　）

A. G-CSF　　　　B. IL-3

C. M-CSF　　　　D. IL-1

E. IFN-α

（6）TNF-α 主要由哪类细胞产生（　　）

A. 树突状细胞　　B. 单核/巨噬细胞

C. B 细胞　　　　D. 红细胞

E. T 细胞

（7）下列哪种免疫分子的作用具有特异性（　　）

A. IL-2　　　　　B. Ab

C. 补体　　　　　D. TNF

E. 溶菌酶

（8）能使红细胞样前体细胞增殖、分化为成熟红细胞的细胞因子是（　　）

A. IL-3　　　　　B. GM-CSF

C. IFN-γ　　　　D. EPO

E. IL-2

（9）关于细胞因子的作用特点，哪项是错误的（　　）

A. 作用具有非特异性

B. 局部作用为主

C. 一种 CK 产生一种效应

D. 构成细胞因子网络

E. 作用有高效性

（10）关于细胞因子的产生和分泌，哪项是错误的（　　）

A. 多细胞来源　　B. 短暂的自限性合成

C. 短距离局部作用　D. 多为内分泌产生

E. 一种细胞可分泌多种细胞因子

（11）关于IL-2 的生物学效应，错误的是（　　）

A. 促进 T/B 细胞增殖、分化

B. 增强 NK 细胞活性

C. 抑制 Th1 细胞功能

D. 可被 B 细胞上 IL-2R 识别

E. 增强细胞免疫

（12）促进 B 细胞增殖、分化的细胞因子，应排除（　　）

A. IL-2　　　　　B. IL-4

C. IL-5　　　　　D. IL-8

E. IL-6

（13）关于 EPO 的叙述，错误的是（　　）

A. 促进血小板的形成

B. 主要由肾细胞合成

C. 治疗由肾衰引起的贫血

D. 可提高某些运动项目的成绩

E. 刺激红细胞前体细胞的成熟

（14）体外孵育 LAK 细胞和 TIL 细胞，所需的细胞因子是

A. IL-1　　　　　B. IL-2

C. IL-4　　　　　D. GM-CSF

E. IL-3

（15）下列 CSF 刺激造血细胞分化的功能，正确的排序是（　　）

A. multi-CSF>GM-CSF>M-CSF

B. M-CSF>GM-CSF>multi-CSF

C. GM-CSF>G-CSF>multi-CSF

D. multi-CSF>G-CSF>GM-CSF

E. GM-CSF >multi-CSF>G-CSF

（16）可通过内分泌方式作用于远处细胞的细胞因子是（　　）

A. IL-1　　　　　B. IL-2

C. IL-3　　　　　D. IL-4

E. IFN-γ

（17）能介导白细胞间相互作用的细胞因子称为（　　）

A. 单核因子　　　B. IFN

C. TNF　　　　　D. CSF

E. IL

（18）下列哪项属于分泌型的免疫分子（　　）

A. CK　　　　　B. MHC 分子

C. BCR　　　　　D. TCR

E. CD 分子

（19）能直接杀伤肿瘤细胞的细胞因子是（　　）

A. IFN-γ　　　　B. TGF-β

C. IL-4　　　　　D. CSF

E. TNF

（20）能促使 CD4$^+$T 细胞分化成 Th2 细胞的主要细胞因子是（　　）

A. IL-1　　　　　B. IL-5

C. IL-2　　　　　D. IL-4

E. IL-3

（21）细胞因子不包括（　　）

A. 淋巴毒素　　　B. 过敏毒素

C. 生长因子 D. 白细胞介素

E. 干扰素

（22）下列细胞因子中，哪个会作用于体温中枢，引起机体发热（ ）

A. TNF-α B. IL-5

C. IL-2 D. GM-CSF

E. TGF-β

（23）恶性肿瘤病人化疗后会出现贫血，可采用下列哪种物质进行防治（ ）

A. IFN-α B. EPO

C. CD3 单克隆抗体 D. TNF 单克隆抗体

E. IFN-β

（24）产生 IL-2 的主要细胞是（ ）

A. 单核/巨噬细胞 B. 树突状细胞

C. B 淋巴细胞 D. 多数有核细胞

E. T 淋巴细胞

（25）在细胞因子介导和调节免疫应答方面，错误的叙述是（ ）

A. 可调节 MHC Ⅱ类分子表达

B. 可促进 T、B 细胞增殖

C. 不参与免疫应答的效应阶段

D. 可调节 Ig 的类别转换

E. 可调节 Th1 和 Th2 之间的转化

（26）下列哪个因子激活巨噬细胞的功能最强（ ）

A. TNF-β B. IFN-γ

C. TGF-β D. IL-10

E. GM-CSF

【B1 型题】

（27～29）

A. IFN B. TNF

C. CSF D. IL

E. TGF

（27）介导白细胞间相互作用的细胞因子称为（ ）

（28）能直接造成肿瘤细胞死亡的细胞因子称为（ ）

（29）能抗病毒感染，干扰病毒复制的细胞因子称为（ ）

（30～34）

A. IL-2、IFN-γ B. IL-1、IL-6、TNF-α

C. IL-4 D. IL-8

E. IL-3

（30）能促进 IgE 生成的细胞因子是（ ）

（31）能引起发热，参与炎症病理损伤的细胞因子是（ ）

（32）介导中性粒细胞趋化的细胞因子是（ ）

（33）可刺激造血干细胞分化增殖的细胞因子是（ ）

（34）可增强 NK 细胞活性的细胞因子是（ ）

（35～37）

A. Th1 细胞 B. Th2 细胞

C. 单核/巨噬细胞 D. B 淋巴细胞

E. 肾细胞

（35）产生 IL-4 的主要细胞是（ ）

（36）产生 IL-1 的主要细胞是（ ）

（37）产生 IFN-γ 的主要细胞是（ ）

**4. 复习思考题**

（1）简述细胞因子的种类。

（2）细胞因子的产生和分泌有何特点？举例说明。

（3）细胞因子的作用特点有哪些？举例说明。

（4）细胞因子的主要生物学活性有哪些？

（徐 琦）

# 第六章 主要组织相容性复合体及其编码的分子

## 一、本 章 要 求

（1）掌握：MHC 和 HLA 的概念。

（2）熟悉：HLA 经典的 Ⅰ 类和 Ⅱ 类基因及其表达产物（结构、分布和功能），MHC 的遗传特征，HLA 的医学意义。

（3）了解：MHC 分子和抗原肽的相互作用，免疫功能相关基因。

## 二、基 本 概 念

1. 主要组织相容性复合体（major histocompatibility complex，MHC） 指脊椎动物染色体上一组紧密连锁的基因群，编码主要组织相容性抗原。

2. 人类白细胞抗原（human leukocyte antigen，HLA） 人类的主要组织相容性抗原，由于首先在白细胞上发现，故又称人类白细胞抗原。

3. 多态性（polymorphism） 是指在以随机婚配的群体中，染色体同一基因位点有两种以上等位基因，可编码两种以上基因产物的现象。

4. 单倍型（haplotype） 是指在同一条染色体上 HLA 等位基因的组合。

5. 连锁不平衡（linkage disequilibrium） 分属两个或两个以上基因座位的等位基因同时出现在一条染色体上的几率高于随机出现的频率的现象。

6. 锚定残基（anchor residue） 抗原肽分子中与 MHC 分子相结合的特定部位称为锚定位，该位置的氨基酸残基称为锚定残基。

7. 共同基序（consensus motif） MHC 分子抗原结合槽接纳的具有特征性氨基酸序列的抗原肽。MHC 分子可识别和提呈具有共同基序的抗原肽，其作为抗原肽的受体具有专一性和巨大的包容性。

## 三、基 本 内 容

（一）概述

早在 20 世纪 40 年代已经确定，属于不同近交系的小鼠之间进行皮肤移植，移植物的排斥由多基因决定，这些基因分布在不同的染色体上，分别称为 H-1、H-2、H-3 等。其中的 H-2 基因定位在第 17 号染色体，有两个特点，一是在排斥中起主要作用，二是结构上为基因复合体。由此把小鼠的 H-2 基因称为主要组织相容性复合体（major histocompatibility complex，MHC）。随后发现，各种动物特别是哺乳动物都有 MHC。人的 MHC 称为 HLA 基因或 HLA 基因复合体，其编码产物称为 HLA 分子或 HLA 抗原。

（1）组织相容性抗原或移植抗原：代表个体特异性的引起排斥反应的同种异型抗原。

（2）主要组织相容性抗原系统：引起强烈而迅速排斥反应的抗原系统。

（3）主要组织相容性复合体（major histocompatibility complex，MHC）：指脊椎动物染色体上一组紧密连锁的基因群，编码主要组织相容性抗原。如小鼠 MHC 称为 H-2 复合体，位于第 17 号染色体，人类 MHC 称为 HLA 复合体，位于第 6 号染色体。

（4）人类白细胞抗原（human leukocyte antigen，HLA）：人类的主要组织相容性抗原，由于首先在白细胞上发现，故又称人类白细胞抗原。

注意以上概念的区别与联系：

MHC（基因）——MHC 分子（蛋白质）

HLA 复合体（基因）——HLA（蛋白质）

MHC 不仅与组织排斥有关（自然界不存在异体间组织和器官的交换和移植），更主要的功能是以其产物（即主要组织相容性抗原）提呈抗原肽，进而激活 T 细胞，形成 T 细胞对抗原和 MHC 分子的双重识别，启动特异性免疫应答并参与免疫应答的调节（应注意命名和功能的不相符性）。

## （二）HLA 复合体及其产物

### 1. HLA 复合体的基因组成

（1）定位：HLA 复合体位于人体第 6 号染色体短臂上，全长 3600kb，共有 224 个基因座位，其中 128 个基因座位上的基因为功能性基因，其余 96 个基因座位上的基因是伪基因。

（2）结构：习惯上将 HLA 复合体分为 3 个区，即 HLA-Ⅰ类基因、Ⅱ类基因和Ⅲ类基因。其中Ⅰ类基因位于着丝点远端，Ⅱ类基因位于着丝点近端，Ⅲ类基因位于两者之间（图 6-1）。

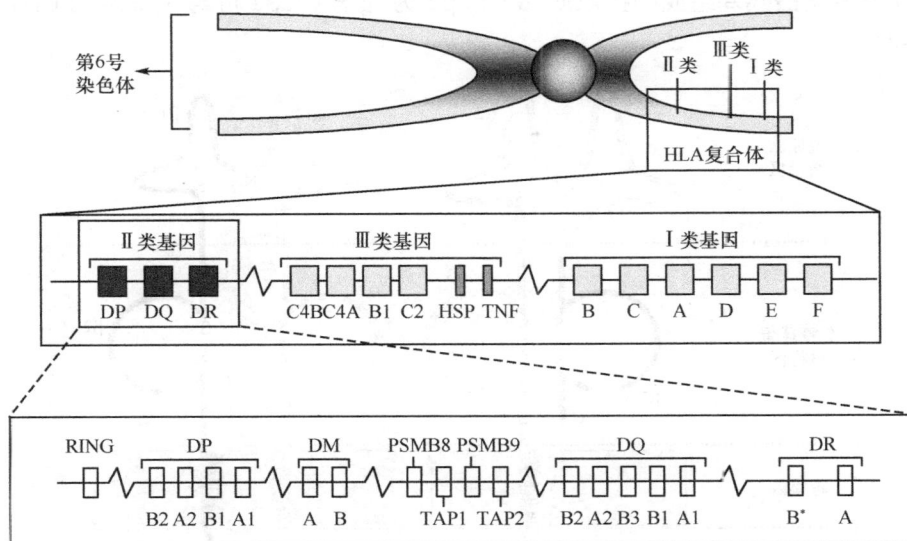

图 6-1　人类 HLA 复合体结构

1）HLA Ⅰ类基因

A. 经典 HLA Ⅰ类基因：包含 HLA-A、HLA-B、HLA-C 三个基因座位，每个基因均编码 HLA Ⅰ类分子的 α 链。

B. 非经典 HLA Ⅰ类基因：HLA-E、HLA-F、HLA-G 等基因座位。

2) HLA Ⅱ类基因

A. 经典 HLA Ⅱ类基因:包含 HLA-DP、DQ、DR 三个亚区,每一亚区又包含两个或两个以上的功能基因座位,分别编码 HLA Ⅱ类分子的 α 链和 β 链。

B. 非经典 HLA Ⅱ类基因:位于 HLA-DP 和 DQ 亚区之间,包括 HLA-DM、PSMB(蛋白酶体 β 亚单位,旧称 LMP)、TAP(抗原肽转运体)等基因,其编码分子参与抗原的处理和提呈,又称为抗原处理相关基因。

3) HLA Ⅲ类基因:包括血清补体成分编码基因(补体 C4、B 因子、C2 的基因);炎症相关基因(如 TNF、热休克蛋白 HSP70 的基因)及 MHC-Ⅰ相关性基因 MICA/B。

2. 经典 Ⅰ类和 Ⅱ类基因的表达产物——经典 HLA 分子

(1) 经典的 HLA Ⅰ类分子:指 HLA-A、B、C 分子,广泛分布于人体各种有核细胞及血小板表面,属于免疫球蛋白超家族(IgSF),由 α 链和 β2 微球蛋白(β2m)组成。α 链为跨膜分子,分为胞外区、跨膜区和胞内区,在细胞膜外有 α1、α2 和 α3 三个结构域,其中 α1 和 α2 组成抗原肽结合区,其底部的凹槽状结构约可容纳 8~10 个氨基酸残基组成的抗原肽,α3 为 Ig 样区,可与 T 细胞的 CD8 分子结合。β2 微球蛋白由 15 号染色体基因编码,无多态性,也为 Ig 样区,与 α3 连接,有助于 HLA Ⅰ类分子的表达与结构稳定。

(2) 经典的 HLA Ⅱ类分子:指 HLA-DP、DQ、DR 分子,主要存在于专职抗原提呈细胞(如树突状细胞、单核巨噬细胞、B 细胞)、胸腺上皮细胞和某些活化的 T 细胞表面,在血管内皮细胞和精子细胞上也有少量表达。属于 IgSF,由 α 链和 β 链组成,均为跨膜肽链。在细胞膜外各有两个结构域,其中 α1 和 β1 组成抗原肽结合区,其底部的凹槽状结构约可容纳 13~17 个氨基酸残基组成的抗原肽,α2 和 β2 为 Ig 样区,β2 可与 T 细胞的 CD4 分子结合(图 6-2)。

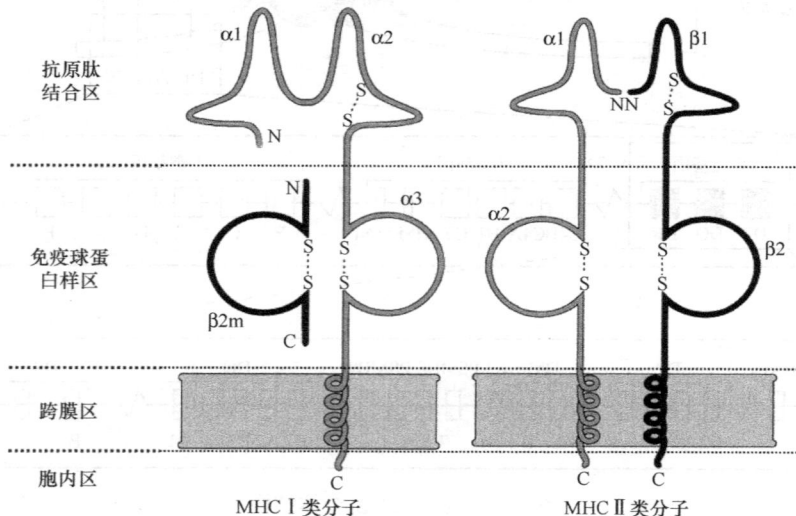

图 6-2　MHC Ⅰ类分子和 Ⅱ类分子结构

3. MHC 分子和抗原肽的相互作用　MHC Ⅰ类、Ⅱ类分子接纳抗原肽的结构均为抗原肽结合槽。

(1) 抗原肽和 MHC 分子相互作用的分子基础:MHC 不同座位或同一座位的不同等位基因之间结构上的差异,可改变 MHC 抗原结合槽的结构,造成不同 HLA 等位基因编码分子对各种抗原肽的结合具有选择性。抗原肽有两个或两个以上可与 MHC 分子凹槽相结合的特定部位称为锚定位(anchor site),锚定位的氨基酸残基称为锚定残基(anchor residue)。能够和同一 MHC 分子结合的抗原肽锚定位和锚定残基相同或相似。共同基序(consensus motif)指的是 MHC 分子抗原结合槽接纳的具有特征性氨基酸序列的抗原肽(表 6-1)。

**表 6-1　Ⅰ类分子和Ⅱ类分子接纳抗原肽的特点**

| | 抗原结合槽 | 长度 | 锚定位 | 锚定残基 | 包容性 |
|---|---|---|---|---|---|
| Ⅰ类分子 | 两端封闭 | 8~10 氨基酸 | 2个 | 相同或相近 | 较小 |
| Ⅱ类分子 | 两端开放 | 13~17 氨基酸<br>(中段有核心序列) | 2个以上 | 变化较大 | 较大 |

(2) 抗原肽和 MHC 分子相互作用的特点

1) MHC 分子与抗原肽的结合具有一定的专一性:特定的 MHC 分子可凭借共同基序选择性的结合抗原肽,两者结合具有一定的专一性,故 MHC 分子可被视为抗原肽的"受体"。其作用是在细胞内捕捉相应抗原肽,将其转运到细胞表面,以肽/MHC 分子复合物形式供 TCR 识别。

2) MHC 和抗原肽结合的包容性:MHC 分子对抗原肽的识别并非严格的一对一关系,而是一类 MHC 分子识别一群带有特定共同基序的肽段,构成两者相互作用的包容性(flexibility)。

4. HLA 分子的主要生物学功能

(1) 抗原提呈作用:HLA Ⅰ类和Ⅱ类分子分别提呈内源性和外源性抗原肽于抗原提呈细胞表面,被 CD8$^+$CTL(Tc 细胞)和 CD4$^+$Th 细胞识别结合,启动特异性免疫应答。

(2) 制约免疫细胞间的相互作用——MHC 限制性:T 细胞通过 TCR 对抗原肽/MHC 双重识别。CD4$^+$Th 细胞识别 MHCⅡ类分子提呈的外源性抗原肽;CD8$^+$CTL 识别 MHCⅠ类分子提呈的内源性抗原肽,形成 MHC 限制性。

(3) 诱导胸腺内 T 细胞发育:参与 T 细胞在胸腺的发育过程(阳性选择和阴性选择)。

(4) 引发移植排斥反应(表 6-2)。

**表 6-2　HLA 分子的结构、分布和功能特点**

| HLA 抗原 | 分子结构 | 抗原肽结合槽 | 组织分布 | 功能 |
|---|---|---|---|---|
| Ⅰ类<br>A,B,C | α 链(45kD)<br>β2m(12kD) | α1+α2 | 有核细胞表面,血小板 | (1) 识别和提呈内源性抗原肽<br>(2) 与辅助受体 CD8 结合<br>(3) CTL-靶细胞限制性 |
| Ⅱ类<br>DR,DQ,DP | α 链(35kD)<br>β 链(28kD) | α1+β1 | 专职 APC(B,Mφ,DC),活化 T 细胞等 | (1) 识别和提呈外源性抗原肽<br>(2) 与辅助受体 CD4 结合<br>(3) APC-Th,Th-B 限制性 |

5. 免疫功能相关基因及其产物　见表 6-3,表 6-4。

**表 6-3　免疫功能相关基因及其产物**

| 免疫功能相关基因 | | 基因产物 | 产物功能 |
|---|---|---|---|
| | 血清补体成分编码基因 | C4b,C4a,B 因子,C2 | 补体系统活化 |
| 抗原加工提呈相关基因 | 蛋白酶体 β 亚单位基因( PSMB8,9;旧称 LMP2,7) | 蛋白酶体中具有酶活性的成分 | 酶解内源性抗原 |
| | 抗原加工相关转运体基因(TAP1,2) | TAP(转运体) | 转运加工的内源性抗原,进入内质网与 I 类分子结合 |
| | HLA-DM 基因(DM$_{A,B}$) | α/β 链 | 参与外源性抗原加工,帮助抗原肽进入 II 类分子抗原结合槽 |
| | HLA-DO 基因(DO$_{A,B}$) | α/β 链 | 负向调节 DM 功能 |
| | TAP 相关蛋白基因 | TAP 相关蛋白(tapasin) | I 类分子在内质网中装配,参与内源性抗原加工和提呈 |
| 非经典 I 类基因 | HLA-E | HLA-E 基因编码分子 | NK 细胞表面 CD94/NKG2 识别的专一配体 |
| | HLA-G | HLA-G 基因编码分子 | 在母胎耐受中发挥作用 |
| 炎症相关基因 | TNF 基因家族 | TNF | 参与炎症、抗病毒和抗肿瘤 |
| | MHC I 类相关基因( MIC )家族( MICA/B) | MICA/B 分子 | NK 细胞活化受体 NKG2D 识别的配体 |
| | HSP 基因家族 | HSP | 参与炎症和应激,分子伴侣作用 |
| | 转录调节基因或类转录调节基因家族 | 类 I-κB(IκBL)基因 | 参与调节转录因子 NK-κB 的活性 |

**表 6-4　经典 HLA 基因与免疫相关基因的比较**

| | 经典 HLA I 类、II 类基因 | 免疫功能相关基因 |
|---|---|---|
| 多态性 | 显示丰富多态性 | 无多态性或有限的多态性 |
| 功能 | 直接提呈抗原肽 | 不能直接提呈抗原 |
| | 决定细胞识别 MHC 限制性 | 无 |
| | 识别 CD8/CD4 分子辅助受体 | 无 |
| 调控免疫应答类型 | 特异性免疫应答 | 主要参与非特异性免疫应答,也参与特异性免疫应答 |

### （三）MHC 的遗传特征

**1. 单倍型遗传**

（1）单倍型(haplotype):同一条染色体上 HLA 等位基因的组合。

（2）基因型(genotype):HLA 单倍型在体细胞中一对同源染色体上的组合。

HLA 复合体是一组紧密连锁的基因群。连锁基因很少发生同源染色体的交换,故在遗传过程中,HLA 单倍型作为一个完整的遗传单位,由亲代传给子代。

人是二倍体生物,每个细胞均有两个同源染色体组,分别来自父母双方,故子女的 HLA 单倍型一个来自父方,一个来自母方。同胞之间比较 HLA 单倍型只会出现 3 种可能性:即两个单倍型完全相同(25%),完全不同(25%),有一个相同(50%)。

亲代与子代之间必然有一个,也只能有一个单倍型相同。此遗传特点在器官移植供者的选择和法医亲子鉴定中得到应用。

2. 多态性

（1）多态性（polymorphism） 在一随机婚配的群体中，染色体同一基因座位有两种以上等位基因，可编码两种以上基因产物的现象。

（2）多态性机制

1）复等位基因（multiple alleles）：在一个群体中，位于一对同源染色体上相同座位的基因称为等位基因。由于群体中的基因突变，同一座位可能出现的不同基因序列称为复等位基因。HLA 的每一座位均存在众多的复等位基因是高度多态性的最主要原因。

2）共显性（codominance）：一对等位基因同为显性表达，称为共显性。HLA 复合体中每个等位基因均为显性基因，大大增加了人群中 HLA 表型的多态性。

（3）意义：多态性主要由经典的 I 类、II 类基因所有，与提呈抗原肽有关。不同的 MHC 等位基因产物可提呈结构不同的抗原肽，并诱发出特异性和强度不同的免疫应答。

1）个体效应：MHC 多态性从基因储备上，造就了对抗原（病原体）入侵的反应性和敏感性不同的个体；在器官移植中，不同个体 MHC 编码的移植抗原结构差异为寻找适合的器官供者带来极大的困难。

2）群体效应：MHC 多态性使物种具有极大的应变能力，能对付多变环境条件及各种病原体的侵袭，体现了群体水平的免疫调节，受益者是整个物种。

举例：HLA-B53 抗原在白人、黄种人频率极低，为 0~1%，但中非尼日利亚、冈比亚分别为 40% 和 28%，而当地人疟疾患者 B53 频率为 17%，表明 B53 有保护作用。B53 在当地人群的自然选择的压力中具有优越性，故频率较高，而白人中无疟疾持续流行，故不构成选择压力，B53 频率始终较低。

3. 连锁不平衡（linkage disequilibrium）

（1）基因频率 指群体中某特定等位基因数量占该基因座全部等位基因总数的比例。HLA 各等位基因均有各自的基因频率，在无新的突变和自然选择下，基因频率维持不变。

（2）连锁不平衡 分属两个或两个以上基因座位的等位基因同时出现在一条染色体上的几率高于随机出现的频率。

（四）HLA 在医学上的意义

1. HLA 与器官移植的关系 移植成败主要取决于供者和受者之间的组织相容性，其中 HLA 等位基因的匹配程度起关键作用。因此，移植术前进行 HLA 配型成为寻找合适供者的主要依据，另外，建立造血干细胞捐赠者资料库（或脐血库）并在需要时从中筛选合适供者，也有赖于 HLA 分型。

2. HLA 与输血反应的关系 临床上非溶血性输血反应主要与病人血液中存在的抗白细胞和抗血小板 HLA 抗体有关，若供者血液中含高效价此类抗体，也可引发输血反应。故对多次接受输血者应注意避免反复选择同一供血者的血液。

3. HLA 与疾病的相关性

（1）关联：两个遗传学性状在群体中同时呈现非随机分布。HLA 与疾病关联是指带有某些特定 HLA 型别的个体易患某一疾病（正关联），或对疾病有较强的抵抗力（负关联）。

（2）相对危险性（relative risk，RR）：表示携带某种型别 HLA 抗原的个体与无此种抗原的个体患某种疾病危险性的比值。一般 RR>41，表示此病与某种 HLA 抗原有关联，RR 值越大，表示具有此抗原的人患某病的危险性越大，若 RR<1，表示具有某种抗原者对某病有抵抗性。已发现与 HLA 关联的疾病达 500 种，大部分为自身免疫病。

举例:如强直性脊柱炎,健康人 HLA-B27 仅为1% ~8%,患者中 HLA-B27 阳性率为58% ~97%,RR 值为89.8,故 B27 是强直性脊柱炎的关键遗传因素或原发关联成分。

4. HLA 分子的异常表达和临床疾病的关系

(1) HLA I 类分子:恶变肿瘤细胞 HLA I 类分子表达缺失或水平降低,不能有效激活 CD8$^+$CTL,导致肿瘤的免疫逃逸。

(2) HLA II 类分子:HLA II 类分子表达过高见于自身免疫病,如 Graves 病患者的甲状腺上皮细胞、I 型糖尿病患者的胰岛 β 细胞均可经诱导高表达 HLA II 类分子,启动致病性自身免疫应答。

5. HLA 与法医学和亲子鉴定的关系 由 HLA 系统的多基因性和多态性决定,无亲缘关系的人群中 HLA 表型相同的概率极低,故 HLA 型别往往是伴随个体终生的特异性遗传标记。可用于亲子鉴定和研究死亡者身份。

# 四 、 本 章 小 结

1. MHC 是指脊椎动物染色体上编码主要组织相容性抗原的一组紧密连锁的基因群。人的 MHC 编码分子称为 HLA。

2. HLA 复合体及其产物 HLA 复合体位于 6 号染色体上,可分经典的 HIA I 类基因(B、C、A)和 HLA II 类基因(DP,DQ,DR)及免疫功能相关基因(编码补体成分基因;抗原加工提呈基因如 LMP,TAP,HLA-DM,HLA-DO;非经典 I 类基因;炎症相关基因)。

经典的 I、II 类基因其产物的结构、组织分布和功能各有特点,在适应性免疫中发挥重要作用。抗原肽和 MHC 分子的关系存在着一定的专一性和包容性。

MHC 功能:以其产物结合和提呈抗原启动免疫应答;制约免疫细胞间的相互作用——MHC限制性;诱导胸腺内前 T 细胞分化;引发移植排斥反应。

3. MHC 的遗传特点 单倍型遗传;多态性;连锁不平衡。

4. HLA 在医学上的意义 器官移植;输血反应;与疾病的关联;异常表达与疾病;亲子鉴定和法医学。

# 五 、 知 识 扩 充

近年来,非经典 HLA I 类基因/分子的功能受到高度重视,特别是对 HLA-G 基因/分子的研究尤为瞩目。HLA-G 基因由 8 个外显子和 7 个内含子组成,与经典 HLA I 类基因有 86% 相似。与 HLA I a 分子相似的是,其抗原结合槽由 α1 和 α2 结构域组成,每个结构域含一个 α 螺旋和四个 β 折叠。HLA-G 分子能与表达在免疫细胞(单核细胞、NK 细胞、T 细胞及巨噬细胞)上的抑制性受体 LIR-1(Leukocyte Ig-like receptor-1)和 LIR-2(Leukocyte Ig-like receptor-2)结合;也能与 NK 细胞表面的抑制性受体 KIR2DL4 结合。和经典 HLA I a 分子在有核细胞表面广泛表达不同,HLA-G 分子表达有一定的局限性。在正常生理情况下,在整个妊娠过程中的胚胎、母-胎界面的绒毛外滋养层细胞、羊膜内皮细胞及胎盘中胎儿血管壁内皮细胞上均有 HLA-G 分子表达。正常人的免疫豁免组织,如胸腺、角膜、脑等也表达 HLA-G。此外,HLA-G 分子可表达于人蜕膜基质细胞、单核细胞、角膜细胞和有核红细胞。在病理情况下,其正常分布也会改变或消失。移植后植入器官、炎症、自身免疫病和病毒感染时 HLA-G 的表达则上调。如癌肿损伤部位细胞可见不同程度的

HLA-G 表达。经过多年研究，目前研究者都公认 HLA-G 是一个免疫耐受分子，它不但在复杂的母-胎耐受中起着关键作用，而且在移植免疫、肿瘤免疫、自身免疫病及感染免疫中均发挥十分重要的作用。

# 六、本章复习题

**1. 判断题**

（1）人类 MHC 称为 HLA 复合体，位于第 17 号染色体。

（2）MHC 不仅与组织排斥有关，还参与提呈抗原，启动特异性免疫应答。

（3）MHC Ⅰ类分子的 α 链和 β2m 均由 MHC Ⅰ类基因编码。

（4）MHC Ⅰ类分子的 α1+α2 构成抗原结合槽。

（5）MHC Ⅱ类分子的 α1+β1 构成抗原结合槽，主要提呈内源性抗原。

（6）MHC Ⅱ类分子表达于所有的成熟 T 细胞。

（7）MHC 的多态性是指个体中 MHC 各等位基因座的变化。

（8）MHC 分子与抗原肽的结合既具有一定的专一性，又具有包容性。

（9）MHC Ⅰ类分子的抗原结合槽两端封闭，可容纳 8~10 个氨基酸。

（10）MHC Ⅱ类分子的抗原结合槽两端封闭，可容纳 13~17 个氨基酸。

（11）MHC 分子对抗原肽的识别是严格的、一对一的关系。

（12）HLA 是单倍型遗传方式，亲代与子代之间只有一个单倍型相同。

（13）子女 HLA 的单倍型一个来自父亲，一个来自母亲。

（14）HLA Ⅱ类分子表达过低，常见于自身免疫病患者。

（15）相对危险性（RR）若大于 1，表示相应疾病与某种 HLA 抗原无关联。

（16）肿瘤细胞通常高表达 HLA Ⅰ类分子，造成肿瘤逃脱免疫监视。

（17）HLA Ⅰ类分子分布在所有组织细胞的表面。

**2. 填空题**

（1）HLA 复合体位于第_____号染色体上，经典的Ⅰ类基因由_____3 个座位组成，经典的Ⅱ类基因由_____3 个亚区组成。

（2）MHC Ⅰ类分子由_____和_____两条肽链组成，其抗原结合槽由_____结构域组成，主要提呈_____抗原。

（3）MHC Ⅱ类分子由_____和_____两条肽链组成，其抗原结合槽由_____结构域组成，主要提呈_____抗原。

（4）MHC Ⅰ类分子的抗原结合槽的特点是两端_____，接纳的抗原肽为_____个氨基酸，锚定位有_____个。

（5）MHC Ⅱ类分子的抗原结合槽的特点是两端_____，接纳的抗原肽为_____个氨基酸，锚定位有_____。

（6）MHC 的遗传特征是_____、_____、_____。

（7）HLA 具有高度多态性的原因是_____和_____。

（8）CD4 的配体是 MHC_____类分子的_____区，CD8 的配体是 MHC_____类分子的_____区。

**3. 选择题**（每题只有 1 个最佳答案）

【A 型题】

（1）人类 MHC 基因位于（　　）

A. 第 1 号染色体短臂

B. 第 6 号染色体短臂

C. 第 9 号染色体长臂

D. 第 17 号染色体短臂

E. 第 22 号染色体长臂

（2）HLA 属于（　　）

A. 异嗜性抗原　　　B. 同种异型抗原

C. 自身抗原　　　　D. 异种抗原

E. 肿瘤相关抗原

（3）与靶细胞提呈内源性抗原有关的主要分子是（　　）

A. MHC Ⅰ类分子　　B. MHC Ⅱ类分子

C. TCR　　　　　　D. 黏附分子

E. BCR

(4) 下列哪种作用具有 MHC 限制性( )

A. ADCC B. Mφ 吞噬抗原

C. B 细胞识别抗原 D. CTL 杀伤靶细胞

E. NK 杀伤靶细胞

(5) 下列哪组细胞间相互作用受 MHC I 类分子限制( )

A. APC 与 Th 细胞 B. Mφ 与靶细胞

C. Tc 与靶细胞 D. Th 与 B 细胞

E. NK 与靶细胞

(6) 与 MHC II 类分子结合的是( )

A. CD2 B. CD4

C. CD5 D. CD8

E. CD3

(7) 与 MHC I 类分子结合的是( )

A. CD2 B. CD4

C. CD5 D. CD8

E. CD3

(8) 对外源性抗原提呈的关键性分子是 ( )

A. MHC I 类分子 B. MHC II 类分子

C. MHC III 类分子 D. 黏附分子

E. 细胞因子

(9) 决定 MHC 多态性的原因是( )

A. MHC 基因连锁不平衡

B. MHC 是单倍型遗传

C. MHC 是共显性的复等位基因

D. MHC 分子间有交叉反应

E. MHC 分子结构高度可变

(10) 下列哪组细胞间相互作用受 MHC II 类分子限制( )

A. APC 将抗原呈递给 Th

B. Tc 杀伤靶细胞

C. B 细胞识别外来抗原

D. NK 细胞杀伤肿瘤细胞

E. 巨噬细胞和靶细胞

(11) 根据单倍型遗传方式,子代之间有 1 个单倍型相同的几率是( )

A. 25% B. 50%

C. 75% D. 100%

E. 0

(12) 根据单倍型遗传方式,子代两个单倍型完全相同的几率是( )

A. 25% B. 50%

C. 75% D. 100%

E. 0

(13) HLA 用于法医的亲子鉴定,原因是( )

A. 单倍型遗传方式

B. 性连锁遗传

C. 连锁不平衡

D. 等位基因同源染色体交换

E. 共显性遗传

(14) HLA II 类分子主要表达于( )

A. T 细胞 B. 上皮细胞

C. APC D. 胰岛 β 细胞

E. 血管内皮细胞

(15) 活化的 T 细胞表达( )

A. MHC I 类分子

B. MHC II 类分子

C. MHC III 类分子

D. MHC I 类分子和 MHC III 类分子

E. MHC I 类分子和 MHC II 类分子

(16) MHC 是指( )

A. 染色体上编码组织相容性抗原的一组紧密连锁的基因群

B. 染色体上编码次要组织相容性抗原的一组紧密连锁的基因群

C. 染色体上编码移植抗原的一组紧密连锁的基因群

D. 染色体上编码主要组织相容性抗原的一组紧密连锁的基因群

E. 细胞膜表面的移植抗原

(17) 关于 HLA-II 类分子的叙述,错误的是( )

A. 由 HLA-DP,DQ,DR 基因编码

B. 由 α 链和 β2m 组成

C. 分布于 APC 表面

D. Th 识别抗原肽时必须同时识别的结构

E. 活化的 T 细胞可以表达

(18) 经典的 HLA I 类分子的特点,错误的是( )

A. α 链由 HLA-A,B,C 基因编码

B. 分布于有核细胞表面

C. Th 细胞与 APC 相互作用受 MHC I 类分子限制

D. Tc 细胞与靶细胞相互作用受 HLA I 类分子限制

E. β2m 由 15 号染色体编码

(19) 下列哪种细胞不表达 MHC Ⅰ 类分子
(    )

A. 血管内皮细胞　　B. 淋巴细胞

C. 成熟红细胞　　　D. 抗原提呈细胞

E. 网织红细胞

(20) 非 MHC 基因编码的产物是(    )

A. MHC Ⅰ 类分子 α 链

B. MHC Ⅱ 类分子 α 链

C. MHC Ⅰ 类分子 β2m

D. MHC Ⅱ 类分子 β 链

E. MHC Ⅲ 类分子

(21) HLA 所不具备的功能是(    )

A. 参与胸腺 T 淋巴细胞分化发育

B. 参与自身免疫耐受的形成

C. 参与抗原提呈

D. 诱导移植排斥反应

E. 参与调理吞噬

(22) 关于 HLA 的描述,错误的是(    )

A. HLA Ⅱ 类抗原是由 α 链和 β 链组成的

B. 通过分析亲代与子代的 HLA 表型,可以
获知该家庭成员的 HLA 基因型

C. 编码 HLA Ⅰ 类抗原 α 链和 β2m 的基因位
于不同的染色体上

D. HLA 完全相同的纯合子细胞罕见,一般
可在近亲婚配的家庭中检出

E. 血小板表面不表达 HLA

(23) MHC 分子被 T 细胞的 TCR 识别的部
位在(    )

A. 肽结合区　　　　B. Ig 样区

C. 跨膜区　　　　　D. 胞质区

E. 胞膜外区

(24) 对 HLA 基因复合体错误的描述是(    )

A. 基因产物均为移植抗原

B. 编码人类白细胞抗原

C. 经典的 Ⅰ 类基因包括 A、B、C 三个座位

D. 经典的 Ⅱ 类基因由 DP、DQ、DR 三个亚区
组成

E. 每个经典 Ⅱ 类基因亚区有两个或两个以
上功能基因座位

(25) 不属于经典 HLA Ⅰ 类和 Ⅱ 类基因的是
(    )

A. HLA-A　　　　　B. HLA-B

C. HLA-C　　　　　D. HLA-DR

E. HLA-E

(26) HLA Ⅰ 类分子的重链胞外段有(    )

A. α1 结构域　　　B. α2 结构域

C. α3 结构域　　　D. 上述 A 和 B 两项

E. 上述 A、B 和 C 三项

(27) 下列关于 MHC 中 PSMB(旧称 LMP)基
因的描述,错误的是(    )

A. 编码产物为蛋白酶体 β 亚单位

B. 包括 PSMB8 和 PSMB9(旧称 LMP2 和
LMP7)两个座位

C. 编码细胞质中蛋白酶体相关成分

D. 在 APC 中参与对内源性 Ag 的酶解

E. 在 APC 中参与对外源性 Ag 的酶解

(28) 对 MHC 中 TAP 基因描述错误的是(
)

A. 即抗原加工相关转运体

B. 为内质网上一个异二聚体分子

C. 双链分别由 TAP1 和 TAP2 两个座位基因
编码

D. 使内源性抗原肽从胞质溶胶进入内质网
腔与 MHC Ⅰ 类分子结合

E. 使外源性抗原肽从胞质溶胶进入内质网
腔与 MHC Ⅱ 类分子结合

(29) 参与加工处理内源性抗原的 MHC 基因
是(    )

A. PSMB(旧称 LMP)基因

B. TAP 基因

C. tapasin 基因

D. 上列 A 和 B 两项

E. 上列 A、B 和 C 三项

(30) 参与加工处理外源性抗原的 MHC 基因
是(    )

A. PSMB(旧称 LMP)基因和 TAP 基因

B. PSMB(旧称 LMP)基因和 tapasin 基因

C. TAP 基因和 tapasin 基因

D. HLA-DM 基因和 HLA-DO 基因

E. HLA-DM 基因和 TAP 基因

(31) 下列关于 MHC 多态性的叙述,错误的
是(    )

A. MHC 具有最复杂的基因多态性

B. MHC 多态性造成了一个群体中组织相容
性抗原的个体差异

C. MHC 多态性使种群具有较强的抵抗病原体入侵的能力

D. 一个基因座位上存在多个等位基因是 MHC 多态性的主要原因

E. 高度的多态性使无亲缘关系的不同个体间不可能存在 MHC 完全一致的情况

（32）有血缘关系的亲代和子代，其 MHC 单倍型至少有多少是相同的（　　）

A. 25%　　　　　　　B. 50%

C. 75%　　　　　　　D. 100%

E. 5%

（33）关于 HLA Ⅱ 类抗原分子，正确的是（　　）

A. 由 α 链和 β2m 链组成

B. 提呈外源性抗原

C. 分布在所有有核细胞的表面

D. 由 HLA-A、B、C 等基因编码

E. 可与 CD8 分子结合

（34）关于 HLA-DR 分子的描述，错误的是（　　）

A. 主要存在于专职 APC 和活化的 T 细胞表面

B. 与 Th 细胞的活化有关

C. 由人第六对染色体短臂上 HLA 复合体编码

D. 由两条糖肽链借非共价键连接而成

E. 能与辅助受体 CD8 分子结合

（35）经典的 HLA Ⅰ 类分子表达于（　　）

A. 所有血细胞表面

B. 免疫细胞表面

C. 活化的 T 细胞和 B 细胞表面

D. 淋巴细胞表面

E. 有核细胞和血小板表面

（36）不表达 HLA Ⅱ 类分子的细胞是（　　）

A. 中性粒细胞　　　　B. 活化的 Th 细胞表面

C. 巨噬细胞　　　　　D. B 淋巴细胞

E. 树突状细胞

（37）HLA Ⅲ 类基因的编码产物是（　　）

A. β2m

B. TAP

C. PSMB（旧称 LMP）基因

D. B 因子

E. HLA-DM 分子

（38）与强直性脊柱炎的发生密切相关的 HLA 分子是（　　）

A. HLA-DR3　　　　　B. HLA-B8

C. HLA-B27　　　　　D. HLA-B7

E. HLA-A5

（39）HLA Ⅰ 类分子（　　）

A. 其 α3 结构域能与辅助受体 CD4 分子结合

B. 表达限于淋巴细胞和单核细胞

C. 其重链（α 链）由 HLA Ⅰ 类基因编码

D. 其轻链（β2m）由 HLA Ⅰ 类基因编码

E. 主要参与对外源性抗原的提呈

（40）关于 HLA 与临床医学的关系，下列哪项叙述是错误的（　　）

A. 器官移植成败的关键取决于 HLA 配型

B. HLA Ⅱ 类分子过高表达，常见于某些自身免疫病

C. HLA Ⅰ 类分子过低表达，常见于一些传染性疾病

D. HLA 与某些疾病有关联

E. HLA 与初次大量输血后针对白细胞的输血反应有关

（41）MHC 是指（　　）

A. 生物细胞表面的一组抗原

B. 起免疫调节作用的一种激素

C. 染色体上的一组抗原

D. 染色体上的一组基因群

E. 染色体上一个基因位点

（42）为白血病患者做干细胞移植，下列供者中哪个最合适（　　）

A. 病人父母　　　　　B. 病人妻子

C. 病人亲属　　　　　D. 病人子女

E. 病人同卵双生兄弟姐妹

（43）下列分子中，哪个不是经典的 HLA 基因编码的分子（　　）

A. HLA-A　　　　　　B. HLA-G

C. HLA-DP　　　　　D. HLA-DR

E. HLA-DQ

（44）肾移植后出现急性和慢性排异反应是由于（　　）

A. 自身抗原　　　　　B. ABO 抗原

C. 异嗜性抗原　　　　D. Rh 抗原

E. 人类白细胞抗原

（45）MHC 及其编码分子的主要功能，应排除（　　）

A. T 细胞发育　　　　B. 保护种群的进化

C. 巨噬细胞吞噬作用 D. NK 细胞活化

E. 抗原加工处理

(46) HLA 复合体基因不编码(　　)

A. HLA-I 类分子的重链(α链)

B. HLA-I 类分子的轻链(β2m)

C. HLA-Ⅱ类分子的 α 链

D. HLA-Ⅱ类分子的 β 链

E. B 因子

【B1 型题】

(47~49)

A. HLA Ⅰ类分子轻链(β2m)

B. HLA Ⅱ类分子 α1 与 α2 结构域

C. HLA Ⅱ类分子 α1 与 β1 结构域

D. HLA Ⅰ类分子 α3 结构域

E. HLA Ⅱ类分子 β2 结构域

(47) 与 CD4 结合的部位是(　　)

(48) 与 CD8 结合的部位是(　　)

(49) 构成抗原结合槽的部位是(　　)

(50~54)

A. Bf 座位

B. HLA-A、B、C 座位

C. HLA-DP 与 DQ 座位之间

D. HLA- DP、DQ、DR 座位

E. HLA-E 座位

(50) 可以编码 HLA Ⅰ类分子的基因位于(　　)

(51) 可以编码 HLA Ⅱ类分子的基因位于(　　)

(52) 编码非经典 HLA Ⅰ类分子的基因位于(　　)

(53) 编码补体成分的基因位于(　　)

(54) 编码蛋白酶体相关成分的 PSMB(旧称 LMP)基因位于(　　)

(55~56)

A. 15%　　　　　　B. 25%

C. 50%　　　　　　D. 75%

E. 100%

(55) 子女间 MHC 两个单倍型完全相同的概率是(　　)

(56) 子女间 MHC 有一个单倍型相同的概率是(　　)

(57~58)

A. 3~7 个氨基酸　　B. 8~10 个氨基酸

C. 13~17 个氨基酸　D. 40~50 个氨基酸

E. 50~74 个氨基酸

(57) MHC Ⅰ类分子抗原结合槽接纳的抗原肽的长度一般为(　　)

(58) MHC Ⅱ类分子抗原结合槽接纳的抗原肽的长度一般为(　　)

(59~61)

A. 成熟红细胞　　　B. 淋巴细胞

C. 血小板　　　　　D. 胸腺上皮细胞

E. 树突状细胞

(59) 不表达 HLA Ⅰ类分子和 HLA Ⅱ类分子的细胞是(　　)

(60) 专职抗原提呈细胞是(　　)

(61) 帮助未成熟 T 细胞获得 MHC 限制性的细胞是(　　)

(62~63)

A. HLA-A　　　　　B. HLA-B

C. HLA-E　　　　　D. HLA-DP

E. HLA-DM

(62) 经典的 HLA Ⅱ类分子是(　　)

(63) 非经典 HLA Ⅰ类分子是(　　)

**4. 复习思考题**

(1) 简述 HLA 复合体的组成。

(2) 比较 HLA Ⅰ类和Ⅱ类分子的结构,组织分布,功能等方面的特点。

(3) 简述 HLA 与临床的关系。

(4) 简述 MHC 的遗传特征。

(周晓涛)

# 第七章　固有免疫系统及其应答

## 一、本章要求

（1）掌握：固有免疫的概念和系统组成，单核吞噬细胞系统的功能，NK 细胞的生物学活性，黏附分子的概念。

（2）熟悉：巨噬细胞、NK 细胞的表面分子及功能，模式识别受体、病原相关模式分子的概念和主要种类，黏附分子的种类和功能，固有免疫应答的特点及其与适应性免疫应答的关系。

（3）了解：NKT 细胞、γδT 细胞、B1 细胞的功能和特点，固有免疫的作用时相。

## 二、基本概念

1. 固有免疫（innate immunity）　亦称非特异性免疫（non-specific immunity）或天然免疫（natural immunity），是生物体在长期种系进化过程中逐渐形成的一系列防卫机制。

2. 杀伤细胞免疫球蛋白样受体（KIR）　NK 细胞表面能与某些 HLA I 类分子结合的 Ig 样受体分子。根据胞膜外 Ig 样结构域的数目，可将其分为 KIR2D 和 KIR3D 两类。在 KIR2D/3D 中，其中一部分胞质区氨基酸序列较长，含 ITIM 基序，称为 KLR2DL/3DL 为 NK 细胞杀伤抑制性受体；另一部分胞质区氨基酸序列较短，不具信号转导功能，称为 KIR2DS/3DS，其跨膜区含有带正电荷的赖氨酸，能与跨膜区带负电荷天冬氨酸、胞质区含 ITAM 的 DAP-12 同源二聚体分子结合，共同组成 NK 细胞杀伤活化受体。

3. 杀伤细胞凝集素样受体（KLR）　是由 CD94 与 NKG2 家族成员通过二硫键共价结合组成的能与 HLA I 类分子结合的异二聚体分子。CD94 与 NKG2A（胞质区含 ITIM 基序）组成的 CD94/NKG2A 异二聚体为 NK 细胞杀伤抑制性受体；CD94/NKG2C 异二聚体，不具信号转导功能，他们可通过 NKG2C 跨膜区带正电荷的赖氨酸，与跨膜区带负电荷天冬氨酸、胞质区含 ITAM 基序的 DPA-12 同源二聚体非共价结合，共同组成 NK 细胞杀伤活化受体。

4. 抗体依赖细胞介导的细胞毒作用（antibody dependent cell-mediated cytotoxicity，ADCC）　NK 细胞具有 FcγRⅢ，当 IgG 与靶细胞表面相应表位特异性结合后，可通过其 Fc 段与 NK 细胞结合，使 NK 细胞对靶细胞产生定向非特异性杀伤作用。

5. 模式识别受体（pattern recognition receptor，PRR）　指存在于固有免疫细胞表面的一类能够直接识别结合病原微生物或宿主凋亡细胞表面某些共有的特定分子结构的受体。可分膜型和分泌型，膜型如甘露糖受体，分泌型如 MBL。

6. 病原体相关模式分子（pathogen associated molecular pattern，PAMP）　是模式识别受体识别结合的配体分子，主要指病原微生物表面某些共有的高度保守的分子结构，也包括凋亡细胞表面某些共有的特定分子结构。如 G⁻菌的 LPS，G⁺菌的肽聚糖。

7. 防御素（defensin）　是一组耐受蛋白酶的富含精氨酸的小分子多肽，对细菌、真菌和某些包膜病毒具有直接杀伤作用。

8. NKT 细胞　是指表面具有 NK1.1 和 TCR-CD3 复合受体分子的 T 细胞,主要分布于肝脏、骨髓和胸腺。NKT 细胞 TCR 缺乏多样性,抗原识别谱窄,可识别不同靶细胞表面 CD1 分子提呈的共有脂类和糖脂类抗原,且不受 MHC 限制。

9. B1 细胞　是指表面具有 CD5 和单体 IgM 分子的 B 细胞,来源于胚肝,主要存在于腹腔、胸腔和肠壁固有层,具有自我更新能力。B1 细胞抗原受体缺乏多样性,抗原识别谱较窄,主要识别某些细菌表面共有的多糖类抗原。接受抗原刺激后,可产生以 IgM 为主的低亲和力抗体。

# 三、基本内容

(一) 组织屏障及其作用

1. 皮肤黏膜及其附属成分的屏障作用

(1) 物理屏障:包括皮肤黏膜、肠蠕动、呼吸道上皮纤毛运动、尿液冲洗等。

(2) 化学屏障:如汗腺分泌的乳酸、皮脂腺分泌的不饱和脂肪酸、胃酸、呼吸道和消化道黏液中的溶菌酶、抗菌肽、补体等。

(3) 微生物屏障:皮肤黏膜寄生的正常菌群,如大肠杆菌可分泌细菌素抑制厌氧菌和革兰阳性菌定居和繁殖。

2. 体内屏障

(1) 血-脑屏障

1) 组成:由软脑膜、脉络丛的脑毛细血管和包在血管壁外的星状胶质细胞形成的胶质膜组成,结构致密。

2) 功能:能阻挡血液中病原微生物及其他大分子物质进入脑组织,从而保护中枢神经系统。婴幼儿此屏障尚未发育完善,易发生中枢神经系统感染。

(2) 血-胎屏障

1) 组成:由母体子宫内膜的基蜕膜和胎儿的绒毛膜滋养层细胞共同组成。

2) 功能:可防止母体内病原微生物进入胎儿体内,保护胎儿免受感染。妊娠早期(前 3 个月内)此屏障尚不完善,若孕妇感染某些病毒(如风疹病毒、巨细胞病毒等),可致胎儿畸形、流产或死胎,引起先天性感染。

(二) 固有免疫细胞

固有免疫细胞包括单核/巨噬细胞、树突状细胞、NK 细胞、NKT 细胞、γδT 细胞、B1 细胞、中性粒细胞、嗜碱粒细胞、嗜酸粒细胞、肥大细胞等。

1. 吞噬细胞

(1) 组成

1) 大吞噬细胞:指单核-吞噬细胞系统(mononuclear phagosystosis system,MPS),包括血液中的单核细胞和组织中的巨噬细胞。

2) 小吞噬细胞:指血液中的中性粒细胞。

(2) MPS 的来源与分布:见图 7-1。

(3) 单核/巨噬细胞表面受体及其主要生物学功能

1) 模式识别受体(pattern recognition receptor,PRR):指单核/巨噬细胞和树突状细胞等

骨髓单核系干细胞

↓

单核细胞

↓

朗格汉斯细胞 ←

↓

巨噬细胞

↓

库普弗细胞　小胶质细胞　破骨细胞　其他

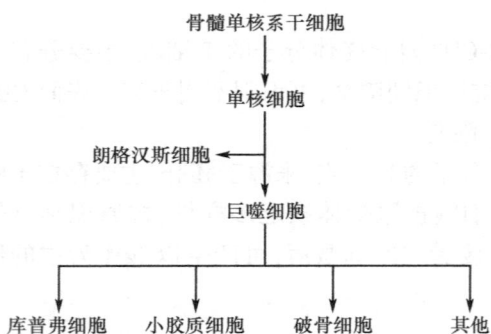

图 7-1　MPS 的来源与分布

固有免疫细胞表面或胞内器室膜上能够识别病原体某些共有特定分子结构的受体。巨噬细胞表面的模式识别受体主要包括甘露糖受体，清道夫受体，Toll 样受体等。

A. 甘露糖受体（mannose receptor，MR）：能与广泛表达于病原体细胞壁糖蛋白和糖脂分子末端的甘露糖或岩藻糖残基结合，产生吞噬或胞吞作用。

B. 清道夫受体（scavenger receptor，SR）可识别 $G^-$ 菌脂多糖、$G^+$ 磷壁酸、乙酰化低密度脂蛋白和磷脂酰丝氨酸，从而参与对某些病原体及丧失唾液酸的陈旧红细胞和凋亡细胞的清除作用。

C. Toll 样受体（Toll like receptor，TLR）：一类跨膜的 PRR，因其胞外段与一种果蝇蛋白 Toll 同源而得名，有 11 个成员，在免疫应答的诱导和炎性反应中发挥重要作用。

2）调理性受体：主要包括 IgGFc 受体（FcγR）和补体受体 CR（C3bR/ C4bR）

3）细胞因子受体：MCP-1、MIP、IFN-γ 等细胞因子可趋化和活化单核巨噬细胞，而 IL-4、IL-10、TGF-β 抑制细胞活化。

4）MHC Ⅰ 类和 Ⅱ 类分子。

（4）MPS 的生物学功能

1）吞噬杀伤和消除病原体等抗原性异物：吞噬细胞通过表面模式识别受体直接识别结合病原体，经吞噬和吞饮，将病原体摄入胞内形成吞噬体，并进而与溶酶体形成吞噬溶酶体，通过氧依赖和氧非依赖系统杀伤消除病原体等抗原性异物（图 7-2）。

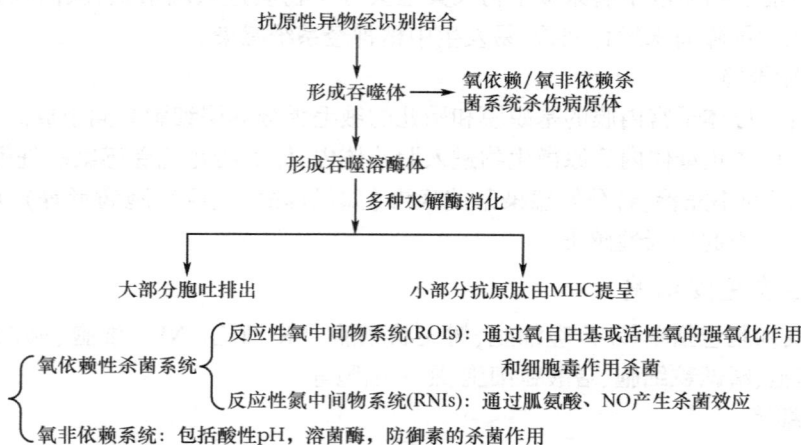

抗原性异物经识别结合

↓

形成吞噬体 → 氧依赖/氧非依赖杀菌系统杀伤病原体

↓

形成吞噬溶酶体

↓

多种水解酶消化

↓

大部分胞吐排出　　　　小部分抗原肽由MHC提呈

氧依赖性杀菌系统 { 反应性氧中间物系统(ROIs)：通过氧自由基或活性氧的强氧化作用和细胞毒作用杀菌

反应性氮中间物系统(RNIs)：通过胍氨酸、NO产生杀菌效应

氧非依赖系统：包括酸性pH，溶菌酶，防御素的杀菌作用

图 7-2　吞噬杀伤和消除病原体等抗原性异物的功能

2）参与和促进炎症反应：巨噬细胞与感染部位组织细胞产生的 MCP-1、GM-CSF、M-CSF、IFN-γ 等细胞因子结合，被招募到感染部位并活化，杀菌能力显著增强。活化的巨噬细胞又通过以下途径参与和促进炎症反应：

A. 分泌巨噬细胞炎症蛋白-1α、β（MIP-1α、β）、MCP-1、IL-8 等趋化因子，募集、活化更多的巨噬细胞、中性粒细胞和淋巴细胞。

B. 分泌多种促炎细胞因子,如 IL-1、TNF-α、IL-6 和其他低分子量炎性介质。

C. 分泌 IFN-α、IFN-β 和一系列胞外酶(如溶菌酶)等,增强抗感染作用或造成机体组织细胞损伤。

3) 对肿瘤和病毒感染靶细胞的杀伤作用:LPS、IFN-γ 和 GM-CSF 激活静息的巨噬细胞,使其表面调理性或非调理受体表达增加,胞内溶酶体数目增加,线粒体代谢活跃,分泌多种水解酶及 TNF-α 等,杀伤靶细胞,也可通过 ADCC 效应杀伤靶细胞。

4) 加工提呈抗原,启动适应性免疫应答:巨噬细胞在吞噬杀伤抗原的同时,也对抗原进行加工处理,并以抗原肽/MHC 分子复合物的形式将抗原提呈给 CD4$^+$ 和 CD8$^+$ T 细胞识别;另外,巨噬细胞表达 B7、ICAM-1 等分子与 T 细胞表面相应受体结合,产生协同刺激信号。

5) 免疫调节作用:活化的巨噬细胞可分泌多种细胞因子,参与免疫调节。

A. IL-1、IFN-γ:促进 APC 表达 MHC 分子,增强抗原提呈能力。

B. IL-12、IL-18:促进 T 细胞、NK 细胞功能。

C. IL-10:抑制单核巨噬细胞活化及抗原提呈。

2. 树突状细胞　树突状细胞(dendritic cell,DC):广泛分布于全身组织脏器,具有典型树突状形态,数量较少,仅占人外周血单个核细胞的 1%,是专职的抗原提呈细胞(主要内容参看第八章)。

3. 自然杀伤细胞(natural killer cell,NK 细胞)

(1) 来源和分化

1) NK 细胞来源

A. 骨髓:NK 细胞发育分化的主要场所。NK 细胞来源于骨髓造血干细胞,IL-15 在其发育分化中起关键作用。

B. 胸腺:存在 T/NK 共同的定向干细胞,发育依赖于胸腺微环境。

2) NK 细胞分布:主要分布于外周血和脾脏,在淋巴结和其他组织中也有少量存在。

(2) 表面标志:TCR$^-$ mIg$^-$ CD16$^+$ CD56$^+$ 淋巴细胞被认定是 NK 细胞,CD16 和 CD56 非 NK 细胞专有,只具有相对的特异性。

ADCC 效应:NK 细胞具有 IgG 的低亲和力受体 FcγRⅢ(CD16),当 IgG 与靶细胞表面相应表位特异性结合后,可通过其 Fc 段与 NK 细胞结合,使 NK 细胞对靶细胞产生定向非特异性杀伤作用,称为抗体依赖细胞介导的细胞毒作用(antibody dependent cell-mediated cytotoxicity,ADCC)。

(3) NK 细胞识别靶细胞的机制:NK 细胞无需抗原预先致敏,即可选择性识别和杀伤某些肿瘤细胞和病毒感染细胞,对宿主正常组织细胞则无杀伤作用,表明 NK 细胞具有识别宿主正常组织细胞和异常组织细胞的能力。其表面受体可从不同角度分类,按识别的配体分为 MHC Ⅰ 类分子受体和非 MHC Ⅰ 类分子受体;按结构分为杀伤细胞免疫球蛋白样受体(killer immunoglobulin-like receptor,KIR)和杀伤细胞凝集素样受体(killer lectin-like receptor,KLR);按功能分为抑制性杀伤细胞受体(inhibitory killer receptor,IKR 或 KIR)和活化性杀伤细胞受体(activatory killer receptor,AKR 或 KAR)。

1) 抑制性杀伤细胞受体

A. KIR:该类受体的膜外区具有免疫球蛋白样结构域,属免疫球蛋白超家族(IgSF)成员,识别经典和非经典 MHC Ⅰ 类分子,主要有 KIR2DL 和 KIR3DL。受体的胞质区肽链较长,含有 ITIM,可转导抑制信号。

B. KLR:该类受体的膜外区具有凝集素样结构域,属 NKG2 家族成员,与 CD94 分子组成异二聚体,其中 CD94/NKG2A 识别 MHC Ⅰ 类分子,产生抑制信号。

2)活化性杀伤细胞受体

A. 识别 MHC Ⅰ 类分子的受体:该类受体的膜外区具有免疫球蛋白样结构域(KIR2DS 和 KIR3DS)或凝集素样结构域(CD94/NKG2C),识别靶细胞的经典和非经典 MHC Ⅰ 类分子,但受体的胞质区较短,无信号转导功能,受体可与 DAP-12 同源二聚体分子非共价结合,后者具有 ITAM,可转导活化信号。

B. 不识别 MHC Ⅰ 类分子的受体:该类受体识别的分子主要表达于一些肿瘤细胞和病毒感染细胞表面,正常细胞上不表达,对 NK 细胞选择性杀伤功能有重要意义。如人类 NKG2D 识别的配体是 MIC A/B,自然细胞毒性受体(natural cytotoxicity receptor, NCR)识别机制尚不清楚。

3)活化性杀伤细胞受体(AKR)和抑制性杀伤细胞受体(IKR)的作用机制

NK 细胞同时表达 AKR 和 IKR。生理条件下,两类受体均结合组织细胞上 MHC Ⅰ 类分子,但抑制性受体与配体的亲和力高,启动抑制性信号转导,同时负调控活化性受体功能,故 NK 细胞不杀伤宿主的正常细胞;病理情况下,某些肿瘤细胞和病毒感染细胞上的 MHC Ⅰ 类分子表达下降或缺失,NK 细胞负调控功能减弱或丧失,而不识别 Ⅰ 类分子的活化性受体即可发挥作用,激活 NK 细胞,杀伤靶细胞。

(4)NK 细胞杀伤靶细胞的作用机制:自然杀伤作用发生于特异性应答之前,甚至病毒复制之前,在机体早期抗病毒和抗细胞内寄生菌感染中发挥重要作用。当特异性抗体产生后,NK 细胞也可借助 ADCC 作用杀伤靶细胞。NK 细胞对肿瘤细胞的杀伤具有广谱性。其杀伤机制与细胞毒性 T 细胞(CTL)相似,主要具有以下三种方式:

1)穿孔素/颗粒酶(丝氨酸蛋白酶)途径

2)Fas 与 FasL 途径

3)TNF-α 与 TNFR-Ⅰ 途径 与 FasL 途径相似

4. NKT 细胞

(1)表面标志:NKT 细胞是指组成性表达 CD56(小鼠为 NK1.1)和 TCR-CD3 的 T 细胞(多数为 TCRαβ,少数为 TCRγδ),多为 CD4⁻CD8⁻ 的双阴性 T 细胞,少数为 CD4⁺T 细胞。

(2)分布:主要分布于骨髓、肝、胸腺中,在脾、淋巴结、外周血中也少量存在。

(3)生物学功能:

1)细胞毒作用:经胃肠道上皮细胞表面 CD1 分子(结构类似 MHC Ⅰ 类分子)提呈的脂类和糖脂类抗原激活,通过分泌穿孔素使靶细胞溶解,发挥抗细菌、抗病毒、抗肿瘤作用。

2)免疫调节作用:

A. 分泌 IL-4,促使 Th0 分化为 Th2 辅助体液免疫应答(抗寄生虫感染)

B. 分泌 IFN-γ,并与 IL-12 协同促使 Th0 分化为 Th1,辅助细胞免疫应答(抗病毒感染)

C. 分泌趋化因子,参与炎症反应。

5. γδT 细胞:表达 TCRγδ 的 T 细胞。

(1)分布:主要分布于皮肤和黏膜组织中,是皮肤的表皮内淋巴细胞和黏膜组织的上皮内淋巴细胞(IEL)的重要组成成分。

(2) 表面标志和特征:多为 CD4$^-$CD8$^-$ 的双阴性 T 细胞,TCR 较少多态性,抗原识别谱窄,只能识别多种病原体表达的共同抗原成分、完整多肽、热休克蛋白(HSP)、脂类、多糖(CD1 分子提呈),识别抗原不受 MHC 限制。

(3) 生物学功能

1) 抗感染、抗肿瘤:可杀伤病毒、胞内菌(如李斯特菌)感染的靶细胞,杀伤表达 HSP 和异常表达 CD1 分子的靶细胞,可杀伤 NK 敏感或非敏感的肿瘤细胞。其杀伤机制与 CTL 杀伤机制相同,增强机体早期非特异性防卫功能。

2) 参与免疫调节:分泌多种细胞因子(如 IL-2 等)参与免疫调节。

6. B1 细胞

(1) 表面标志:CD5$^+$,CD11$^+$,CD23$^-$,mIgM$^+$,几乎不表达 mIgD。

(2) 来源与分布

1) 来源:B1 细胞在机体内出现较早,由胚胎期或出生后早期的前体 B 细胞分化而来,发育不依赖于骨髓,成为具有自我更新能力的长寿细胞。

2) 分布:胚胎期主要在网膜、胚肝,新生期主要在脾脏、腹腔,成年期主要在腹腔、胸腔、肠壁固有层。

(3) 抗原识别:B1 细胞抗原受体多态性少,抗原识别谱窄,主要为 TI-Ag,如肺炎球菌荚膜多糖(TI-2 型)、细菌脂多糖(TI-1 型),变性的自身抗原,如 Ig、单链 DNA 等。

(4) 产生抗体的特点

1) 接受多糖抗原刺激后,48 小时内产生以 IgM 为主的低亲和力抗体,可早期抗感染和清除自身抗原。

2) 产生的抗体可对多种细菌和多种变性自身抗原起作用,称为多反应性。

3) B1 细胞在增殖过程中无 Ig 类别转换,每个 B1 细胞克隆只产生一类 Ig。

4) 无回忆反应,再次接受相同抗原刺激后,抗体效价较初次应答无明显改变。

(5) 生物学功能

1) 产生抗细菌抗体,抵御微生物感染。B1 细胞产生抗细菌多糖抗原的抗体,并主要定位于肠道和腹膜腔,故参与黏膜抗细菌免疫,尤其对防止肠道细菌感染有重要作用。

2) 产生多反应性自身抗体,清除变性的自身抗原。

3) 产生自身抗体诱发自身免疫病,与类风湿关节炎、系统性红斑狼疮等疾病的发病有关。

(三) 体液中固有免疫效应分子及其主要作用

1. 补体系统 补体系统是参与固有免疫应答最重要的免疫效应分子,具有多种生物学活性(主要内容参见第四章)。

2. 黏附分子及细胞因子

(1) 黏附分子(adhesion molecules,AM)是介导细胞间或细胞与细胞外基质间相互接触和结合的一类分子,多为跨膜蛋白。通常以受体-配体形式发挥作用,参与细胞的识别、细胞的活化和信号传导、细胞的增生与分化、细胞的伸展与移动等。

1) 黏附分子分类:整合素家族(integrin family)、免疫球蛋白超家族(immunoglobulin superfamily,IgSF)、选择素家族(selectin family)、钙黏蛋白家族(cadherin)及其他黏附分子。

2）黏附分子生物学作用

A. 介导血管内中性粒细胞向感染炎症部位移动（图 7-3）。

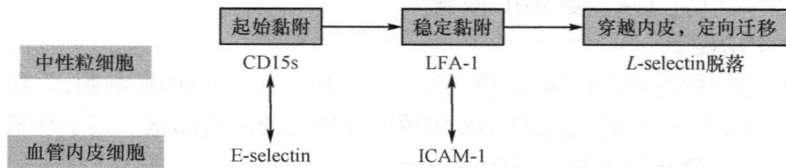

图 7-3　介导血管内中性粒细胞向感染炎症部位移动图

B. 介导和参与淋巴细胞归巢

a. 淋巴细胞归巢（lymphocyte homing）：指 T、B 淋巴细胞在其表面黏附分子和趋化性细胞因子受体介导下从血液回归到淋巴组织的过程。

b. 淋巴细胞归巢受体（lymphocyte homing receptor, LHR）：介导淋巴细胞归巢的黏附分子，主要包括 LFA-1、L-选择素和 CD44 分子。LHR 识别结合的配体称为地址素（addressin）。

C. 介导 T 细胞与 APC 结合，启动特异性免疫应答

辅助受体和协同刺激信号是指免疫细胞在接受抗原刺激（提供第一信号）的同时，还必须有辅助受体提供辅助活化信号（第二信号）才能被活化。若无协同刺激信号，T 细胞应答处于无能状态。以 Th 细胞与 APC 的协同刺激分子为例：

| Th 细胞 | APC |
|---|---|
| CD4 | MHC Ⅱ 类分子 |
| LFA-1 | ICAM-1 |
| CD2（LFA-2） | CD58（LFA-3） |
| CD28 | CD80/CD86（B7-1/B7-2） |

（2）细胞因子：细胞因子（cytokine, CK）是由细胞分泌的高活性小分子可溶性蛋白质，具有介导炎症反应、抗病毒、抗肿瘤和对适应性免疫应答的调节作用（主要内容参见第五章）。

3. 抗菌肽及酶类物质

（1）防御素（defensin）：是一组耐受蛋白酶的富含精氨酸的小分子多肽，对细菌、真菌和某些包膜病毒具有直接杀伤作用。

（2）溶菌酶：是一种不耐热碱性蛋白质，广泛存在于血清、唾液、泪液、乳汁、尿液、肠液及吞噬细胞溶酶体中。破坏细菌细胞壁结构，主要作用于 $G^+$ 菌，对 $G^-$ 菌不敏感。

（3）乙型溶素：是血清中一种对热较稳定的碱性蛋白质。主要作用于 $G^+$ 菌的细胞膜，对 $G^-$ 菌不敏感。

（四）固有免疫应答

1. 固有免疫应答的作用时相

（1）瞬时固有免疫应答阶段：发生于感染 0~4 小时之内，主要包括皮肤黏膜等屏障作用、巨噬细胞的吞噬作用、补体旁路和 MBL 途径的激活、中性粒细胞的活化等。

（2）早期固有免疫应答阶段：发生于感染 4~96 小时，主要包括巨噬细胞的募集和活化、抗菌及促炎性细胞因子的分泌、B1 细胞的活化产生 IgM 抗体、γδT 细胞和 NKT 细胞的活化、NK 细胞的细胞毒作用等。

（3）适应性免疫应答诱导阶段：发生于感染 96 小时之后，活化的巨噬细胞、树突状细胞

加工提呈抗原,协同刺激分子表达上调,诱导特异性淋巴细胞活化,产生适应性免疫应答。

2. 固有免疫应答的特点

(1) 固有免疫细胞的识别分子

1) 模式识别受体(pattern recognition receptor,PRR):一类主要表达于固有性免疫细胞表面、非克隆性分布、可识别一种或多种 PAMP 的识别分子,如甘露糖受体、清道夫受体、Toll 样受体及分泌型 PRR。

2) 病原相关模式分子(pathogen associated molecular pattern,PAMP):是模式识别受体识别结合的配体分子,主要指病原微生物表面某些共有的、高度保守的分子结构,也包括凋亡细胞表面某些共有的特定分子结构,如 G⁻菌的脂多糖,G⁺菌的肽聚糖。其特征主要为:通常为病原微生物所特有;为微生物生存和致病所必须;宿主泛等异性识别的分子基础(表 7-1)。

表 7-1　固有免疫中主要涉及的 PRR 及其相应配体 PAMP

| 模式识别受体(PRR) | 病原相关模式分子(PAMP) |
|---|---|
| 膜型 PRR | |
| TLR2 与 TLR6/TLR1 | G⁺菌肽聚糖(PGN)、磷壁酸(LTA),细菌和支原体的脂蛋白、脂肽,酵母菌的酵母多糖 |
| CD14 与 TLR4(MD-2 辅助) | G⁻菌脂多糖(LPS),热休克蛋白(HSP) |
| TLR3 | 病毒双股 RNA(dsRNA) |
| TLR5 | 鞭毛素 |
| TLR9 | 细菌非甲基化 DNA CpG 序列 |
| 甘露糖受体(MR) | 细菌甘露糖、岩藻糖 |
| 清道夫受体(SR) | G⁺菌磷壁酸,G⁻菌脂多糖(LPS) |
| 分泌型 PRR | |
| 甘露糖结合凝集素(MBL) | 病原体表面的甘露糖残基 |
| C-反应蛋白(CRP) | 细菌细胞壁磷酰胆碱 |
| 脂多糖结合蛋白(LBP) | G⁻菌脂多糖(LPS) |

(2) 固有性免疫的识别特点

1) 识别的抗原种类:一般仅识别微生物及其产物(某些情况下识别衰老、突变细胞);特异性免疫不仅可识别微生物,也可识别非微生物来源的抗原。

2) 识别的靶分子结构:通过 PRR 识别病原微生物和凋亡细胞表达的配体 PAMP。

3) 识别的泛特异性:天然免疫的识别仅仅识别不同种类的微生物,具有相对局限的特异性,故称为泛特异性;而特异性免疫可区分同一微生物的不同抗原组分。

4) 识别的受体基因:PRR 是胚系基因直接编码的产物,受体较少多样性;特异性识别的 BCR、TCR 基因在个体发育过程中重排,一个克隆表达一种受体,具有高度特异性。

(3) 应答特点

1) 固有免疫细胞表面具有趋化因子受体,在感染部位趋化因子的作用下,趋化并聚集在感染部位,通过 PRR 识别 PAMP 而激活。

2) 细胞不经克隆扩增,迅速产生免疫效应。

3) 细胞寿命较短,应答中无免疫记忆,无免疫耐受。

3. 固有免疫应答与适应性免疫应答的关系

(1) 启动适应性免疫应答:表现为巨噬细胞在吞噬杀伤的同时,启动抗原加工和提呈;通过 PRR 识别 PAMP 后,协同刺激分子表达增加,为 T 细胞活化提供第二信号。单核细胞还可在细胞因子的诱导下，分化为DC。

（2）影响适应性应答的类型：固有免疫细胞PRR接受不同PAMP刺激后，可产生不同的细胞因子，调节T细胞的分化方向，从而决定应答的类型。

例1：巨噬细胞因胞内菌而活化，产生IL-12、IFN-γ，促使Th0分化为Th1，有助于细胞免疫。

例2：NKT细胞、肥大细胞因寄生虫而活化，产生IL-4，促使Th0分化为Th2，有助于体液免疫。

（3）协助适应性免疫应答发挥免疫效应

1）体液免疫：抗体本身不能直接杀伤和清除病原，但在吞噬细胞，NK细胞，补体参与下，通过调理吞噬、ADCC机制，可有效清除病原。

2）细胞免疫：Th1细胞分泌的细胞因子活化吞噬细胞、NK细胞，增强其吞噬杀伤功能（表7-2）。

**表7-2　固有免疫应答和适应性免疫应答的主要特点**

| 特点 | 固有免疫应答 | 适应性免疫应答 |
|---|---|---|
| 主要参与细胞 | 黏膜上皮细胞、吞噬细胞、树突状细胞、NK细胞、NKT细胞、γδT细胞、B1细胞 | αβT细胞、B2细胞、抗原提呈细胞 |
| 主要参与的分子 | 补体、细胞因子、抗菌蛋白、酶类物质 | 特异性抗体 |
| 作用时相 | 即刻至96小时 | 96小时后启动 |
| 识别受体 | 膜式识别受体，胚系基因直接编码，较少多样性 | 特异性抗原识别受体、胚系基因片断发生重排，具有高度多样性 |
| 识别特点 | 直接识别病原体某些共有高度保守的分子结构，具有识别"非己"的能力 | T细胞识别APC提呈的抗原肽-MHC分子复合物；B细胞直接识别抗原表位具有高度特异性 |
| 作用特点 | 不经克隆扩增和分化，迅速产生免疫作用，没有免疫记忆功能 | 经克隆扩增和分化，成为效应细胞后发挥免疫作用，具有免疫记忆功能 |
| 维持时间 | 维持时间较短 | 维持时间较长 |

# 四、本章小结

（1）固有免疫是生物体在长期种系进化过程中形成的一系列防御机制。

组成包括屏障结构、固有免疫细胞、固有免疫效应分子。

固有免疫细胞包括吞噬细胞、NK细胞、γδT细胞、NKT细胞、嗜碱粒细胞、嗜酸粒细胞。其中，吞噬细胞通过PRR识别结合病原体表面的PAMP而被激活，识别受体较少多样性，识别是泛特异性，无克隆扩增，应答产生迅速，无免疫记忆，也不形成免疫耐受。

NK细胞可直接杀伤某些肿瘤细胞和病毒感染的靶细胞，也可在特异性抗体存在条件下以ADCC杀伤靶细胞。NK细胞通过两类受体（KIR，KAR）识别"自己"和"非己"，保证杀伤的正确性。

NKT细胞识别CD1分子提呈的脂类和糖脂类抗原，对胞内寄生的微生物和肿瘤细胞有细胞毒作用。

（2）固有免疫应答可分为三个阶段：瞬时固有免疫应答、早期固有免疫应答、诱导适应性免疫应答。

（3）固有免疫与适应性免疫的关系:启动适应性免疫应答,影响适应性免疫应答的类型,协助适应性免疫应答发挥免疫效应。

# 五、知 识 扩 充

从 Mechnikov 1883 年发现吞噬细胞的吞噬现象至今,固有免疫研究已经历 120 多年,在早期曾经取得了辉煌成果。Mechnikov 发现了吞噬细胞,1908 年获得诺贝尔医学和生理学奖,Bordet 因补体的研究获得 1919 年诺贝尔医学和生理学奖。然而不得不承认 20 世纪免疫学发展的重心是适应性免疫,对细胞免疫和体液免疫的研究一直是两个主攻方向,其热度延续至今。相比之下,固有免疫由于人们缺乏对其识别机制的系统深入的认识,其研究进程明显滞后于适应性免疫。20 世纪 90 年代,Janeway 等有关病原体相关分子模式(PAMP)以及识别 PAMP 的模式识别受体(PRR)概念的提出,标志着固有免疫研究进入了一个崭新的阶段,使固有免疫迅速跟上 TCR、BCR、Ig FcR 和 NK 受体等免疫受体研究的步伐。模式识别受体是整个固有免疫应答研究的枢纽,一旦在基因和分子水平上揭示 PRR 的结构和分布,便有力地把 PRR 相应配体的鉴定同 PRR 介导的信号转导、基因调节以及生物学活性有机联系起来。不仅如此,固有免疫又诱导和调节了适应性免疫,大大加深了人们对精细而复杂的免疫网络的认识,更全面地了解某些临床免疫相关疾病的发病机制,从而为寻找诊断、预防和治疗免疫相关疾病的新策略提供重要的理论基础。近十年,固有免疫又成为免疫学的一个研究热点。2011 年诺贝尔医学和生理学奖颁给了在固有免疫研究领域做出卓越贡献的三位科学家,他们是发现树突状细胞的 Steinman、发现果蝇 Toll 蛋白的 Hoffmann 和发现 Toll 样受体的 Beutler。

# 六、本章复习题

**1. 判断题**

（1）非特异性免疫在其免疫应答的后期可诱导特异性免疫。

（2）Mφ 可经抗体和补体的调理作用,增强其吞噬功能。

（3）胎盘屏障可阻止任何病原体进入胎儿体内,保护胎儿免受感染。

（4）溶菌酶主要作用于 $G^+$ 菌,破坏细菌细胞膜。

（5）干扰素具有抗病毒、抗肿瘤和免疫调节作用。

（6）NK 细胞发挥 ADCC 效应是因为细胞膜上有 IgG 的高亲和力受体 FcγR Ⅰ。

（7）B1 细胞是 $CD5^-$ 的表达 mIgM 和 mIgD 的一类 B 细胞。

（8）NK 细胞通过 KLR 和 KIR 调节,杀伤病毒感染细胞和肿瘤细胞,而对自身组织细胞无细胞毒作用。

（9）NK 细胞可以自然杀伤,也可通过 ADCC 效应杀伤靶细胞。

（10）γδT 细胞主要分布于黏膜和上皮组织中,多为双阳性 T 细胞。

（11）NKT 细胞是表达 NK 细胞特征分子的 T 细胞,主要为 $CD4^+T$ 细胞。

（12）B1 细胞识别的主要为 TI-Ag。

（13）防御素为一组耐受蛋白酶的多糖。

（14）来自不同组织部位的同一类型固有免疫细胞可表达不同的模式识别受体,具有不同的识别特性。

（15）固有免疫细胞通过模式识别受体区分"自身"与"非己"成分。

（16）固有免疫细胞寿命较短,但在应答过程中可产生免疫记忆,也会形成免疫耐受。

（17）固有免疫细胞通过模式识别受体直接

识别结合病原体而被激活,经克隆扩增迅速产生免疫作用。

(18)固有免疫维持时间较长;适应性免疫维持时间较短。

**2. 填空题**

(1)参与非特异性免疫的细胞主要有_____、_____、_____和_____等。

(2)屏障结构包括_____、_____、_____等。

(3)非特异性免疫在抗感染中的作用时相可分为_____、_____、_____。

(4)单核吞噬细胞系统的主要功能是_____、_____、_____和_____。

(5)NK细胞的杀伤细胞免疫球蛋白样受体缩写为_____,杀伤细胞凝集素样受体缩写为_____。

(6)NK细胞杀伤靶细胞时可以_____,也可以有_____效应。

(7)模式识别受体英文缩写为_____,病原相关模式分子英文缩写为_____。

(8)模式识别受体的识别特点为_____,T/B淋巴细胞表面的抗原识别受体的识别特点为_____。

(9)表达CD16和CD56执行机体免疫监视功能的重要固有免疫细胞是_____。

(10)NK细胞可通过释放_____和_____产生细胞毒作用,可通过分泌_____和_____等细胞因子产生免疫调节作用。

(11)活化巨噬细胞产生的细胞因子主要包括_____、_____、_____、_____和_____。

(12)PRR中文称为_____,其识别的配体是_____。

**3. 选择题**(每题只有1个最佳答案)

【A型题】

(1)参与固有免疫的细胞,应排除(　　)
A. Mo/Mφ　　　B. NK细胞
C. γδT细胞　　D. B2细胞
E. B1细胞

(2)产生NK细胞ADCC效应的受体是(　　)
A. FcγR I　　　B. FcγR II
C. FcγR III　　D. FcεR I
E. C3bR

(3)关于NK细胞的叙述,下列哪项是错误的(　　)
A. 可以直接杀伤病毒感染的靶细胞
B. 可经ADCC效应杀伤靶细胞
C. 通过KLR和KIR对杀伤作用进行调节
D. 杀伤肿瘤细胞具有特异性
E. NK细胞又称为自然杀伤细胞

(4)CD5⁺B细胞产生的抗体类型主要是(　　)
A. IgG　　　　B. IgM
C. IgD　　　　D. IgA
E. IgE

(5)B1细胞识别的抗原是(　　)
A. TI-1Ag　　　B. TD-Ag
C. TI-2Ag　　　D. A与C
E. A、B与C

(6)关于B1细胞的叙述,错误的是(　　)
A. 表面标志为CD5⁺
B. 可以自我更新
C. 可以产生回忆反应
D. 识别TI-Ag
E. 主要存在于腹腔、胸腔和肠壁固有层

(7)B1细胞的mIg类别是(　　)
A. mIgG　　　　B. mIgM
C. mIgD　　　　D. mIgA
E. mIgE

(8)关于NKT细胞的叙述,错误的是(　　)
A. 具有NK细胞标志
B. 受体多为TCRαβ型
C. 多数为CD4⁺T细胞
D. 具有细胞毒作用
E. 具有免疫调节作用

(9)关于γδT细胞的叙述,错误的是(　　)
A. 主要分布于外周血中
B. 多为双阴性细胞
C. 识别抗原谱窄
D. 识别抗原不受MHC限制
E. TCR较少多态性

(10)关于NK细胞的特性,错误的是(　　)
A. 无mIg　　　B. 表达FcγR III
C. 具有吞噬作用　D. 无TCR
E. 具有ADCC作用

(11)NK细胞通过ADCC杀伤靶细胞(　　)
A. 需补体介导

B. 需 IgG 参与

C. 为定向的特异性杀伤

D. 以上均正确

E. 以上均不正确

(12) NK 细胞具有（　　　）

A. 调理作用 B. ADCC 作用

C. 抗原呈递作用 D. 吞噬作用

E. 以上都不对

(13) 参与固有免疫的效应分子不包括（　　　）

A. 防御素 B. 补体系统

C. 抗体 D. 溶菌酶

E. 细胞因子

(14) 下列哪种受体属于模式识别受体（　　　）

A. 细胞因子受体 B. 补体受体

C. Toll 样受体 D. TCR

E. LPS

(15) 模式识别受体可识别（　　　）

A. 细菌的脂多糖 B. 肿瘤相关抗原

C. MHC 分子 D. 自身抗原

E. 血型抗原

(16) 关于固有免疫哪一种说法不正确（　　　）

A. 是机体抗感染的第一道防线

B. 识别特点是泛特异性的

C. 通过 PRR 识别 PAMP

D. PRR 呈克隆化分布

E. 应答中无免疫记忆,无免疫耐受

(17) 婴幼儿易发中枢神经系统感染,是由于（　　　）

A. 物理屏障发育尚未完善所致

B. 化学屏障发育尚未完善所致

C. 微生物屏障尚未发育完善所致

D. 血-脑屏障尚未发育完善所致

E. 血-胎屏障尚未发育完善所致

(18) 体内组成化学屏障的杀/抑菌物质不包括（　　　）

A. 细菌素 B. 脂肪酸

C. 乳酸 D. 溶菌酶

E. 抗菌肽

(19) 下列促炎细胞因子和炎性介质中,不具趋化作用的是（　　　）

A. IL-8 B. IL-1

C. MCP-1 D. MIP-α/β

E. C5a

(20) 不具吞噬功能,可通过 ADCC 效应杀伤肿瘤细胞的固有免疫细胞是（　　　）

A. 巨噬细胞 B. γδT 细胞

C. NK 细胞 D. NKT 细胞

E. αβT 细胞

(21) γδT 细胞主要分布于（　　　）

A. 淋巴结皮质区

B. 脾白髓中央动脉周围淋巴鞘内

C. 黏膜和上皮组织中

D. 外周血中

E. 淋巴液中

(22) γδT 细胞可直接识别的抗原是（　　　）

A. 表达于细胞表面的 MHC I 类分子

B. 表达于感染细胞表面的热休克蛋白

C. 表达于巨噬细胞表面的抗原肽-MHC 分子复合物

D. G$^-$菌表面共有的 TI-1 型多糖抗原

E. 某些变性的自身抗原

(23) 具有自我更新能力的淋巴细胞是（　　　）

A. NK 细胞 B. B1 细胞

C. B2 细胞 D. αβT 细胞

E. γδT 细胞

(24) B1 细胞主要分布于（　　　）

A. 血液

B. 淋巴液

C. 胸腺

D. 淋巴结浅皮质区淋巴滤泡

E. 腹腔和肠壁固有层

(25) 可直接作用于 G$^+$菌细胞壁,使之溶解破坏的物质是（　　　）

A. C-反应蛋白 B. 穿孔素

C. 溶菌酶 D. 甘露聚糖结合凝集素

E. TNF-α

(26) 接受寄生虫刺激后,产生以 IL-4 为主的细胞因子的免疫细胞是（　　　）

A. 巨噬细胞 B. NK 细胞

C. γδT 细胞 D. NKT 细胞

E. 树突状细胞

(27) 分布于黏膜和上皮组织中,表面标志为 CD3$^+$的淋巴细胞是（　　　）

A. NK 细胞 B. γδT 细胞

C. 中性粒细胞 D. 巨噬细胞

E. αβT 细胞

（28）B1 细胞通过表面 mIgM 可直接识别
（　　）

A. 感染细胞表面的热休克蛋白

B. 自身组织细胞表面的 MHC I 类分子

C. C-反应蛋白

D. 细菌多糖类抗原

E. 细菌表面的岩藻糖

（29）下面各项均属于皮肤黏膜的物理屏障
作用,除了（　　）

A. 机械屏障作用

B. 黏膜上皮细胞的更新

C. 黏膜上皮细胞纤毛的定向摆动

D. 黏膜表面分泌液的冲洗作用

E. 寄居在皮肤黏膜表面的正常菌群阻止病
原体的结合

（30）下列关于巨噬细胞的说法错误的是（　　）

A. 在机体抗感染免疫中发挥重要作用

B. 通过 PRR 特异性识别抗原

C. 通过表面 FcR 和 CR 发挥调理作用

D. 活化巨噬细胞可杀伤肿瘤细胞

E. 参与免疫调节

（31）巨噬细胞产生的具有促炎作用的细胞
因子是（　　）

A. IFN-γ　　　　　B. IL-4

C. IL-12　　　　　D. 组胺

E. IL-8

（32）关于 PRR 说法错误的是（　　）

A. 即病原相关分子模式

B. 能直接识别 PAMP

C. 不同组织部位的巨噬细胞表面表达同样
的 PRR

D. 较少多样性

E. 有分泌型和膜型两种形式

（33）下列哪项不是固有免疫细胞的应答特
点（　　）

A. PRR 识别结合 PAMP 启动

B. 免疫细胞不经克隆扩增

C. 免疫应答迅速

D. 可产生免疫记忆

E. 通常不形成免疫耐受

（34）早期非特异性免疫应答阶段发生于感
染后（　　）

A. 0~4 小时之内　　B. 0~24 小时之内

C. 4~48 小时之内　　D. 4~96 小时之内

E. 24~96 小时之内

（35）巨噬细胞所不具备的受体是（　　）

A. IgG Fc 受体　　　B. C3b 受体

C. 细胞因子受体　　　D. 岩藻糖受体

E. 抗原识别受体

（36）既具有杀菌作用又具有抗原加工提呈
作用的细胞是（　　）

A. 中性粒细胞　　　B. 巨噬细胞

C. 树突状细胞　　　D. B 细胞

E. M 细胞

（37）巨噬细胞所不具有的与杀菌作用有关
的物质是（　　）

A. 一氧化氮（NO）

B. 过氧化氢（$H_2O_2$）

C. 髓过氧化物酶（MPO）

D. 溶菌酶

E. 弹性蛋白酶

（38）NK 细胞表面的杀伤细胞抑制受体可
识别（　　）

A. 自身组织细胞表面的糖类配体复合物

B. 肿瘤细胞表面的糖类配体

C. 自身组织细胞表面的 MHC II 类分子

D. 自身组织细胞表面的 MHC I 类分子

E. 表达于感染细胞表面的病毒蛋白

（39）反应性氧中间物系统中所不具备的杀
菌物质是（　　）

A. 超氧阴离子（$O_2^-$）B. 单态氧（$^1O_2$）

C. 一氧化氮（NO）　D. 游离羟基（$OH^-$）

E. 过氧化氢（$H_2O_2$）

（40）与氧依赖性杀菌系统有关的物质是
（　　）

A. 髓过氧化物酶　　B. 溶菌酶

C. 弹性蛋白酶　　　D. 乳铁蛋白

E. 阳离子蛋白如白细胞素

（41）巨噬细胞表面可识别病原菌表面岩藻
糖残基的模式识别受体是（　　）

A. 清道夫受体　　　B. TLR4

C. 甘露糖受体　　　D. C3b 受体

E. TLR2

（42）巨噬细胞分泌的对多种固有免疫细胞
具有抑制作用的细胞因子是（　　）

A. IL-1β　　　　　B. IL-18

C. IL-6　　　　　　D. IL-12

E. IL-10

(43) NK 细胞表面能够识别结合 MICA/B 分子的杀伤活化受体是(　　　)

A. NKG2D　　　　B. NKG2A

C. NKG2C　　　　D. NKp46

E. NKp44

(44) NK 细胞表面能与 DAP-12 同源二聚体非共价结合组成活化性受体的分子是(　　　)

A. CD94/NKG2A　B. NKG2D

C. NKp46　　　　D. KIR3DL

E. CD94/NKG2C

(45) 单核细胞进入表皮棘皮层后发育而成的免疫细胞是(　　　)

A. 中性粒细胞　　B. 肥大细胞

C. 巨噬细胞　　　D. 朗格汉斯细胞

E. 自然杀伤细胞

(46) 可诱导初始 T 细胞活化的免疫细胞是(　　　)

A. 肥大细胞　　　B. B1 细胞

C. 巨噬细胞　　　D. 树突状细胞

E. 上皮细胞

(47) NKT 细胞表面 TCR 识别的配体分子是(　　　)

A. HLA Ⅰ类分子

B. CD1 分子提呈的脂类/糖脂类抗原

C. MICA/B 分子

D. 抗原肽-MHC Ⅰ类分子复合物

E. 细菌脂多糖

(48) 不能通过表达 FasL 使靶细胞发生凋亡的免疫细胞是(　　　)

A. CD8$^+$CTL 细胞

B. NK 细胞

C. γδT 细胞

D. NKT 细胞

E. 活化巨噬细胞

(49) 关于固有性免疫应答,正确的是(　　　)

A. 作用于感染后期

B. 作用具有高度特异性

C. 不能遗传

D. 具有免疫记忆性

E. 具有生理性屏障

(50) 关于 NK 细胞的叙述,下列哪项是错误的(　　　)

A. 可以直接杀伤病毒感染的靶细胞

B. 可经 ADCC 效应杀伤靶细胞

C. 通过 KAR 和 KIR 对杀伤作用进行调节

D. 可分泌 IFN-γ,促进单核巨噬细胞的活化

E. 杀伤肿瘤细胞具有抗原特异性

(51) Toll 样受体可识别(　　　)

A. 细菌的脂多糖　B. 他人的红细胞

C. MHC 分子　　　D. 自身抗原

E. 补体

(52) 关于固有性免疫的抗感染效应,正确的是(　　　)

A. 仅在 0~96 小时内发挥作用

B. 细胞活化并增殖

C. 不能遗传

D. 具有免疫记忆性

E. 可以影响特异忓淋巴细胞的活化

(53) 参与适应性免疫的细胞,应排除(　　　)

A. B2 细胞　　　　B. Th2

C. B1 细胞　　　　D. Th1 细胞

E. CTL

(54) 介导淋巴细胞归巢主要是下列哪类分子的功能(　　　)

A. CD 分子　　　　B. 黏附分子

C. TCR 与 BCR　　D. IgSF

E. MHC 分子

(55) AM(黏附分子)的正确概念是(　　　)

A. 细胞在正常分化、成熟、活化过程中,出现或消失的表面标记

B. 介导细胞之间或细胞与细胞外基质之间相互接触和结合的一类分子

C. 由活化的细胞分泌的调节多种细胞生理功能的小分子多肽

D. 体液中正常存在的具有酶活性和自我调节作用的一组大分子系统

E. 是一组广泛参与免疫应答并代表个体特异性的抗原分子

(56) 下列哪项不是固有免疫的效应分子(　　　)

A. 防御素　　　　B. 补体系统

C. 抗体　　　　　D. 溶菌酶

E. 细胞因子

(57) 关于 NK 细胞的特点,错误的描述是(　　　)

A. 具有细胞毒作用

B. 在非特异性免疫中发挥重要作用

C. 同时具有活化受体和抑制受体

D. 具有免疫监视功能

E. 具有识别特异性抗原的膜受体

（58）介导炎症性白细胞从血管渗出的分子是（　　）

A. 抗体　　　　B. CD 分子

C. 黏附分子　　D. MHC 分子

E. 干扰素

【B1 型题】

（59~62）

A. 巨噬细胞　　B. NK 细胞

C. γδT 细胞　　D. B1 细胞

E. NKT 细胞

（59）具有 FcγRⅢ的细胞是（　　）

（60）具有 FcγRⅠ，Ⅱ及 C3b 受体的细胞是（　　）

（61）具有 CD5 标志的细胞是（　　）

（62）分布在黏膜和上皮，以 CD4⁻CD8⁻为主的细胞是（　　）

（63~65）

A. 巨噬细胞　　B. NK 细胞

C. B1 细胞　　D. 中性粒细胞

E. T 细胞

（63）对 TI-Ag 产生免疫应答的细胞是（　　）

（64）既是 APC，又具有吞噬功能的细胞是（　　）

（65）具有 KLR 和 KIR 的细胞是（　　）

（66~68）

A. 巨噬细胞　　B. NK 细胞

C. B1 细胞　　D. 树突状细胞

E. γδT 细胞

（66）主要分布于胸腔、腹腔，具有自我更新能力的细胞是（　　）

（67）主要分布于表皮、黏膜，构成机体第一道防线的细胞是（　　）

（68）可通过 ADCC 杀伤病毒感染细胞或肿瘤细胞的淋巴细胞是（　　）

**4. 复习思考题**

（1）MPS 有哪些主要功能？

（2）NK 细胞为什么能杀伤病毒感染细胞和肿瘤细胞，而不杀伤正常组织细胞？

（3）B1 细胞产生抗体有何特点？

（4）简述固有免疫系统的组成。

（5）简述固有免疫的作用时相及其作用。

（6）简述模式识别受体及其种类。

（7）简述病原相关模式分子及其种类。

（8）比较固有性免疫和适应性免疫的特点。

（9）简述固有性免疫和适应性免疫的相互关系。

（魏晓丽）

# 第八章　执行适应性免疫应答的细胞

## 一、本章要求

（1）掌握：TCR 复合物与 BCR 复合物的组成和功能，T 细胞亚群和功能以及 Th 细胞亚群的转换和意义，B 细胞的功能，专职 APC 的种类和特点，处理和提呈外源性抗原和内源性抗原的过程及其特点。

（2）熟悉：T 细胞和 B 细胞的发育，T 细胞和 B 细胞的表面分子及其功能，B 细胞亚群的特点，抗原提呈细胞的概念。

（3）了解：胸腺、骨髓的微环境，树突状细胞的分类和功能，APC 摄取抗原的方式。

## 二、基本概念

1. **T 细胞发育的阳性选择（positive selection）**　在胸腺皮质中，双阳性（DP）细胞的 TCR 与胸腺上皮细胞表达的自身肽/MHC Ⅰ类或Ⅱ类分子复合物以适当亲和力结合，可被选择继续发育分化为单阳性（SP）细胞；而不能结合 MHC 分子或亲和力过高的胸腺细胞则发生凋亡，此过程称为阳性选择。T 细胞通过阳性选择获得自身 MHC 限制性。

2. **T 细胞发育的阴性选择（negative selection）**　位于胸腺皮髓质交界处及髓质区的树突状细胞（DC）和巨噬细胞表达高水平的自身肽/MHC Ⅰ类和Ⅱ类分子，若 SP 细胞与 DC 和 Mφ 表达的自身肽/MHC Ⅰ类或Ⅱ类分子高亲和力结合，则被清除或成为无能状态；反之则继续发育成熟，此过程称为阴性选择。T 细胞通过阴性选择获得对自身抗原的耐受（中枢耐受）。

3. **分化群（cluster of differentiation，CD）**　应用单克隆抗体识别鉴定的存在于免疫细胞表面的膜分子，称为 CD。CD 采用流水编号，目前鉴定的 CD 分子有 300 余种。

4. **TCR 复合物（TCR complex）**　是 T 细胞抗原受体与一组 CD3 分子以非共价键结合形成的复合物，是 T 细胞识别抗原和传导抗原信号的主要单位。

5. **初始 T 细胞（naïve T cell，Tn）**　尚未经抗原刺激的成熟 T 细胞。

6. **效应 T 细胞**　初始 T 细胞经抗原刺激活化、增殖，分化为能发挥免疫效应的终末 T 细胞。

7. **记忆性 T 细胞（memory T cell，Tm）**　T 细胞活化并克隆扩增时，部分细胞分化为对特异性抗原有记忆能力，寿命较长的细胞，再次遇到相同抗原后，可迅速活化、增殖、分化为效应细胞。

8. **BCR 复合物（BCR complex）**　由膜表面免疫球蛋白（mIg）与 Igα/Igβ 构成，是 B 细胞识别抗原和传导抗原信号的主要单位。

9. **抗原提呈细胞（antigen presenting cell，APC）**　指能摄取、加工处理抗原并将抗原信息提呈给 T 淋巴细胞启动适应性免疫应答的一类免疫细胞。

10. **外源性抗原（exogenous antigen）**　APC 经过吞噬或吞饮作用由细胞外摄入的抗

原,其抗原蛋白质的合成不依赖于提呈细胞。

11. 内源性抗原(endogenous antigen) 在提呈细胞的胞质内合成的抗原蛋白。

12. 抗原处理(antigen processing) 提呈细胞将抗原降解并加工处理为肽片段,以抗原肽-MHC 复合物的形式表达于细胞表面,称为抗原处理。

13. 抗原提呈(antigen presentation) 抗原肽-MHC 复合物(pMHC)在与 T 细胞接触的过程中,被特异性 TCR 识别,形成 TCR-抗原肽-MHC 三元体,产生 T 细胞活化的抗原信号,称为抗原提呈。

# 三、基 本 内 容

(一) T 淋巴细胞

1. T 细胞在胸腺内的发育 T 细胞在胸腺的发育过程中,获得功能性 TCR 表达,自身 MHC 限制性及自身耐受。

(1) 胸腺微环境:

1) 胸腺基质细胞(TSC):包括上皮细胞、树突状细胞、巨噬细胞等。

2) 细胞外基质(ECM)

3) 胸腺激素和细胞因子

(2) T 细胞在胸腺内发育过程:可分为 3 个阶段,每个阶段中,TCR$\alpha\beta$、CD3、CD4、CD8 等分子的表达水平不同,具有严密复杂的调节机制。

1) 第一阶段:双阴性阶段。T 细胞表型为 CD4$^-$CD8$^-$,称为双阴性细胞(double negative,DN)。

2) 第二阶段:双阳性阶段。不成熟的 T 细胞由 DN 分化为双阳性细胞(double positive,DP),即 CD4$^+$CD8$^+$,TCR 和 CD3 低表达。

3) 第三阶段:单阳性阶段。DP 细胞经历阳性与阴性选择,分化发育为仅表达 CD4 或 CD8 的单阳性细胞(single positive,SP),CD3 高表达,成为具有免疫功能的 T 细胞,迁出胸腺,进入外周免疫器官。

(3) $\alpha\beta$TCR 的发育

1) T 细胞在双阴性阶段,$\beta$ 链基因开始重排,表达 $\beta$ 链蛋白,部分 T 细胞不形成有效的基因重排,则发生凋亡。

2) $\beta$ 链与替代 $\alpha$ 链(pT$\alpha$)组装成为 pT$\alpha$:$\beta$ 二肽链(pre-TCR),表达于 CD44$^-$CD25$^-$ 阶段的前 T 细胞表面。作用是促进 T 细胞克隆扩增,等位基因排除,关闭 $\beta$ 基因重排。

3) $\alpha$ 链基因开始重排,此时 T 细胞为双阳性,随后 T 细胞表达功能性 TCR$\alpha\beta$。

(4) T 细胞发育的阳性选择——MHC 限制性的获得

1) 在胸腺皮质中,DP 细胞 TCR 与胸腺上皮细胞表达的自身肽/MHC I 类或 II 类分子复合物以适当亲和力结合,可被选择继续发育分化为 SP 细胞。

A. TCR 与上皮细胞 MHC I 类分子结合的 DP 细胞,CD8 表达升高,CD4 表达关闭,成为 CD8$^+$CD4$^-$T 细胞(SP),获得 MHC I 类限制性。

B. TCR 与上皮细胞 MHC II 类分子结合的 DP 细胞,CD4 表达升高,CD8 表达关闭,成为 CD4$^+$CD8$^-$T 细胞(SP),获得 MHC II 类限制性。

2) 不能与自身肽/MHC I 类或 II 类分子复合物结合,或亲和力过高的 DP 细胞,发生凋亡。经过阳性选择,约95%的DP细胞凋亡,仅5%的细胞存活。

阳性选择后,T细胞由DP细胞分化为SP细胞,同时获得在识别抗原过程中的自身MHC限制性。

(5)T细胞发育的阴性选择——中枢耐受的形成:位于胸腺皮髓质交界处及髓质区的树突状细胞(DC)和巨噬细胞表达高水平的MHCⅠ类和Ⅱ类分子,并与自身成分结合成复合物。

1)经历阳性选择的SP细胞与DC和Mφ表达的自身肽/MHCⅠ类或Ⅱ类分子以适中或高亲和力结合,则被清除或成为无能状态,保证进入外周的T细胞库中无针对自身成分的T细胞。

2)经历阳性选择的SP细胞不能识别DC和Mφ表达的自身肽/MHCⅠ类或Ⅱ类分子,该细胞继续发育。

胸腺细胞通过阴性选择获得对自身抗原的耐受性(中枢耐受),但仍会有少数自身反应性T细胞逃避阴性选择,进入外周(图8-1)。

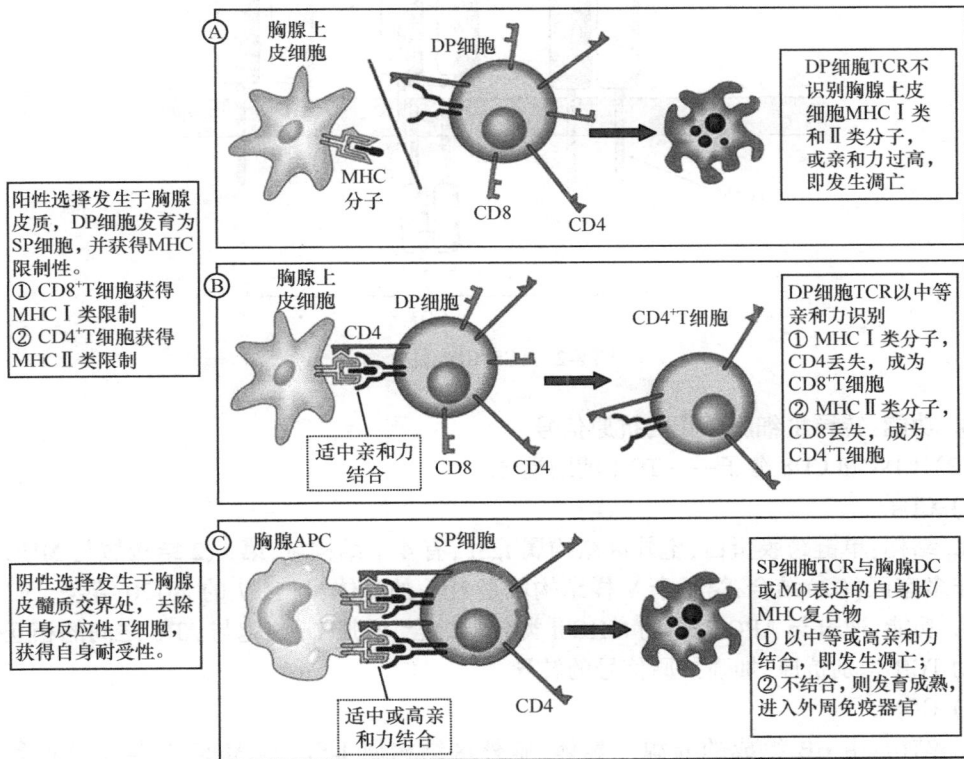

图8-1 T细胞在胸腺的阳性选择和阴性选择

(6)T细胞在胸腺的发育过程中获得的三个特性

1)功能性TCR的表达(包括CD3的表达):pro-T(祖T细胞)→pre-T(DN)→DP→SP。

2)自身的MHC限制性:阳性选择,DP→SP。

3)自身耐受性:阴性选择,DP或SP→成熟T细胞。

2. T细胞表面分子及其作用

(1)TCR-CD3复合物:TCR-CD3复合物是T细胞抗原受体与一组CD3分子以非共价键结合而成的复合物,是T细胞识别抗原肽-MHC复合物和转导抗原信号的主要单位。

1）T 细胞受体（T cell receptor，TCR）

A. 结构：有 αβγδ 四种肽链。可分为 αβTCR 和 γδTCR 两种类型，是异源二聚体跨膜分子。每条肽链胞外区包括可变区（V）和恒定区（C），属 IgSF，可变区是 TCR 识别抗原肽-MHC 复合物的功能区。

B. 功能：是 T 细胞特有的表面标志，特异性识别抗原肽-MHC 分子复合物。

2）CD3

A. 结构：有五种肽链，构成 γε、δε、ζζ 或 ζη 三个二聚体的组合，胞内区有免疫受体酪氨酸活化基序（immunoreceptor tyrosine-based activation motif，ITAM）（图 8-2）。

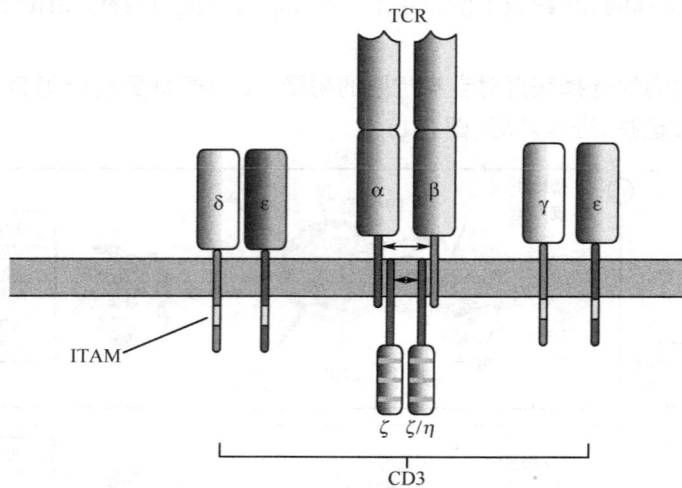

图 8-2　TCR-CD3 复合物

B. 功能：转导 T 细胞活化的抗原信号。

（2）CD4 和 CD8 分子——TCR 辅助受体

1）CD4

A. 结构：单链跨膜蛋白，胞外区结构属 IgSF，有 4 个结构域，第 1、2 结构域与 MHC Ⅱ类分子非多态区（β2）结合，第 1 个 V 样结构域是 HIV 的受体，与 HIV 的 gp120 结合。

B. 功能：通过与 APC 表达的 MHC Ⅱ类分子结合，增强 Th 细胞与 APC 之间的相互作用并辅助 TCR 识别抗原，加强抗原信号的转导。

2）CD8

A. 结构：由 αβ 组成的异源二聚体，胞外区结构属 IgSF，与 MHC Ⅰ类分子非多态区（α3）结合。

B. 功能：与靶细胞表达的 MHC Ⅰ类分子结合，增强 Tc 细胞与靶细胞之间的相互作用并辅助 TCR 识别抗原，加强抗原信号的转导（图 8-3）。

（3）协同刺激分子（co-stimulating molecule）：初始 T 细胞活化需两个信号刺激：上述 TCR-CD3 复合物识别 APC 或靶细胞上的抗原肽-MHC 分子复合物产生第一信号；APC 或靶细胞与 T 细胞之间协同刺激分子的配对相互作用产生 T 细胞活化的第二信号。

1）CD28 与 CTLA-4

A. CD28：T 细胞的 CD28 与 APC 的 CD80（B7-1）和 CD86（B7-2）结合，为 T 细胞活化提供协同刺激信号。

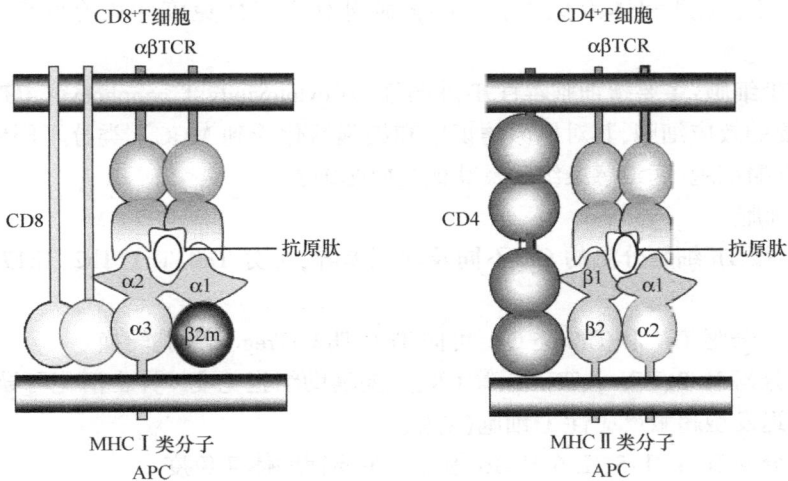

图 8-3　CD4 和 CD8 分子

B. CTLA-4：CTLA-4 的天然配体与 CD28 相同，均为 CD80 和 CD86。T 细胞活化后表达 CTLA-4，因 CTLA-4 分子胞内区有免疫受体酪氨酸抑制基序（immunoreceptor tyrosine-based inhibitory motif，ITIM），且其亲和力高于 CD28，故结合配体后产生抑制信号，避免 T 细胞过度激活。CTLA-4 是 T 细胞上重要的抑制性受体。

2）ICOS（inducible costimulator）：表达于已接受 CD28 活化信号的 T 细胞，配体是 B7RP-1。ICOS 在 CD28 后起作用，调节 T 细胞产生多种细胞因子，促进 T 细胞增殖。

3）LFA-1：由 αβ 组成的异源二聚体，属整合素家族。配体是表达于 APC 的 ICAM-1、2、3，提供 T 细胞活化的辅助信号。

4）LFA-2（CD2）：配体是表达于 APC 的 LFA-3（CD58），提供辅助信号。CD2 也是绵羊红细胞（SRBC）受体，可用于检测 T 细胞，称为 E 花环试验。

5）CD40L（CD154）：主要表达于活化的 CD4+T 细胞，可促进 T 细胞的活化。CD40L 与 B 细胞表面的 CD40 结合，组成 B 细胞活化的协同刺激信号。

6）PD-1：表达于活化的 T 细胞，其配体为 B7-H1。PD-1 与相应配体结合后，可抑制 T、B 细胞的增殖、细胞因子和 Ig 分泌。

（4）丝裂原受体：丝裂原与 T 细胞表面相应膜分子结合，使静止 T 细胞活化，增殖转化为淋巴母细胞。常用的 T 细胞丝裂原有 PHA（植物血凝素）和 ConA（刀豆蛋白 A）。

TCR 是 T 细胞特有的表面标志，CD3 是 T 细胞重要的表面抗原（也存在于部分活化 NK 细胞上），CD2、CD4 和 CD8 不是 T 细胞特有标志，但 B 细胞不表达，可与 B 细胞区别。

3. T 细胞亚群及其功能　T 细胞无论在表型或在功能上都是异质性群体，可分为不同亚群。

（1）αβT 细胞和 γδT 细胞：根据 TCR 结构不同可将 T 细胞分为 αβT 细胞和 γδT 细胞两个亚群。αβT 细胞即通常所指的特异性 T 细胞，识别 MHC 分子提呈的抗原肽，产生细胞免疫，协助体液免疫；γδT 细胞识别 CD1 分子提呈的脂类抗原（详见第七章）。

（2）CD4+T 细胞和 CD8+T 细胞：αβT 细胞可分为 CD4+T 细胞和 CD8+T 细胞。

1）CD4+T 细胞：主要包括辅助性 T 细胞（helper T cell，Th）和调节性 T 细胞（regulatory T cell，Treg），其对抗原的识别和细胞活化受到 MHCⅡ类分子限制。Th 细胞（如 Th1

和 Th2)辅助细胞免疫和体液免疫,而 Treg 细胞对适应性免疫和固有性免疫均有抑制作用。

2）CD8$^+$T 细胞:主要指细胞毒性 T 淋巴细胞(cytotoxicity T lymphocyte,CTL 或 Tc),是细胞免疫重要的效应细胞,其对抗原的识别和细胞活化受到 MHC I 类分子限制,活化后可特异性杀伤肿瘤细胞、病毒感染细胞及其他抗原靶细胞。

（3）Th 细胞

1）分类:按 Th 细胞分泌的 CK 不同及功能差异,可分 Th0、Th1、Th2、Th17、iTreg（Th3、Tr1）等亚群。

A. Th0:可分泌 Th1 和 Th2 类 CK,可向 Th1、Th2、iTreg 等细胞转换。

B. Th1:分泌 IL-2、IFN-γ、TNF-β 等 CK,主要辅助细胞免疫。异常活化可导致迟发型超敏反应,成为迟发型超敏反应性 T 细胞(T$_{DTH}$)。

C. Th2:分泌 IL-4、IL-5、IL-6、IL-10 等 CK,主要辅助体液免疫。

D. Th17:主要分泌 IL-17 等促炎细胞因子,参与炎症反应,具有抗真菌及胞外微生物的作用。

E. iTreg(诱导调节性 T 细胞)

a. Th3(CD4$^+$CD25$^-$foxp3$^+$):分泌 TGF-β,下调 APC、Th1 细胞活性及 B 细胞、CTL、NK 细胞的增殖和功能。

b. Tr1(CD4$^+$CD25$^-$foxp3$^-$):分泌 IL-10,抑制巨噬细胞的功能,间接抑制 Th1 细胞。

2）Th1 与 Th2 细胞:见表 8-1。

表 8-1　Th1 细胞与 Th2 细胞的功能

| | Th1 | Th2 |
| --- | --- | --- |
| 辅助全体抗体产生 | + | +++ |
| 辅助 IgG2a 产生 | ++ | + |
| 辅助 IgE 产生 | − | ++ |
| 细胞毒作用 | + | − |
| 活化单核细胞 | +++ | |
| 诱导迟发型超敏反应 | ++ | − |
| 抗感染免疫中的作用 | 增强细胞免疫(抗细胞内寄生感染) | 增强体液免疫(抗细胞外寄生感染) |

3）Th 细胞亚群的转换及其意义:微环境中 CK 的种类是影响 Th 细胞分化和转换的关键因素。IFN-γ、IL-2、IL-12 可促使 Th0 向 Th1 分化,抑制 Th2 分化;IL-4 可促使 Th0 向 Th2 分化,抑制 Th1 分化。两者可互为抑制细胞,进行免疫调节。Th1 的大量扩增及其释放的 CK 可抑制 Th2 介导的免疫效应或疾病,反之亦然。TGF-β 可促使 Th0 向 Th3 分化。IL-10 可促使 Th0 向 Tr1 分化(图 8-4)。

（4）Treg:是一类具有负向调节作用的 T 细胞,包括自然调节性 T 细胞(nTreg)和诱导调节性 T 细胞(iTreg)。

1）nTreg(CD4$^+$CD25$^+$foxp3$^+$):直接在胸腺中分化成熟,可通过细胞与细胞的直接接触和分泌 TGF-β、IL-10 等细胞因子抑制其他 T 细胞和 APC 的活化,下调免疫应答的水平。

2）iTreg:分泌 TGF-β、IL-10、IL-35 等细胞因子下调免疫应答的水平。

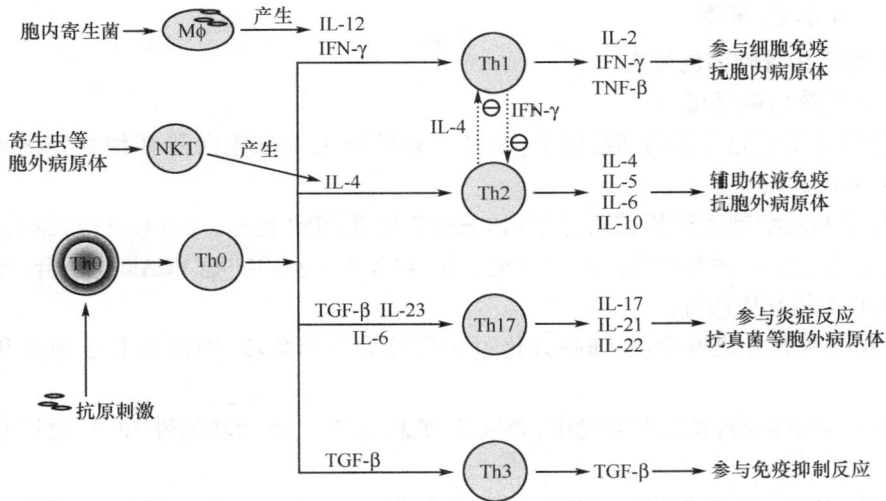

图 8-4　Th 细胞亚群的转换和功能

（5）CD8$^+$Tc 细胞：根据 Tc 细胞分泌的 CK 不同，可分为 Tc1 和 Tc2 亚群，两者均具有特异性杀伤靶细胞的功能，但也具有许多类似 Th1 和 Th2 细胞的生物学特征，如 Tc1 分泌 IFN-γ 类似于 Th1，Tc2 分泌 IL-4、IL-5、IL-10 类似于 Th2。

（6）初始性 T 细胞、效应性 T 细胞和记忆性 T 组胞：根据对抗原应答的不同分为初始 T 细胞、效应 T 细胞和记忆性 T 细胞

1）初始性 T 细胞（naïve T,$T_n$）：未经抗原刺激的成熟 T 细胞，表达 CD45RA。

2）效应性 T 细胞（effect T）：初始 T 细胞经抗原或其他物质刺激后活化、增殖、分化为具有免疫效应的 T 细胞，在细胞免疫中主要的效应细胞有迟发型超敏反应性 T 细胞（$T_{DTH}$，主要为 Th1）和 CTL。

3）记忆性 T 细胞（memory T,$T_m$）：T 细胞活化时，部分细胞分化为对特异性抗原有记忆能力、寿命较长的细胞，表达 CD45RO。再次遇到相同抗原后，$T_m$ 细胞可迅速活化、增殖、分化为效应 T 细胞（表 8-2）。

表 8-2　初始性 T 细胞与记忆性 T 细胞的特点

| | 初始 T 细胞（$T_n$） | 记忆性 T 细胞（$T_m$） |
| --- | --- | --- |
| CD45 | CD45RA | CD45RO |
| MHC-Ⅱ类分子 | − | + |
| ICAM-1 | − | + |
| IL-2R | − | + |
| TCR 特点 | 高度异质性 | 经寡克隆扩增,相对均一 |
| 再循环 | 血流-淋巴组织 | 直接移行至抗原部位 |
| 寿命 | 短(数日) | 长(数月) |
| 再次抗原刺激 | − | +++ |

（二）B 淋巴细胞

1. B 细胞在骨髓内的发育

（1）骨髓造血微环境

1）骨髓基质细胞分泌的细胞因子：如 IL-7 是诱导祖 B 细胞向前 B 细胞分化的关键因子（pro-B→pre-B）。

2）骨髓基质细胞表达的黏附分子：如 mSCF 与 B 细胞上的 c-kit（CD117）结合，提供 B 细胞早期发育分化的刺激信号。祖 B 细胞上的 VLA-4 与基质细胞 VCAM-1 结合，促进此 c-kit 与 mSCF 的相互作用等。

（2）B 细胞的分化发育：B 细胞分化过程可分为 2 个阶段，即抗原非依赖期和抗原依赖期。

1）抗原非依赖期：发生在骨髓中，导致 B 细胞的成熟，表达功能性 BCR，对抗原具有应答能力。

此期具体过程：祖 B 细胞（pro-B）→大前 B 细胞（pre-B）→小前 B 细胞→未成熟 B 细胞→成熟 B 细胞

2）抗原依赖期：发生在周围免疫器官。需要外来抗原刺激，接受刺激的 B 细胞在 Th 细胞辅助下，最终分化为浆细胞，分泌抗体。

（3）BCR 表达和免疫耐受的形成

1）B 细胞发育至大 pre-B 细胞时，完成重链（μ链）VDJ 重排，可表达完整 μ链。

2）大 pre-B 表达由 λ5/VpreB 组成的替代轻链，替代轻链与 μ链共同表达于大前 B 细胞，可促进 pre-B 进一步分化。

3）分化至小 pre-B，发生轻链重排，在未成熟 B 细胞阶段表达完整的 mIgM。只表达 IgM 的未成熟 B 细胞若与骨髓基质细胞表面自身抗原高亲和力结合，则发育终止，保证进入外周的 B 细胞库中，无自身反应性 B 细胞，这是 B 细胞中枢免疫耐受的主要机制。

4）成熟 B 细胞同时表达 mIgM 和 mIgD，迁向外周 B 细胞库。在外周接受抗原刺激后一般发生正免疫应答。

2. B 细胞表面分子及其作用　B 细胞具有 B 细胞受体（BCR）复合物、B 细胞活化辅助受体、协同刺激分子、丝裂原受体及其他表面分子等。

（1）BCR 复合物：由 BCR 与 Igα/Igβ 构成，识别抗原产生 B 细胞活化的第一信号。

1）BCR

A. 结构：表达于成熟 B 细胞的膜型免疫球蛋白（mIg），其重链具有疏水性 COO⁻末端。

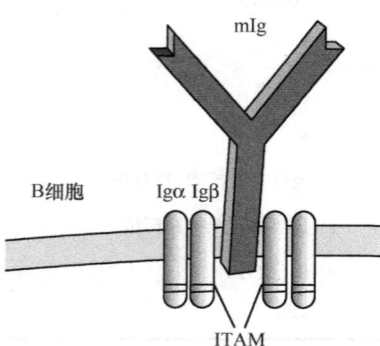

图 8-5　BCR 复合物的结构

胞质区很短，不能转导抗原信号。成熟 B 细胞的 mIg 主要为单体的 mIgM 和 mIgD，活化后的 B 细胞可发生 Ig 的类别转换，表达 mIgG、mIgA 或 mIgE。

B. 功能：特异性结合抗原的 B 细胞表位，结合部位是 mIg 的高变区（HVR）。

2）CD79a（Igα）和 CD79b（Igβ）

A. 结构：异源二聚体，属 IgSF。胞内区较长，含 ITAM。

B. 功能：转导抗原与 mIg 结合形成的信号，参与 Ig 从胞内向胞膜的转运（图 8-5，表 8-3）。

表 8-3 TCR 复合物与 BCR 复合物的特点

| | BCR 复合物 | TCR 复合物 |
|---|---|---|
| 构成 | BCR-Igα/Igβ | TCR-CD3 |
| 与抗原结合形式 | Ag-BCR | TCR-p-MHC |
| 是否需 MHC 协助 | 无需 | 需要 |
| 识别抗原种类 | 天然抗原 | APC 处理和提呈的抗原 |
| 识别抗原表位 | B 细胞表位 | T 细胞表位 |

（2）B 细胞活化辅助受体

1）BCR 共受体（BCR co-receptor）：B 细胞表达 CD19，其与 CD21、CD81、CD225（Leu-13）组成特征性的多分子活化辅助受体，功能是增强 B 细胞对抗原刺激的敏感性，加强抗原信号的转导。

2）CD72：CD72 组成性表达于除浆细胞外的其他各分化阶段 B 细胞，胞内区有两个 ITIM，一定条件下抑制第一信号的刺激；但与 CD100 结合后可消除由 CD72 产生的抑制作用，故对 B 细胞激活的调节是双向的。

（3）协同刺激分子：抗原产生第一信号，但还需第二信号。B 细胞活化的第二信号即 Th 细胞给予的协同刺激信号，最重要的是 CD40 和 CD40L。

1）CD40：CD40 表达于成熟 B 细胞，其配体 CD40L 表达于活化 T 细胞。两者的结合产生 B 细胞活化的第二信号，并在针对 TD-Ag 的抗体产生、Ig 的类别转换、记忆性 B 细胞（Bm）的分化、阻断 B 细胞凋亡等方面发挥关键作用。

2）ICAM-1（CD54）：表达于 B 细胞表面，与 T 细胞所表达的 LFA-1 结合，为 T 细胞的活化提供协同刺激信号。

3）CD27：表达于 B 细胞表面，与 T 细胞所表达的 CD70 结合，在 B 细胞分化为浆细胞中起作用。

4）B7-1/B7-2（CD80/CD86）：作为专职 APC，B 细胞天然表达协同刺激分子 B7-1/B7-2，为 T 细胞的活化提供协同刺激信号。

（4）CD32：是表达于 B 细胞表面的 FcγRⅡ，这种中等亲和力的 IgG 受体有两型，FcγRⅡ-A 和 FcγRⅡ-B。FcγRⅡ-A 是 B 细胞表面的活化受体，胞内区有 ITAM，与抗原抗体复合物中 IgG 的 Fc 段结合后，有助于 B 细胞对抗原的捕获，促进 B 细胞活化。FcγRⅡ-B 的功能正好相反，胞内区有 ITIM，结合抗体 IgG 或抗原抗体复合物后抑制 B 细胞活化，产生负反馈调节作用。

（5）丝裂原受体：B 细胞表面可表达多种结合丝裂原的膜分子，如细菌脂多糖（LPS）受体、金黄色葡萄球菌 A 蛋白（SPA）受体，它们可非特异性诱导 B 细胞活化。

3. B 细胞亚群 外周免疫器官中的 B 细胞仍然是异质的细胞群。根据 CD5 的表达与否，可将 B 细胞分为 B1 细胞和 B2 细胞。B1 细胞参与固有性免疫，有关 B1 细胞的内容已见于"固有性免疫"一章。B2 细胞为通常所指的 B 细胞，参与适应性免疫。

B2 细胞由骨髓中多能造血干细胞分化而来，其形态较小，为成熟的 B 细胞。在体内出现较晚，定位于淋巴器官。成熟 B 细胞大多处于静止期，在抗原刺激及 Th 细胞辅助下，被激活成为活化的 B 细胞，并最终分化成为浆细胞，即抗体形成细胞（表 8-4）。

**表 8-4　B1 细胞与 B2 细胞的特点**

| | B1 | B2 |
|---|---|---|
| CD5 | + | − |
| mIgM | + | + |
| mIgD | − | + |
| 初次产生时间 | 胎儿期 | 出生后 |
| 更新方式 | 自我更新 | 由骨髓 B 前体细胞更替 |
| 特异性 | 多反应性 | 单特异性,尤在免疫后 |
| 抗体产生 | IgM | 各类抗体,IgG 为主 |
| 针对抗原 | TI-Ag,自身 Ag | TD-Ag |
| 再次抗体应答 | 无 | 有 |

4. B 细胞功能

(1) 产生抗体:负责机体的体液免疫功能,即抗体产生的免疫效应。

(2) 提呈抗原:活化后的 B 细胞可作为 APC,有效提呈可溶性抗原。

(3) 免疫调节:活化的 B 细胞通过分泌细胞因子参与免疫调节,静息的 B 细胞不产生细胞因子。

(三) 抗原提呈细胞和抗原的提呈

1. 抗原提呈细胞

(1) 概念:抗原提呈细胞(antigen presenting cell,APC):指能摄取、加工处理抗原,并将抗原信息提呈给 T 淋巴细胞,启动适应性免疫应答的一类免疫细胞。

广义上的 APC 包括所有能通过 MHC Ⅰ 类分子、Ⅱ 类分子或其他分子提呈抗原的细胞;而通常 APC 是指在细胞膜上表达 MHC Ⅱ 类分子和激活 T 细胞所必需的协同刺激分子(如 B7)的一类免疫细胞。在 TD-Ag 诱导的抗体生成过程中,不仅需 T 细胞和 B 细胞的协同作用,还需要 APC 的协助,故 APC 又称为辅佐细胞(accessory cell)。

(2) APC 种类

1) 专职 APC(professional APC):此类细胞的特点是细胞膜上均组成性表达 MHC Ⅱ 类分子和活化 T 细胞所需的协同刺激分子,能有效激活 CD4$^+$T 细胞,是启动免疫应答的主要细胞。主要有树突状细胞、巨噬细胞和 B 细胞。

A. 树突状细胞(dendritic cells,DC):是功能最强的 APC,成熟的 DC 能刺激初始 T 细胞增殖,对特异性免疫的启动有重要意义。

a. 组织分布:DC 广泛分布于全身组织和外周血中,因其具有许多分枝状突起而得名,且在不同组织中有不同的命名,如表皮和胃肠上皮组织中的朗格汉斯细胞(LC)、胸腺髓质和淋巴结 T 细胞区的并指树突状细胞(IDC)、淋巴结皮质中滤泡生发中心和脾脏白髓脾小结的滤泡样树突状细胞(FDC)。

b. 来源和分类:DC 均起源于多能造血干细胞,可由骨髓髓样干细胞和淋巴样干细胞分化而来。DC 具有多个发育阶段和途径,DC 前体由骨髓进入各组织,在微生物感染、炎症刺激及某些细胞因子作用下分化、发育为未成熟 DC。未成熟 DC 的生物学特征为:①细胞膜高表达 FcγR、C3bR/C3dR、甘露糖受体和某些 Toll 样受体,可通过巨吞饮作用、吞噬作用和受体介导的胞吞作用有效摄取抗原;②表达 MHC Ⅱ类分子,并具有较强的加工、处理抗原的能力;③低表达 CD80、CD86、CD40 等协同刺激分子,故其提呈抗原并刺激初始 T 细胞活化的能力弱;可参与诱导免疫耐受。DC 在摄取抗原后迁移至淋巴结、脾和小肠派氏小结并发育为成熟 DC,有典型树突状形态,抗原提呈能力增强;细胞膜高表达 MHC Ⅱ类分子、CD1a 分子及某些协同刺激分子(如 B7),具有活化初始 T 细胞,启动免疫应答的功能。

DC 根据来源可分为两类:mDC(myeloid DC,也写作 DC1)和 pDC(plasmic DC,也写作 DC2)。前者来源于髓样干细胞,后者由淋巴干细胞发育为浆细胞样 DC 前体并继续发育而来。mDC 在病原体等抗原性异物刺激下,诱导或促进 Th1 细胞的分化,引发和增强细胞免疫应答;而 pDC 在病毒感染刺激下发挥抗病毒作用,在 IL-3 和 CD40L 的联合刺激下诱导 Th2 细胞的分化,辅助 B 细胞产生体液免疫应答。

c. 功能:DC 提呈处理后的抗原活化 T 细胞,或者携带可溶性抗原活化 B 细胞,是适应性免疫应答真正的启动者。当机体感染病原微生物时,DC 可首先识别并在体内产生"危险信号";DC 也可诱导 T 细胞和 B 细胞发育成熟,参与胸腺和骨髓内的阴性选择,也可诱导外周免疫耐受;DC 在发育成熟的过程中可分泌细胞因子,其中 mDC 可分泌 IL-12,诱导 Th0 细胞分化为 Th1 细胞,而 pDC 可分泌 IL-4,诱导 Th0 细胞分化为 Th2 细胞。

B. 巨噬细胞

a. 来源:血液中单核细胞(monocyte,Mo)进入组织中进一步分化形成巨噬细胞(macrophage,Mφ),可将两类细胞合称为单核-吞噬细胞系统(mononuclear phagocyte system,MPS)。

b. 特点:细胞膜表面具有多种参与捕捉抗原的受体(FcR、CR、PRR 等),同时细胞质内有复杂的杀菌成分,具有很强的吞噬抗原和处理抗原的能力,主要刺激活化 T 细胞和记忆性 T 细胞(详见第七章)。

C. B 细胞:B 细胞在特异性免疫应答中扮演双重角色,既是体液免疫的主导细胞,又是专职 APC,其高亲和力的特异性 BCR,在提呈微量的可溶性抗原(如破伤风类毒素)时发挥重要作用。

2) 非专职 APC:包括内皮细胞、成纤维细胞、上皮细胞、激活的 T 细胞等,这些细胞一般不表达 MHC Ⅱ类分子,但在病原微生物感染或炎症发生时,某些细胞因子(如 IFN-γ)可诱导这些细胞表达 MHC Ⅱ类分子及某些协同刺激分子,使其具有处理和提呈抗原的功能。另外,肿瘤细胞和病毒感染的靶细胞通过 MHC Ⅰ类分子提呈细胞质内的抗原,激活 CD8+T 细胞,也属于非专职 APC。

2. 抗原的处理和提呈

(1) 抗原的分类:根据来源不同将抗原分为外源性抗原和内源性抗原

1) 外源性抗原(exogenous antigen):APC 经过吞噬或吞饮作用由细胞外摄入的抗原,其抗原蛋白质的合成不依赖于提呈细胞,如细菌等胞外感染的微生物。主要由 APC 以抗原肽-MHC Ⅱ类分子复合物的形式提呈给 CD4+T 细胞。

2) 内源性抗原(endogenous antigen):抗原蛋白的合成在提呈细胞内进行,即来源于细胞内的抗原,如病毒等胞内感染的微生物、肿瘤细胞自行合成的抗原等。主要由靶细胞以抗原肽-MHC Ⅰ类分子复合物的形式提呈给 CD8+T 细胞。

(2) 内源性抗原的处理和提呈

1) 抗原的降解:内源性抗原在胞质中合成后,首先与泛素结合成为泛素化的变性蛋白,继而在胞质中被引导进入蛋白酶体,其核心是蛋白酶体 β 亚单位-8,9(proteasome subunit

beta type-8 和 9,PSMB8 和 PSMB9),曾经称为低分子质量多肽(LMP2 和 LMP7)。PSMB 具有选择性水解抗原和将抗原片段运送至内质网膜的功能,所形成的肽段大小适合 MHC I 类分子的肽结合槽。

2) 抗原肽的转运:降解的多肽经 TAP(抗原肽转运体)转运至内质网腔,此过程中,TAP 对抗原肽的序列和长度同样表现出一定的选择性,TAP 对长度为 8-13 个氨基酸的多肽的亲和力最高,与 MHC I 类分子能结合的多肽长度相近,转运效率也最高,只要有微量的 TAP 存在即可完成对多肽的转运。此过程为消耗 ATP 的主动运输。

3) 抗原肽与 MHC I 类分子装配:TAP 转运的多肽分子在进入内质网的过程中经过进一步修剪,成为适合 MHC I 类分子提呈的抗原肽。抗原肽在内质网中首先与新合成的 MHC I 类分子的重链($\alpha$ 链)结合,继而在新合成的 $\beta2$ 微球蛋白($\beta2m$)的参与下稳定结合。

4) 抗原肽/MHC I 类分子复合物经高尔基体运至靶细胞表面,由 $CD8^+Tc$ 细胞识别,Tc 活化后特异性杀伤靶细胞(图 8-6)。

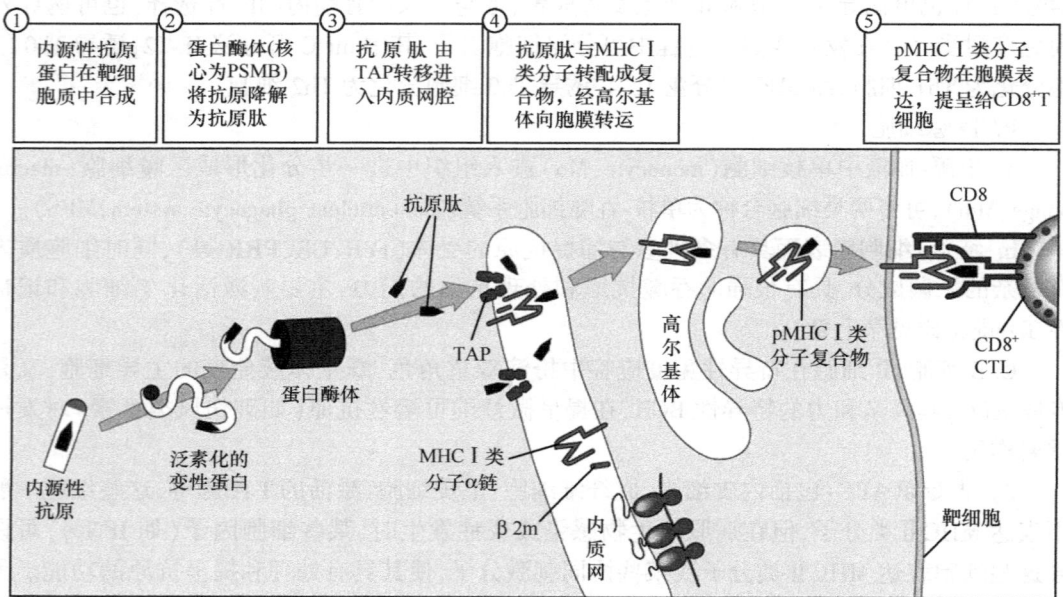

图 8-6 内源性抗原的处理和提呈过程

(3) 外源性抗原的处理和提呈

1) 抗原摄取:外源性抗原可由 APC 的胞饮作用(pinocytosis)、吞噬作用(phagocytosis)和受体介导的胞吞作用(receptor-mediated endocytosis)摄入细胞内处理。其中,受体介导的胞吞作用是主要的摄取方式,DC 和 MPS 可通过调理性受体(FcR 和 CR)或模式识别受体(PRR)吞入抗原,而 B 细胞主要依靠 BCR 特异性摄取抗原;未成熟的 DC 由于复杂的细胞表面结构,可使浓度很低($10^{-10}$mol/L)的抗原得到提呈,称为巨吞饮作用(macropinocytosis)。

2) 抗原的处理和提呈

A. 抗原的降解:外源性抗原被摄取后,在胞质内形成内体(endosome),抗原首先被内体的酸性环境和附着其中的蛋白酶初步水解,在内体与细胞质中的溶酶体融合后,抗原进一步水解,形成具有免疫原性的肽段,其中一部分在与 MHC II 类分子装配过程中再经修剪后,成为含有约 15 个氨基酸残基的特定短肽,并与 MHC II 类分子上的肽结合槽结合。

B. MHCⅡ类分子的合成:内质网中合成的 MHCⅡ类分子 αβ 异二聚体与恒定链(invariant chain,Ii chain)非共价结合,形成(α-β-Ii)₃的九聚体结构,由内质网转移至高尔基体,再转移至一囊泡样腔室 MⅡC(MHC class Ⅱ compartment)。

Ii 链主要功能有:①促进 MHCⅡ类分子二聚体形成;②促进 MHCⅡ类分子在细胞内的转运;③阻止Ⅱ类分子与某些内源性多肽结合,Ii 链的一个功能区封闭了 MHCⅡ类分子肽结合槽,称为Ⅱ类分子相关的恒定链肽(CLIP)。由于 Ii 链的这一作用,使 MHCⅡ类分子和 MHCⅠ类分子明确分工,分别捕捉内体中的外源性抗原肽和胞质中的内源性抗原肽。

C. 抗原肽与 MHCⅡ类分子装配:具有(α-β-Ii)₃的 MⅡC 与含有抗原肽的内体融合,在内体蛋白水解酶和低 pH 条件下,Ii 与 αβ 异二聚体部分解离,仅保留封闭 αβ 肽结合槽的 CLIP,在 HLA-DM 分子参与下,肽结合槽完全暴露,此时可与同一内体中被处理的外源性抗原多肽结合,形成抗原肽-MHCⅡ类分子复合物

D. 抗原肽-MHCⅡ类分子复合物随内体向细胞膜移行,通过胞吐作用表达于 APC 膜表面,由 CD4⁺T 细胞识别,其中 Th 细胞(Th1 和 Th2)辅助活化 APC,Treg 细胞则抑制 APC 的功能(图 8-7,表 8-5)。

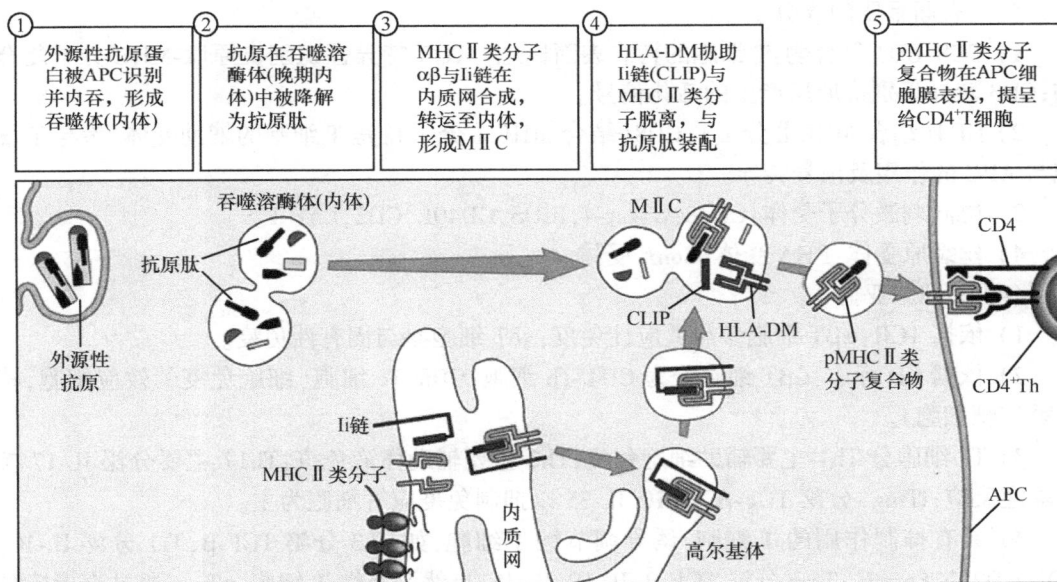

图 8-7　外源性抗原的处理和提呈过程

表 8-5　两条抗原提呈途径的特点

|  | MHCⅠ类途径 | MHCⅡ类途径 |
|---|---|---|
| 提呈的抗原 | 内源性抗原 | 外源性抗原 |
| 降解抗原的酶结构 | 蛋白酶体(主要为 PSMB) | 溶酶体 |
| 提呈细胞 | 靶细胞,最终被杀伤 | 主要为专职 APC,最终被活化 |
| 参与的 MHC 分子 | MHCⅠ类分子 | MHCⅡ类分子 |
| pMHC 分子复合物形成场所 | 内质网腔 | 内体(MⅡC) |
| 提呈所需的伴随蛋白 | TAP、钙连接蛋白等 | HLA-DM 等 |
| 识别抗原的 T 细胞 | CD8⁺T 细胞(CTL) | CD4⁺T 细胞(Th) |

（4）MHC 分子对抗原的交叉提呈现象：MHC Ⅰ类分子也能提呈外源性抗原，如胞内寄生的细菌或原虫产生的蛋白质，可从吞噬溶酶体中逃逸，经内源性抗原提呈途径处理。MHC Ⅱ类分子也能提呈内源性抗原，有些内源性抗原（如逆转录病毒）的肽段可进入 M Ⅱ C。另外细胞表面空档的 MHC 分子也可以直接提呈细胞外游离的抗原肽。但交叉提呈不是抗原提呈的主要方式。

（5）CD1 分子的提呈作用：结核杆菌富含脂类、糖脂类等非蛋白抗原，可通过 MHC Ⅰ类样分子（如 CD1）提呈给某些特定的 T 细胞亚群，如 NKT 细胞、γδT 细胞、某些双阴性 T 细胞等，这些 T 细胞在识别抗原时受 CD1 分子限制，而不受 MHC 分子限制。

# 四、本 章 小 结

（1）T 细胞在胸腺发育成熟，成熟的核心是功能性的特异性 TCR 表达；MHC 限制性形成；中枢耐受的形成。

（2）T 细胞的功能：T 细胞介导细胞免疫应答，辅助 TD-Ag 诱导的体液免疫应答。

（3）表面重要的膜分子：

1）TCR-CD3 复合物：T 细胞的特有表面标志。TCR 特异性识别抗原肽-MHC 分子复合物；CD3 转导识别抗原所产生的活化信号。

2）CD4（结合 MHC Ⅱ分子），CD8（结合 MHC Ⅰ分子）：是 T 细胞的辅助受体，参与 T 细胞与 APC 的作用及信号转导。

3）协同刺激分子受体：CD28，CTLA-4，ICOS，CD40L，CD2，LAF-1。

4）丝裂原受体：PHA 受体，ConA 受体。

（4）T 细胞亚群

1）依据 TCR：αβT 细胞参与适应性免疫；γδT 细胞参与固有性免疫。

2）依据 CD 标志：αβT 细胞分为 CD4$^+$Th 细胞；CD8$^+$Tc 细胞（细胞免疫的效应细胞，特异杀伤靶细胞）。

3）Th 细胞分 Th1-主要辅助细胞免疫；Th2-主要辅助体液免疫；Th17-主要分泌 IL-17 参与炎症反应；iTreg -分泌 TGF-β、IL-10、IL-35 以抑制免疫应答细胞为主。

4）具有抑制作用的 T 细胞：诱导调节性 T 细胞，如 Th3 分泌 TGF-β，Tr1 分泌 IL-10，CD$_4^+$、CD25$^+$、Foxp3$^+$；Treg 分泌 TGF-β、IL-10、IL-35；自然调节性 T 细胞，nTreg 通过直接接触和分泌抑制性细胞因子抑制靶细胞。

（5）B 细胞在骨髓发育成熟，成熟的核心是功能性特异性 BCR 表达，中枢耐受的形成。

（6）B 细胞表面重要标志分子：

1）BCR 复合物：BCR（mIgM、mIgD），结合特异性抗原；Igα/Igβ，转导信号。

2）辅助受体：CD19/CD21/CD81/CD225，增强 B 细胞对抗原刺激的敏感性。

3）协同刺激分子：CD40、ICAM-1、B7（第二信号）。

4）CD32：FcγR Ⅱ-A 和 FcγR Ⅱ-B。

5）丝裂原受体：LPS 受体，SPA 受体。

（7）B 细胞亚群：B1 细胞参与固有免疫；B2 细胞参与适应性免疫。

（8）B 细胞功能：产生抗体；提呈抗原；免疫调节。

（9）APC 是能摄取、加工、处理抗原并将抗原信息提呈给 T 淋巴细胞的一类细胞。可分专职 APC(Mφ,DC,B) 和非专职 APC。

（10）DC 是功能最强和最重要的 APC。

（11）外源性抗原被 APC 以吞饮、吞噬和受体介导的胞吞作用摄取后，在内体-溶酶体中被加工处理为抗原肽，主要通过 MHC Ⅱ 类途径提呈，激活 CD4⁺T 细胞，调节（活化或抑制）APC 的功能；内源性抗原在靶细胞的细胞质中被加工处理为抗原肽，主要通过 MHC Ⅰ 类途径提呈，激活 CD8⁺T 细胞，导致靶细胞死亡。

（12）两条途径也存在交叉提呈的现象。脂类抗原可由 CD1 分子提呈。

# 五、知 识 扩 充

1996 年 9 月 9 日，瑞典皇家科学院宣布，将该年度诺贝尔医学奖授予两位在免疫学研究中做出突出贡献的科学家，他们是：澳大利亚免疫学家彼得·多尔蒂（P. Doherty）和瑞士免疫学家罗尔夫·津克纳格尔（R. Zinkernagel）。两位研究者因发现 TCR 识别抗原的机制而荣获 1996 年度诺贝尔医学奖。

科学界对 TCR 的认识有着漫长的历程。20 世纪 70 年代，由于分子生物学向生命科学各领域的迅速渗透，使免疫学的研究从免疫现象的描述过渡到分子机制的探讨。在 1973 年，多尔蒂邀请津克纳格尔到堪培拉约翰·柯廷医学研究院，共同探索 T 细胞如何保护小鼠抵御一种脑膜炎病毒的感染。他们发现小鼠感染这种病毒后，就能激发出有特异杀伤能力的 T 细胞，这些细胞有选择性地攻击被病毒感染细胞，却不能杀伤其他品系小鼠被同样病毒感染的细胞。出乎两位研究者的意料，这些 T 细胞只能杀伤自体或本品系小鼠的病毒感染的细胞。他们将不同的 MHC 的 T 细胞与病毒感染的细胞进行各种组合试验，观测杀伤效果，最后提出一种"双重识别"学说：所有 T 细胞都携带有一类受体-T 细胞抗原受体（TCR），任何一个受体都必须能同时识别病毒和被病毒感染细胞上的 MHC，否则就不能起到杀伤作用。

也就是说，T 细胞必须能够识别被感染细胞上的两个信号，一个来自病毒，另一个来自细胞自身的 MHC。这一发现立即受到免疫学界的重视，"双重识别"学说很快得到进一步的研究证实。现在我们知道，T 细胞识别的仅是抗原的一小部分，是个肽段，它结合在 MHC 多肽链所形成的沟槽中。

两位研究者在完成一系列精心设计的 T 细胞识别机理实验后，提出另一个对免疫学的研究和应用产生重大影响的学说——MHC 限制性：当发生免疫缺损时，感染机体细胞的外来病毒可以修饰邻近的 MHC 分子的构象，使细胞膜上 MHC 分子的分布和结构发生改变，更适合于 TCR 的识别，此时病毒感染细胞也变成了 T 细胞攻击的对象而被杀伤。

这两个被称为"多津模型"的学说指明，受病毒感染细胞，其 MHC 分子的表达会发生改变，自身的 MHC 分子提呈抗原肽后，T 细胞才得以活化，并杀灭入侵的病毒。"多津模型"的创建，已成为现代免疫学的一个里程碑。2009 年，罗尔夫·津克纳格尔应邀来到新疆医科大学做了精彩的演讲，同时也接受了新疆医科大学荣誉客座教授的证书。

# 六、本章复习题

## （一）T 淋巴细胞复习题

### 1. 判断题

（1）T 细胞无论在表型上还是在功能上都是异质性群体。

（2）介导迟发型超敏反应的 T 细胞从功能上称为 $T_{DTH}$ 细胞，而执行此功能的细胞是 Th2 细胞。

（3）通常说的 T 细胞主要是指 γδT 细胞，产生细胞免疫，辅助体液免疫。

（4）Th1 和 Th2 分泌的细胞因子不同，其辅助功能也不同。

（5）Th1 细胞主要辅助体液免疫，Th2 细胞主要辅助细胞免疫。

（6）$CD8^+Tc$ 细胞除具有特异性杀伤功能外，也可分为 Tc1 和 Tc2 亚群。

（7）记忆性 T 细胞寿命较长，可接受抗原的再次刺激，参与再次应答。

（8）$CD4^+T$ 细胞中也有少量细胞毒性 T 细胞，主要通过凋亡机制下调免疫应答。

（9）Th2 细胞辅助 IgE 产生。

（10）Th1 分泌 IL-2、IFN-γ，主要增强体液免疫功能。

（11）TCR 是 T 细胞特有的标志，它与 CD3 共同构成复合物，是 T 细胞识别抗原和转导第一活化信号的主要单位。

（12）PHA 可使 T 细胞和 B 细胞活化。

（13）CD3 分子有 5 种肽链，构成 γε、δε、ζζ 或 ζη 三对二聚体组合，胞内区有 ITAM。

（14）CD4 和 CD8 分子的胞外区结构均属 IgSF，均为 αβ 链构成的异源二聚体。

（15）nTreg 细胞主要分泌细胞因子发挥负调节作用。

（16）CD2 分子是一种黏附分子，结构上属 IgSF，也称为绵羊红细胞受体。

（17）Th 细胞的 CD4 分子是 HIV 的受体。

（18）T 细胞均可表达 CTLA-4 分子，产生辅助活化信号。

（19）T 细胞活化信号所需的第二信号主要由 Th 细胞和 APC 相应的 CD 分子提供。

（20）T 细胞经过阳性选择获得中枢耐受性，经过阴性选择获得 MHC 限制性。

（21）T 细胞的中枢耐受是 T 细胞在胸腺的发育过程中获得的。

（22）T 细胞发育中的阳性选择与阴性选择均由胸腺上皮细胞介导。

（23）T 细胞在胸腺内发育后，大部分凋亡，仅少数存活，进入周围免疫器官。

（24）Th 细胞作为 HIV 的宿主细胞，其表面的 CD4 分子是 HIV 受体。

（25）αβT 细胞经过胸腺的阴性选择后，获得自身 MHC 限制性。

（26）T 细胞和 B 细胞识别抗原的能力是在机体免疫系统遭遇到抗原后形成的。

### 2. 填空题

（1）CD4 与 MHC _____ 分子结合，CD8 与 MHC _____ 分子结合，为 T 细胞辅助受体。

（2）CD28 与 B7 分子结合是 T 细胞活化的 _____ 信号；CTLA-4 与 B7 分子结合是对活化 T 细胞的一种 _____ 信号。

（3）TCR-CD3 复合物中，TCR 特异性识别 _____ 复合物，CD3 转导 _____。

（4）T 细胞根据其 TCR 结构类型不同，分为 _____ 和 _____。

（5）αβT 细胞根据 CD 分子表达不同，分为 _____ 和 _____ 两个亚群。

（6）Th 细胞根据分泌的 CK 不同，分为 _____、_____、_____、_____、_____ 亚群。

（7）Th1 细胞主要辅助 _____，Th2 细胞主要辅助 _____。

（8）能使静止的 T 细胞转化为淋巴母细胞的有丝分裂原是 _____ 和 _____ 等。

（9）Th3 细胞主要分泌 _____，Tr1 细胞主要分泌 _____。

（10）T 细胞在胸腺中发育，获得 _____、_____ 和 _____。

（11）T 细胞发育的第三个阶段是 DP 细胞经历了 _____ 和 _____，发育为 SP 细胞。

（12）双阳性 T 细胞与胸腺上皮细胞 MHC I 类分子结合，CD8 表达 _____，CD4 表达 _____，成为 _____ 细胞,细胞获得 MHC _____ 限制性。

（13）双阳性 T 细胞与胸腺上皮细胞 MHC II 类分子结合，CD4 表达 _____，CD8 表达 _____，成为 _____ 细胞,细胞获得 MHC _____ 限制性。

（14）T 细胞在胸腺发育中经历了两个选择，即 _____ 和 _____。

**3. 选择题**（每题只有 1 个最佳答案）

【A 型题】

（1）CD4$^+$T 细胞的表型是（　　）

A. TCRαβ$^+$CD2$^+$CD3$^+$CD4$^+$CD8$^-$

B. TCRαβ$^+$CD2$^-$CD3$^-$CD4$^+$CD8$^-$

C. TCRγδ$^+$CD2$^+$CD3$^+$CD4$^+$CD8$^-$

D. TCRγδ$^+$CD2$^-$CD3$^-$CD4$^+$CD8$^-$

E. TCRγδ$^+$CD2$^-$CD3$^+$CD4$^+$CD8$^-$

（2）CD8$^+$T 细胞的表型是（　　）

A. CD2$^-$CD3$^-$CD4$^-$CD8$^+$

B. CD2$^-$CD3$^+$CD4$^-$CD8$^+$

C. CD2$^+$CD3$^-$CD4$^+$CD8$^+$

D. CD2$^+$CD3$^+$CD4$^-$CD8$^+$

E. CD2$^+$CD3$^+$CD4$^+$CD8$^+$

（3）T 细胞识别抗原的受体是（　　）

A. BCR　　　　　B. TCR

C. CDR　　　　　D. FcR

E. CKR

（4）Th/T$_{DTH}$ 细胞特有的表面标志是（　　）

A. CD2　　　　　B. CD3

C. CD4　　　　　D. CD8

E. CD28

（5）Tc 细胞表面特有的标志是（　　）

A. CD2　　　　　B. CD3

C. CD4　　　　　D. CD8

E. CD28

（6）参与双识别的通常所指的 T 细胞是（　　）

A. TCRγδ$^+$T 细胞　　B. TCRγδ$^-$T 细胞

C. TCRαβ$^+$T 细胞　　D. TCRαβ$^-$T 细胞

E. TCRγδ$^+$αβ$^+$T 细胞

（7）CD4$^+$CD8$^-$ 细胞是（　　）

A. Tc 细胞　　　　B. Th 细胞

C. NK 细胞　　　　D. Mφ

E. B 细胞

（8）T 细胞可与 SRBC 结合，形成 E 花环,原因是 T 细胞上具有（　　）

A. CD28　　　　　B. CD8

C. CD3　　　　　D. CD2

E. CD4

（9）Th1 细胞通过分泌哪种细胞因子抑制 Th2 细胞功能（　　）

A. IL-10　　　　　B. IL-5

C. IFN-γ　　　　　D. TNF-β

E. IL-4

（10）Th2 细胞通过分泌哪种细胞因子抑制 Th1 细胞功能（　　）

A. IL-10,IL-4　　　B. IL-2,TNF-β

C. IL-5,IL-6　　　　D. IL-3,IL-8

E. IFN-γ

（11）T$_m$ 细胞可特征表达（　　）

A. CD44　　　　　B. CD45RA

C. CD45RO　　　　D. CD40

E. CD56

（12）具有鉴别意义的 T 细胞表面标志是（　　）

A. FcγR　　　　　B. PWM 受体

C. E 受体　　　　　D. C3b 受体

E. CKR

（13）特异性直接杀伤靶细胞的是（　　）

A. Th1　　　　　B. T$_{DTH}$

C. Tc　　　　　D. Th2

E. Tr

（14）主要辅助细胞免疫的 T 细胞是（　　）

A. Th1　　　　　B. Th2

C. Th3　　　　　D. T$_{DTH}$

E. Th0

（15）主要辅助体液免疫的 T 细胞是（　　）

A. Th1　　　　　B. Th2

C. Th3　　　　　D. Tc

E. Th0

（16）Th1 细胞不分泌的细胞因子是（　　）

A. IL-2　　　　　B. IL-4

C. IFN-γ　　　　　D. TNF-β

E. GM-CSF

（17）所有 T 细胞特征性标志是（　　）

A. BCR　　　　　B. CD1

C. CD4　　　　　　　D. CD8

E. TCR

(18) Th2 细胞不分泌的细胞因子是(　　)

A. IL-10　　　　　　B. IL-4

C. IFN-γ　　　　　　D. IL-b

E. IL-5

(19) 通过分泌 TGF-β 对免疫应答发挥负调节的 T 细胞是(　　)

A. Th1　　　　　　　B. Th2

C. Th3　　　　　　　D. CTL

E. Tr

(20) 细胞免疫应答引起的炎症反应主要由(　　)

A. Th1 细胞分泌的细胞因子引起

B. Th2 细胞分泌的细胞因子引起

C. Th3 细胞分泌的细胞因子引起

D. Tr1 细胞分泌的细胞因子引起

E. CTL 分泌的穿孔素引起

(21) 通过分泌 IL-4、10 抑制巨噬细胞功能的细胞是(　　)

A. Th1　　　　　　　B. Th2

C. Th3　　　　　　　D. Tc

E. Tr1

(22) 下述何种分子的表达可作为 T 淋巴细胞活化的标志(　　)

A. CD2　　　　　　　B. CD4

C. CD8　　　　　　　D. MHC I 类分子

E. MHC II 类分子

(23) 人类何种细胞表面具有植物血凝素 (PHA)受体(　　)

A. B 淋巴细胞　　　　B. T 淋巴细胞

C. B 细胞和 T 细胞　　D. 肥大细胞

E. 嗜碱粒细胞

(24) LFA-1 的配体是(　　)

A. LFA-2　　　　　　B. ICAM-1

C. VCAM-1　　　　　D. VLA-4

E. LFA-3

(25) CD28 的配体是(　　)

A. CD80　　　　　　B. CD2

C. CD4　　　　　　　D. CD8

E. CD58

(26) LFA-2 的配体是(　　)

A. ICAM-1　　　　　B. MHC II 类分子

C. LFA-3　　　　　　D. CD40

E. B7

(27) T 细胞具有的表面分子,应排除(　　)

A. CD4　　　　　　　B. CD8

C. CD40L　　　　　　D. CD80

E. CD2

(28) 下列哪个是 T 细胞的表面分子(　　)

A. CD40　　　　　　B. CD80

C. CD19　　　　　　D. CD3

E. CD86

(29) 与 TCR 组成复合物,转导 T 细胞活化信号的分子是(　　)

A. CD2　　　　　　　B. CD3

C. CD4　　　　　　　D. CD8

E. CD28

(30) 与 MHC I 类分子 α3 区结合的是(　　)

A. CD8　　　　　　　B. CD4

C. CD3　　　　　　　D. CD2

E. CD28

(31) 下列哪个分子不属于 IgSF(　　)

A. TCR　　　　　　　B. CD8

C. CD2　　　　　　　D. LFA-1

E. CD4

(32) CD2 又称为(　　)

A. LFA-1　　　　　　B. LFA-2

C. LFA-3　　　　　　D. ICAM-1

E. ICAM-2

(33) CD8 分子表达于(　　)

A. 细胞毒性 T 细胞　　B. 单核细胞

C. B 细胞　　　　　　D. 肥大细胞

E. 巨噬细胞

(34) CTLA-4 的配体是(　　)

A. CD28　　　　　　　B. CD79α/CD79β

C. CD80/CD86　　　　D. CD40L

E. CD44

(35) 协助 Th 细胞识别抗原的辅助受体是(　　)

A. CD2　　　　　　　B. CD3

C. CD5　　　　　　　D. CD4

E. CD8

(36) 能与人类免疫缺陷病毒结合的 CD 分子是(　　)

A. CD21　　　　　　　B. CD2

C. CD4    D. CD8

E. CD45

(37) 与 T 细胞阳性选择有关的胸腺基质细胞是(　　)

A. 上皮细胞    B. DC

C. Mφ    D. 上皮细胞和 DC

E. 上皮细胞和 Mφ

(38) 与 T 细胞阴性选择有关的胸腺基质细胞是(　　)

A. 上皮细胞和 DC

B. DC 和 Mφ

C. 上皮细胞和 Mφ

D. 上皮细胞、DC 和 Mφ

E. 上皮细胞和胸腺细胞

(39) 双阳性 T 细胞的 TCR 与胸腺皮质上皮细胞表达的自身肽/MHC 分子复合物以适当亲和力结合后,会出现什么结果(　　)

A. 死亡    B. 存活

C. 转化    D. 无能

E. 凋亡

(40) 胸腺阴性选择中,未能识别 Mφ 表达的自身肽/MHC 分子的 T 细胞将会(　　)

A. 死亡    B. 存活

C. 转化    D. 无能

E. 凋亡

(41) T 细胞在胸腺发育的第 2 阶段为(　　)

A. 双阴性 T 细胞    B. 双阳性 T 细胞

C. 单阳性 T 细胞    D. 凋亡的 T 细胞

E. 单阴性 T 细胞

(42) T 细胞在胸腺经历阳性选择,使其获得(　　)

A. 中枢耐受    B. MHC 限制性

C. TCR 的表达    D. CD4 表达

E. CD8 表达

(43) T 细胞在胸腺的阴性选择,使其获得(　　)

A. 中枢耐受    B. MHC 限制性

C. TCR 的表达    D. CD4 表达

E. CD8 表达

(44) T 细胞在胸腺经历选择后,使其获得(　　)

A. 中枢耐受

B. MHC 限制性

C. 中枢耐受和 MHC 限制性

D. MHC 限制性和 CD4 表达

E. MHC 限制性和 TCR 的表达

(45) T 细胞在胸腺发育过程中,双阳性细胞是指(　　)

A. $CD3^+CD4^+$    B. $CD3^+CD8^+$

C. $TCR\alpha\beta^+CD2^+$    D. $TCR\alpha\beta^+CD3^+$

E. $CD4^+CD8^+$

(46) 自身反应性 T 细胞克隆的清除主要发生在(　　)

A. 骨髓

B. 淋巴结

C. 脾脏

D. 黏膜相关淋巴组织

E. 胸腺

(47) 自身反应性 T 细胞克隆通过哪种机制清除(　　)

A. 阳性选择    B. 阴性选择

C. 免疫偏离    D. 免疫忽视

E. 免疫隔离

(48) 主要参与迟发型超敏反应(DTH)炎症的效应细胞是(　　)

A. 活化的巨噬细胞    B. 活化的 NK 细胞

C. 活化的 Th2 细胞    D. 活化的中性粒细胞

E. 活化的肥大细胞

(49) HIV(人类免疫缺陷病毒)的易感细胞主要是(　　)

A. B 细胞    B. Th 细胞

C. 淋巴细胞    D. CTL

E. 干细胞

(50) 关于记忆性 T 细胞($T_m$)的特点,错误的是(　　)

A. 表达 CD45RO

B. 为 αβT 细胞

C. 可表达 MHC Ⅱ类分子

D. 短寿细胞

E. 参与再次应答

(51) 可分泌穿孔素和颗粒酶的细胞是(　　)

A. CTL 和 B 细胞

B. CTL 和 NK 细胞

C. CTL 和 Th 细胞

D. NK 细胞和巨噬细胞

E. B 细胞和巨噬细胞

（52）表达于已活化的 T 细胞,具有 ITIM 的分子是(　　)

A. CD80(B7.1)　　　B. CD58(LFA-3)

C. CD54(ICAM-1)　　D. CD154(CD40L)

E. CD152(CTLA-4)

（53）花环形成细胞(ERFC)的检测原理是借助下列哪个分子(　　)

A. CD28　　　　　　B. CD8

C. CD3　　　　　　　D. CD2

E. CD4

（54）调节性 T 细胞的英文缩写是(　　)

A. Treg　　　　　　　B. Th

C. NKT　　　　　　　D. Tc

E. CTL

（55）Th1 细胞通过分泌哪种细胞因子抑制 IL-4 的合成(　　)

A. IL-10　　　　　　　B. IL-5

C. IL-12　　　　　　　D. TNF-β

E. IFN-γ

（56）关于 TCR 复合物的描述,错误的是(　　)

A. 由 TCR 和 CD3 分子构成

B. 各分子均属于 IgSF

C. 产生 T 细胞活化的第二信号

D. 识别 pMHC 复合物

E. 聚集于免疫突触的中心

（57）HIV 引起的疾病是(　　)

A. 免疫缺陷　　　　　B. 幼儿急疹

C. T 细胞白血病　　　D. 结核病

E. 艾滋病

（58）下述何种分子表达于活化的 T 细胞,而不表达于静止 T 细胞上(　　)

A. CD2　　　　　　　B. CD4

C. CD8　　　　　　　D. MHC I 类分子

E. MHC II 类分子

（59）下列哪个分子是活化的 T 细胞表达的抑制性受体(　　)

A. CTLA-4　　　　　　B. FcγR II -B

C. KIR　　　　　　　D. CD94/NKG2A

E. KAR

（60）下列关于胸腺阴性选择的叙述,错误的是(　　)

A. 在 T 细胞进入胸腺髓质时发生

B. 识别自身肽的 T 细胞死亡

C. 获得自身免疫耐受

D. 由胸腺 DC 和 Mφ 介导

E. 保证机体不会发生自身免疫

（61）只有 T 细胞才具有的表面标记为(　　)

A. 识别抗原受体　　　B. C3 受体

C. 细胞因子受体　　　D. CD3 分子

E. 有丝分裂原受体

（62）关于免疫细胞和膜分子,错误的组合是(　　)

A. 辅助性 T 细胞 CD4 抗原阳性

B. 单核/巨噬细胞 MHC II 类抗原阳性

C. 细胞毒性 T 细胞 CD8 抗原阳性

D. NK 细胞-CD4 抗原阳性

E. 人红细胞 MHC I 类抗原阴性

（63）T 细胞不能(　　)

A. 产生细胞因子

B. 直接杀伤靶细胞

C. 参与对病毒的免疫应答

D. 介导 ADCC 效应

E. 诱导抗体的类别转换

【B1 型题】

（64~66）

A. CD2　　　　　　　B. CD3

C. CD28　　　　　　　D. CTLA-4

E. CD4

（64）可传导 T 细胞第一活化信号的 CD 分子是(　　)

（65）绵羊红细胞受体是(　　)

（66）在活化的 T 细胞表达,可产生抑制信号的膜分子是(　　)

（67~68）

A. CD22　　　　　　　B. CD45

C. CD45RA　　　　　　D. CD45RO

E. CD45RB

（67）初始 T 细胞表达(　　)

（68）记忆性 T 细胞表达(　　)

（69~71）

A. Tc 细胞　　　　　　B. Th1 细胞

C. Th2 细胞　　　　　　D. NKT 细胞

E. T$_m$ 细胞

（69）表型为 CD8$^+$,能特异杀伤靶细胞的 T

细胞亚群是(　　)

（70）表型为 CD4$^+$，主要产生 IFN-γ 的 T 细胞亚群是(　　)

（71）表型为 CD45RO$^+$ 的 T 细胞是(　　)

（72～73）

A. CD2　　　　　　B. CD3

C. CD4　　　　　　D. CD8

E. CD80

（72）Tc 细胞表面特征表达的分化抗原是(　　)

（73）Th1 和 Th2 细胞表面特征表达的分化抗原是(　　)

（74～76）

A. Th1 细胞　　　　B. Th2 细胞

C. NKT 细胞　　　　D. 初始 T 细胞

E. 记忆 T 细胞

（74）经某些抗原刺激活化后，可大量分泌 IL-4 诱导 Th0 细胞分化为 Th2 细胞(　　)

（75）主要促进细胞免疫应答(　　)

（76）主要促进体液免疫应答(　　)

（77～79）

A. CD3　　　　　　B. CD4

C. CD8　　　　　　D. CD28

E. CD2

（77）Th 细胞识别抗原的辅助受体是(　　)

（78）人类免疫缺陷病毒的受体是(　　)

（79）CTL 细胞识别抗原的辅助受体是(　　)

（80～82）

A. MHC 限制性　　　B. 中枢耐受性

C. 免疫记忆性　　　D. 识别抗原特异性

E. 自身反应性

（80）T 细胞经历阳性选择后获得(　　)

（81）T 细胞经历阴性选择后获得(　　)

（82）功能性 TCR 表达后，T 细胞获得(　　)

（83～84）

A. 主要辅助细胞免疫

B. 主要辅助体液免疫

C. 抗体形成细胞

D. 产生 IL-1 的主要细胞

E. 产生 TGF-β 的主要细胞

（83）Th3 细胞是(　　)

（84）巨噬细胞是(　　)

（85～87）

A. CD3　　　　　　B. CD19

C. KIR　　　　　　D. MHC-Ⅱ

E. IL-2

（85）T 细胞的表面分子(　　)

（86）树突状细胞的表面分子(　　)

（87）NK 细胞的表面分子(　　)

**4. 复习思考题**

（1）简述 TCR-CD3 复合物的结构和功能。

（2）人类成熟 T 细胞分哪些亚群？各有何功能？

（3）Th 细胞是如何分类的？细胞因子如何调节其分化和功能的？

（4）CD4$^+$ T 细胞和 CD8$^+$ T 细胞功能有何不同？

（5）简述与 T 细胞识别、活化有关的 CD 分子。

（6）简述 T 细胞发育的阳性选择及其结果。

（7）简述 T 细胞发育的阴性选择及其结果。

## （二）B 淋巴细胞复习题

**1. 判断题**

（1）B 细胞既是抗原呈递细胞，又是抗体形成细胞。

（2）B1 细胞为不表达 CD5 分子，只表达 mIgM 的 B 细胞。

（3）BCR 可直接识别抗原的线性决定簇。

（4）B1 细胞常识别 TD-Ag，B2 细胞则常识别 TI-Ag。

（5）B1 细胞参与适应性免疫；B2 细胞参与固有免疫。

（6）B1 细胞主要识别多糖类抗原；B2 细胞主要识别蛋白质抗原。

（7）LPS 可直接诱导 B 细胞活化、增殖与分化。

（8）T 细胞上的 CD40L 与 B 细胞上的 CD40 结合，是激活 B 细胞的主要协同刺激分子。

（9）未成熟 B 细胞表达 mIgM，接受抗原刺激后则发生凋亡或成为无能细胞，形成免疫耐受。

（10）B 细胞在骨髓的发育阶段同时也需要抗原刺激。

（11）B 细胞在外周免疫器官的发育分化依赖于抗原的刺激。

（12）T 细胞库和 B 细胞库是识别众多不同抗原 T 细胞或 B 细胞克隆的总和。

（13）B1 细胞是 CD5$^+$B 细胞,主要分布于胸腔和腹腔。

（14）B1 细胞不形成记忆性细胞。

（15）BCR 与 CD40 分子组成 BCR 复合物。

**2. 填空题**

（1）B 细胞可分为_____和_____两个亚群,通常所说的 B 细胞是指_____。

（2）B 细胞的功能是_____、_____、_____。

（3）成熟 B 细胞的 mIg 类别主要是_____和_____。

（4）BCR 复合物由_____与_____组成,前者特异性结合_____,后者转导_____。

（5）B1 细胞参与_____免疫;B2 细胞参与_____免疫。

（6）B 细胞分化发育可分为 2 个阶段,即_____和_____。

（7）未成熟的 B 细胞可表达_____;成熟的 B 细胞可同时表达_____和_____。

**3. 选择题**(每题只有 1 个最佳答案)

【A 型题】

（1）BCR 结合抗原在 mIg 的( )
A. V 区
B. C 区
C. HVR
D. 任何部位
E. Fc

（2）B2 细胞是( )
A. CD5$^+$mIgM$^+$mIgD$^+$
B. CD5$^-$mIgM$^+$mIgD$^+$
C. CD5$^+$mIgM$^+$mIgD$^-$
D. CD5$^-$mIgM$^-$mIgD$^+$
E. CD5$^-$mIgM$^-$mIgD$^-$

（3）下列哪项不是 B 细胞的功能( )
A. 产生抗体
B. 介导迟发型超敏反应
C. 提呈抗原
D. 分泌 CK
E. 调节免疫应答

（4）成熟 B 细胞上表达哪种 CD 分子( )
A. CD4
B. CD2
C. CD40
D. CD40L
E. CD3

（5）B 细胞识别抗原的受体是( )
A. TCR
B. CR
C. BCR
D. FcR
E. CKR

（6）未成熟 B 细胞表达的膜免疫球蛋白是( )
A. mIgA
B. mIgG
C. mIgM
D. mIgD
E. mIgE

（7）合成和分泌抗体的细胞是( )
A. B 细胞
B. 浆细胞
C. 单核细胞
D. Th 细胞
E. Tc 细胞

（8）与 mIg 共同组成 BCR 复合物的是( )
A. CD19 和 CD21
B. CD28 和 CD152
C. CD79a 和 CD79b
D. CD80 和 CD86
E. CD40 和 CD40L

（9）鉴别 B1 细胞和 B2 细胞的主要表面标志是( )
A. CD5
B. CD8
C. CD4
D. CD28
E. CD40

（10）B 细胞上的 EB 病毒受体是( )
A. CD5
B. CD19
C. CD21
D. CD22
E. CD35

（11）表达于成熟 B 细胞上的协同刺激分子是( )
A. CD40
B. CD40L
C. CD152
D. CD28
E. CD5

（12）存在于 T 细胞表面,与 B 细胞表面 CD40 结合,产生第二活化信号的分子是( )
A. CD4
B. CD8
C. CD28
D. CD40L
E. CD3

（13）在 B 细胞发育的哪个阶段,即有完整的 BCR 表达( )
A. 早期前 B 细胞
B. 大前 B 细胞
C. 未成熟 B 细胞
D. 成熟 B 细胞
E. 祖 B 细胞

（14）在 B 细胞发育的哪个阶段，同时表达 mIgM 和 mIgD（　　）

A. 早期前 B 细胞　　B. 大前 B 细胞

C. 未成熟 B 细胞　　D. 成熟 B 细胞

E. 祖 B 细胞

（15）CD5⁺ B1 细胞产生的抗体类型主要是（　　）

A. IgG　　　　　　B. IgM

C. IgD　　　　　　D. IgA

E. IgE

（16）LPS（细菌脂多糖）能与哪个细胞的丝裂原受体结合（　　）

A. T 细胞和 B 细胞　B. B 细胞

C. 肥大细胞　　　　D. T 细胞

E. 浆细胞

（17）从骨髓发育成熟的初始 B 细胞 mIg 类别主要是（　　）

A. mIgM　　　　　B. mIgM+mIgD

C. mIgG+mIgE　　D. mIgA+mIgG

E. 五类 mIg 均有

（18）BCR 特异性识别抗原的特点是（　　）

A. 直接结合游离抗原

B. 受 MHC I 类分子限制

C. 受 MHC II 类分子限制

D. 不能识别 TI-Ag

E. 需要 T 细胞辅助

（19）关于 B2 细胞的错误是（　　）

A. 是在骨髓内发育成熟的

B. 天然表达 MHC II 类分子

C. 可产生各类 Ig

D. 表达 CD5 分子

E. 接受抗原刺激后可分化成记忆细胞

（20）刺激 B2 细胞的抗原是（　　）

A. 多糖抗原　　　B. 蛋白质类抗原

C. 抗毒素　　　　D. 类毒素

E. 血型抗原

（21）关于 B1 细胞的叙述，错误的是（　　）

A. 表面标志为 CD5⁺

B. 可以自我更新

C. 可以产生回忆反应

D. 识别 TI-Ag

E. 产生的抗体以 IgM 为主

（22）PWM（美洲商陆）能与下列哪个细胞表面的丝裂原受体结合（　　）

A. T 细胞　　　　B. 细胞

C. 淋巴细胞　　　D. 树突状细胞

E. T 细胞和 B 细胞

（23）鉴别 T 细胞和 B 细胞的依据是（　　）

A. 细胞形态不同　B. 膜分子的分布不同

C. 胞质内颗粒不同　D. 细胞大小不同

E. 细胞核结构不同

（24）细胞膜上表达特异性抗原受体的细胞是（　　）

A. NK 细胞　　　B. 单核细胞

C. 浆细胞　　　　D. 树突状细胞

E. B 细胞

（25）具有 BCR 的细胞是（　　）

A. 浆细胞　　　　B. B 细胞

C. 单核细胞　　　D. T 细胞

E. 干细胞

【B1 型题】

（26～27）

A. CD3

B. 抗原的构象决定簇

C. 抗原肽/MHC 分子复合物

D. Igα/Igβ

E. mIg

（26）BCR 识别的是（　　）

（27）BCR 的结构是（　　）

（28～29）

A. 造血干细胞　　B. T 淋巴细胞

C. 巨噬细胞　　　D. 浆细胞

E. 红细胞

（28）白血病患者需要移植（　　）

（29）溶血空斑试验主要用于检测（　　）

**4. 复习思考题**

（1）比较 B1 细胞和 B2 细胞的异同。

（2）简述 BCR 复合物的组成和功能。

（3）比较 BCR 复合物和 TCR 复合物的特点。

（4）简述与 B 细胞活化有关的 CD 分子。

（5）B 细胞在骨髓发育中，经历了哪几个阶段？

## （三）APC 复习题

**1. 判断题**

（1）病毒为内源性抗原，并且只能通过 MHC

Ⅰ类途径提呈。

（2）外源性抗原经加工处理后，最终提呈给 CD4$^+$T 细胞。

（3）TAP 位于细胞高尔基体，其对于内源性抗原肽的转运有重要意义。

（4）MHC 分子对抗原的提呈有交叉提呈方式，但不是主要的提呈抗原方式。

（5）DC 是机体内功能最强的抗原提呈细胞，可以活化初始性 T 细胞。

（6）成熟的 DC 有很强的摄取抗原能力，也有很强的吞噬能力。

（7）Ii 链可以阻止 MHC Ⅱ类分子结合内源性抗原肽。

（8）只有专职 APC 才具有提呈抗原的功能。

（9）内源性抗原在激活 CTL 后，导致提呈细胞被杀伤。

（10）DC 有很强的摄取抗原能力，但处理和提呈抗原能力不强。

**2. 填空题**

（1）专职 APC 包括_____、_____ 和_____，其中能显著刺激初始性 T 细胞增殖的是_____。

（2）MHC Ⅱ类途径提呈_____抗原，MHC Ⅰ类途径提呈_____抗原。

（3）树突状细胞的来源主要有两个，即_____来源和_____来源。

（4）专职 APC 中，树突状细胞能刺激_____ T 细胞增殖，而单核/巨噬细胞和 B 细胞只能刺激_____ T 细胞和_____ T 细胞增殖。

（5）外源性抗原被加工处理为抗原肽的场所主要是_____，内源性抗原被加工处理为抗原肽的场所主要是_____。

（6）抗原提呈细胞的英文缩写是_____，树突状细胞的英文缩写是_____。

（7）专职 APC 中，提呈抗原功能最强的是_____，具有特异性抗原受体的是_____。

**3. 选择题**（每题只有 1 个最佳答案）

【A 型题】

（1）APC 提呈外源性抗原的关键分子是（　　）

A. MHC Ⅰ类分子　　B. MHC Ⅱ类分子

C. MHC Ⅲ类分子　　D. 黏附分子

E. 抗原受体

（2）专职 APC，应排除（　　）

A. 单核细胞　　　　B. 血管内皮细胞

C. B 细胞　　　　　D. 树突状细胞

E. 巨噬细胞

（3）分布在皮肤、表皮的 DC 称为（　　）

A. 滤泡样 DC　　　 B. 并指状 DC

C. 朗格汉斯细胞　　D. 间质 DC

E. 隐蔽细胞

（4）抗原提呈能力最强的 APC 是（　　）

A. 树突状细胞　　　B. 巨噬细胞

C. B 细胞　　　　　D. 内皮细胞

E. 活化的 T 细胞

（5）内源性抗原肽需经哪种分子转运进入内质网（　　）

A. PSMB（LMP）　　B. TAP

C. CLIP　　　　　　D. （α-β-Ii）3

E. HLA-DM

（6）专职 APC 的特点，应排除（　　）

A. 天然表达 MHC Ⅱ类分子

B. 高水平表达协同刺激分子

C. 激活 Th 细胞

D. 提呈伴随炎症发生

E. IFN-γ 可提增强其提呈功能

（7）抗原提呈细胞所不具备的作用是（　　）

A. 促进 T 细胞表达特异性抗原受体

B. 降解抗原为小分子肽段

C. 使 MHC 分子与抗原肽结合

D. 为 T 细胞活化提供第二信号

E. 分泌细胞因子调节 T 细胞的分化

（8）关于 DC 提呈抗原的叙述，下列哪项是错误的（　　）

A. DC 是提呈功能最强的专职 APC

B. DC 提呈抗原在一定条件下也可致 T 细胞凋亡

C. DC 不能提呈内源性抗原

D. DC 能激活初始性 T 细胞

E. DC 对于免疫记忆的维持有重要作用

（9）以下哪个是 B 细胞独有的摄取抗原的受体（　　）

A. CR　　　　　　　B. FcR

C. PRR　　　　　　D. BCR

E. 脂多糖受体

（10）下列能够提呈抗原的细胞,应排除
（　　）

A. 肿瘤细胞　　　　B. 巨噬细胞

C. 红细胞　　　　　D. 上皮细胞

E. B 细胞

（11）编码基因位于 MHC 中的分子,应排除
（　　）

A. PSMB(LMP)　　B. HLA-DM

C. TAP　　　　　　D. HLA-DQ

E. Ii 链

（12）以下哪项是树突状细胞特有的摄取抗
原的方式（　　）

A. 胞吞作用

B. 胞饮作用

C. 吞噬作用

D. 受体介导的胞吞作用

E. 巨吞饮作用

（13）分布于淋巴结 T 细胞依赖区和胸腺髓
质的树突状细胞,称为（　　）

A. 滤泡样树突状细胞

B. 朗格汉斯细胞

C. 间质性树突状细胞

D. 隐蔽细胞

E. 并指状树突状细胞

（14）下列分子中,能在内体-溶酶体的酸性环
境中与MHCII类分子竞争结合 CLIP 的是（　　）

A. PSMB(LMP)　　B. TAP

C. Ii 链　　　　　　D. HLA-DO

E. HLA-DM

（15）与 MHC I 类分子结构相似,能提呈脂
类抗原的分子是（　　）

A. CD1　　　　　　B. CD2

C. CD3　　　　　　D. CD4

E. CD8

【B1 型题】

（16～19）

A. 单核/巨噬细胞　　B. 树突状细胞

C. B 细胞　　　　　D. 活化的 T 细胞

E. NK 细胞

（16）提呈抗原能力最强的细胞是（　　）

（17）既能提呈抗原,又能产生抗体的细胞是
（　　）

（18）非专职的 APC 是（　　）

（19）对细菌等颗粒性抗原吞噬能力最强的
细胞是（　　）

（20～23）

A. MHC I 类分子　　B. MHC II 类分子

C. PSMB(LMP)　　D. TAP

E. 内体-溶酶体

（20）提呈内源性抗原的主要分子是（　　）

（21）提呈外源性抗原的主要分子是（　　）

（22）转运内源性抗原肽的分子是（　　）

（23）降解外源性抗原的场所是（　　）

**4. 复习思考题**

（1）什么是 APC？哪些细胞是专职 APC？
专职 APC 的特点是什么？

（2）叙述 MHC I 类分子提呈内源性抗原的
过程。

（3）叙述 MHC II 类分子提呈外源性抗原的
过程。

（4）比较提呈抗原的两条途径,即 MHC I 类
途径和 MHC II 类途径的特点。

（徐　茜　王　松）

# 第九章  适应性免疫应答

## 一、本章要求

(1) 掌握细胞免疫和体液免疫的概念及其基本过程。

(2) 掌握 T 细胞对抗原的双识别, T 细胞与 APC 相互作用的 MHC 限制性;掌握两类效应细胞 Tc 和 Th1 的作用,细胞免疫的效应;熟悉 T 细胞活化的双信号,了解其临床应用、意义。

(3) 掌握 B 细胞对 TD-Ag 应答的活化信号,熟悉 Th 细胞对 B 细胞的辅助作用,熟悉 Ig 类别的转换和抗体亲和力成熟,熟悉体液免疫的主要效应;掌握抗体产生的一般规律和应用;了解 B 细胞对 TI-Ag 的应答。

## 二、基本概念

1. 细胞免疫(cellular immunity 或 cell-mediated immunity, CMI)  由 T 细胞介导的特异性免疫应答。

2. 体液免疫(humoral immunity, HI)  由 B 细胞介导的特异性免疫应答,也称为抗体介导的免疫应答(antibody-mediated immunity, AMI)。

3. 免疫突触(immunological synapse)  也称为 T 细胞突触(T cell synapse),在 APC 和 T 细胞黏附的部位, T 细胞的多种跨膜分子重新分布,表现为 TCR 与抗原肽-MHC 移动至中心并聚合成簇,黏附分子对则迁移至 TCR-p-MHC 三元体的周围,细胞膜形成一"筏"状(raft)结构的突起,此即免疫突触。

4. MHC 限制性(MHC restriction)  由于 TCR 识别抗原肽-MHC 复合物时存在双重识别,故 TCR 只能识别由自身 MHC 分子提呈的抗原,这一特性被称为 MHC 限制性,也称为自身 MHC 限制性(self MHC restriction)。

5. 双信号学说  该学说认为特异性 T 细胞和 B 细胞活化需要两类信号,第一信号为抗原信号,来自 TCR/BCR 对抗原的特异性识别,第二信号也称为协同刺激信号(co-stimulating signal),来自 APC 与 T 细胞或 Th 与 B 细胞表面的多对协同刺激分子的相互作用。

6. CTL 的极化(CTL polarization)  CTL 特异性识别靶细胞后, CTL 的骨架系统(如肌动蛋白、微管)、高尔基复合体及胞质颗粒等均向效-靶细胞接触部位重新排列和分布,此即 CTL 的极化。

7. 再次应答(secondary response)  机体再次接受相同抗原刺激引起的免疫应答,主要由记忆性细胞(Bm 和 Tm)介导,也称为回忆应答(anamnestic response)。

## 三、基本内容

(一) 适应性免疫应答概述

1. 概念

(1) 适应性免疫应答(adaptive immune response):也称为特异性免疫应答,体内特异性

T/B 细胞接受抗原刺激后,细胞活化、增殖、分化,并产生一系列生物学效应的过程。根据参与细胞和发生机制不同,分为细胞免疫和体液免疫两类;根据效应不同,分为正免疫应答和负免疫应答,后者也称为免疫耐受。

（2）细胞免疫(cellular immunity 或 cell-mediated immunity,CMI)：由 T 细胞介导的特异性免疫应答。其效应是以单个核细胞浸润为主的炎症反应和特异性的细胞毒作用,具有抗细胞内微生物感染、抗肿瘤、引起免疫病理损伤(如Ⅳ型超敏反应)的效应。

（3）体液免疫(humoral immunity,HI)：由 B 细胞介导的特异性免疫应答,也称为抗体介导的免疫应答(antibody-mediated immunity,AMI),其特异性效应分子是抗体,与细胞免疫不同,抗体主要抵抗细胞外微生物感染,引起Ⅰ型、Ⅱ型和Ⅲ型超敏反应。

2. 激活 T/B 淋巴细胞的物质

（1）活化 T 细胞的物质：引起细胞免疫的抗原主要为 TD-Ag,而超抗原、丝裂原(如 PHA,ConA)、抗 T 细胞表面分子的 McAb(如抗 CD3,抗 TCRαβ)则可以非特异性激活 T 细胞。

（2）活化 B 细胞的物质：TD-Ag 和 TI-Ag 均可活化 B 细胞,而丝裂原(如 LPS,SPA)、抗 B 细胞表面分子的 McAb(如抗 CD79)也可非特异性激活 B 细胞。

3. 产生免疫应答的部位 抗原侵入的部位并非应答部位,淋巴细胞主要在外周免疫器官的 T 细胞区和 B 细胞区识别抗原并活化,产生的效应性淋巴细胞和抗体到达抗原存在的部位对其清除。

4. 免疫应答的基本过程

（1）感应阶段：即抗原识别的过程。抗原被 APC 处理和提呈,TCR 特异性识别抗原肽/MHC 分子(pMHC)复合物,并受 MHC 分子限制,而 B 细胞则识别滤泡样树突状细胞膜表面携带的抗原。

（2）活化、增殖和分化阶段：T/B 细胞在双信号的作用下激活,APC 和活化 T 细胞分泌多种 CK,T/B 细胞增殖并分化为效应细胞,部分 T/B 细胞停止活化,成为记忆性淋巴细胞($T_m$ 和 $B_m$)。

（3）效应阶段：活化的淋巴细胞发挥清除抗原的效应。免疫耐受中,耐受的 T/B 细胞不活化或活化程度低,不产生有效的清除效应。

（二）T 细胞介导的细胞免疫

1. T 细胞对抗原的识别

（1）T 细胞与 APC 非特异性结合：T 细胞与 APC 依靠各自细胞膜表面的黏附分子(如 LFA-1 和 ICAM-1)的结合而相互接触,但若无抗原信号的刺激,这种接触很快会脱离。此过程时刻都在发生,表现为非特异性和可逆性,是为 T 细胞的特异性结合做准备。

（2）T 细胞与 APC 特异性结合：T 细胞和 APC 之间依靠 TCR-抗原肽-MHC 三元体的结合以及多对黏附分子的结合而牢固的吸附在一起。

1）结合的分子基础：TCR 与抗原肽-MHC 分子复合物特异性结合,CD3 向 T 细胞转导抗原信号。同时 CD4/CD8 结合 MHC 分子的 IgSF 结构域,诱导 APC 和 T 细胞表达协同刺激分子,且亲和力提高。最终导致 T 细胞和 APC 的特异性结合。

2）免疫突触(immunological synapse)：也称为 T 细胞突触(T cell synapse)。在 APC 和 T 细胞相互作用的过程中,T 细胞的多种跨膜分子重新分布,表现为 TCR 与抗原肽-MHC 分子相对移动、聚合成簇,黏附分子对则迁移至 TCR 与抗原肽-MHC 簇的周围,细胞膜形成一"筏"状(raft)结构的突起,此即免疫突触,其中心为多个 TCR-抗原肽-MHC 三元体以及 CD4/CD8,周围环绕协同刺激分子对(如 CD28-CD80 等)。

（3）TCR 识别抗原的特点

1）双识别（double recognition）：在 TCR-抗原肽-MHC 三元体形成的过程中，TCR 既识别抗原肽，也识别提呈抗原肽的 MHC 分子。TCR 是由 αβ 两条肽链构成的异二聚体，每条肽链的可变区具有 3 个互补决定区（CDR1—CDR3），其中 CDR1 和 CDR2 结合 MHC 分子肽结合区两端的 α 螺旋结构，而变异度最大的 CDR3 结合抗原肽的 T 细胞表位。

2）T 细胞不能直接识别可溶性游离蛋白抗原，各类抗原（天然的、变性的、化学修饰的）均被 APC 加工处理后以抗原肽形式提呈给 T 细胞。

（4）MHC 限制性（MHC restriction）：由于 TCR 识别抗原肽-MHC 复合物时存在双重识别，故 TCR 只能识别由自身特定 MHC 分子提呈的抗原，这一特性被称为 MHC 限制性。不同亚群的 T 细胞，其 TCR 识别的 MHC 分子类别不同，这是 T 细胞在胸腺发育过程中决定的。

1）CD4$^+$T 细胞（Th）的 TCR 只能识别抗原肽-MHC Ⅱ 类分子复合物，即 Th-APC 的相互作用受 MHC Ⅱ 类分子限制。

2）CD8$^+$T 细胞（Tc）的 TCR 只能识别抗原肽-MHC Ⅰ 类分子复合物，即 Tc-靶细胞的相互作用受 MHC Ⅰ 类分子限制。

2. T 细胞活化的过程

（1）T 细胞的活化信号——双信号学说

1）T 细胞活化的第一信号：即抗原信号或称为特异信号。来自 TCR 与抗原肽-MHC 分子复合物的结合，而 CD3（肽链的胞质区含 ITAM）将信号转导进 T 细胞内，激活细胞内的蛋白酪氨酸激酶（PTK）。CD4 或 CD8 分子通过与相应 MHC 分子结合对 CD3 的信号转导有辅助作用。

2）T 细胞活化的第二信号：也称为协同刺激信号（co-stimulating signal）。来自 APC 表面的多个协同刺激分子与 T 细胞表面的相应受体的相互作用。在抗原刺激特异性 T 细胞活化的过程中，第二信号必不可少，若只有抗原信号，T 细胞表现为无能（anergy），只有补充了第二信号才能活化。而在构成第二信号的多对协同刺激分子中，CD28 与 B7 是关键性的一对（图 9-1）。

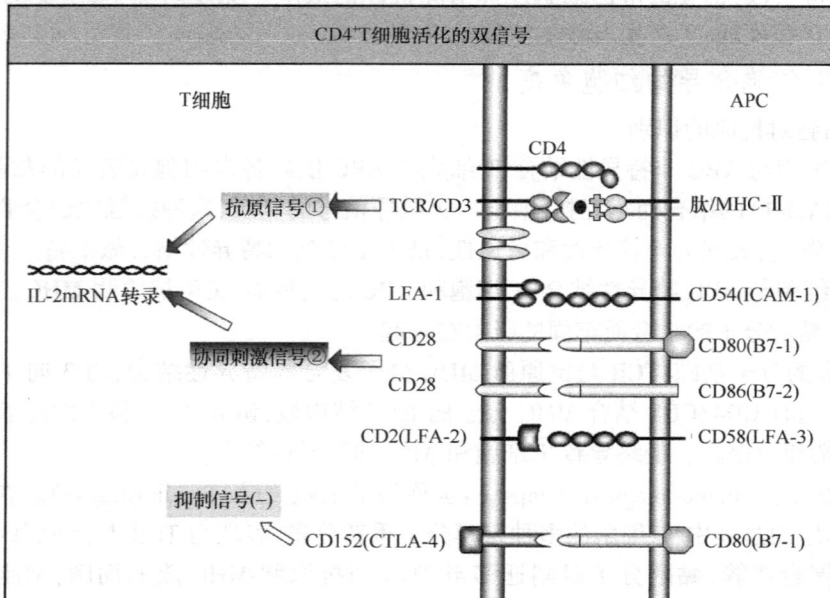

图 9-1　Th 细胞活化的双信号

CTLA-4:即 CD152 分子,属抑制性受体,主要在活化 T 细胞膜上表达,其胞质区有 ITIM,与 B7 结合产生抑制信号使活化的 T 细胞对抗原敏感性降低,限制 T 细胞应答水平在一定范围。

3)细胞因子促进 Th 细胞增殖和分化:T 细胞的充分活化还有赖于多种 CK 的参与,其中最重要的是 IL-2,其可选择性的刺激已活化的 T 细胞增殖。初始 T 细胞仅表达较少的低亲和力 IL-2R(βγ),而活化 T 细胞则大量表达高亲和力的 IL-2R(αβγ),促进 T 细胞的增殖和分化。在 Th0 细胞识别抗原并活化时,mDC 分泌 IL-12,诱导 Th0 分化为 Th1 细胞,辅助并放大细胞免疫效应,而 pDC 分泌 IL-4,诱导 Th0 分化为 Th2 细胞,辅助 B 细胞活化和体液免疫。

4)CD8+T 细胞的增殖分化:CTL 的激活主要有两种方式

A. 依赖 Th 细胞:主要为初始性 CTL。靶细胞不能有效地提供活化信号时,CTL 前体细胞(CTLp)与 Th 细胞分别和同一个 APC 相互作用,其中 Th 细胞活化后释放 CK(如 IL-2),通过旁分泌辅助 CTL 活化并分化为效应性 CTL。

B. 不依赖 Th 细胞:主要为记忆性 CTL。病毒感染的 DC 可高表达协同刺激分子,直接刺激 CTL 活化并合成 IL-2,通过自分泌激活 CTL,无需 Th 辅助。

3. 效应性 T 细胞的效应

(1)Th1 细胞的生物学活性:Th1 细胞既是重要的调节细胞,对 T 细胞、B 细胞、单核巨噬细胞、NK 细胞等的活化、分化具有重要意义,同时也是重要的效应细胞,其活化后释放 IL-2、IFN-γ、TNF-β 等细胞因子,直接和间接的杀伤靶细胞,并产生炎症反应或Ⅳ型超敏反应。

1)IL-2:IL-2 激活 Th1 细胞和 CTL 细胞,并使其增殖,扩大细胞免疫效应。

2)IFN-γ:增强 MHC 分子在专职和非专职 APC 上的表达,提高抗原提呈能力;诱导 mDC 和 Mφ 分泌 IL-12,促进 Th1 细胞的分化和活化;活化单核/巨噬细胞和 NK 细胞,增强其抗感染和抗肿瘤的功能,或产生病理性免疫损伤。

3)TNF-β:促进血管内皮细胞表达黏附分子(如 ICAM-1),使白细胞黏附于血管壁;刺激趋化因子(如 MCP-1)的分泌,使白细胞趋化并渗出血管,形成炎症病灶,引起局部组织坏死。

(2)Th2 细胞的生物学活性

1)辅助体液免疫:Th2 细胞通过分泌 IL-4、IL-5、IL-6、IL-10、IL-13 等诱导 B 细胞分化为浆细胞,并合成不同类别的抗体。

2)参与超敏反应性炎症:Th2 细胞分泌 IL-4 可活化肥大细胞和嗜碱粒细胞,分泌 IL-5 可活化嗜酸粒细胞,参与过敏反应和抗寄生虫感染。

(3)CTL 的效应:CTL 主要为 CD8+T 细胞,杀伤靶细胞具有高效、特异且对正常组织损伤较少的特点,主要杀伤存在胞内感染的细胞(如病毒、某些胞内菌)、肿瘤细胞等。其效应的机制可分为 4 步:

1)效-靶细胞结合:效应性 CTL 在趋化因子的作用下向感染灶聚集,特异性识别并高亲和力结合靶细胞。此过程受 MHC Ⅰ类分子限制。

2)CTL 的极化(CTL polarization):CTL 与靶细胞结合的部位即免疫突触,在此形成 TCR-抗原肽-MHC 三元体后,TCR 及辅助受体向突触聚集,导致 CTL 内骨架系统(如肌动蛋白、微管)、高尔基复合体及胞质颗粒等均向效-靶细胞接触部位重新排列和分布,此即

CTL 的极化。其意义在于保证 CTL 分泌的非特异性效应分子选择性作用于所接触的靶细胞,而不是周围正常细胞。

3）致死性攻击:CTL 主要通过以下方式杀伤靶细胞。

A. 穿孔素介导的细胞溶解:穿孔素(perforin)是储存在效应性 CTL 胞质颗粒内的一种蛋白质,又称 C9 相关蛋白。当与靶细胞密切接触相互作用后,CTL 细胞可发生脱颗粒作用,释放穿孔素。穿孔素的作用是在靶细胞膜上形成多聚穿孔素管状通道,导致靶细胞溶解。此机制类似于补体攻膜复合物的溶细胞效应。

B. 颗粒酶介导的细胞凋亡:颗粒酶(granzyme)是储存在效应 CTL 胞质颗粒内的一种物质,脱颗粒时可随穿孔素一起释放,循穿孔素形成的孔道进入靶细胞,通过激活内切酶系统,使靶细胞 DNA 断裂,导致细胞凋亡。

C. Fas/FasL 途径介导的细胞凋亡:Fas 是死亡受体,FasL 是 Fas 的配体。CTL 活化后大量表达 FasL,与靶细胞表面的 Fas 结合,诱导靶细胞凋亡。

D. TNF-β 介导的细胞凋亡:效应性 CTL 可以分泌 TNF-β,与靶细胞膜上相应受体结合后,启动靶细胞凋亡的级联反应。

CTL 杀伤靶细胞存在细胞裂解和细胞凋亡两种方式,以后者为主。靶细胞凋亡的意义在于杀伤过程中无细胞内容物的外漏,很大程度地保证了周围组织不受损伤;另外,凋亡过程中 DNA 的降解也包括感染的病毒 DNA,使其丧失感染性(图 9-2)。

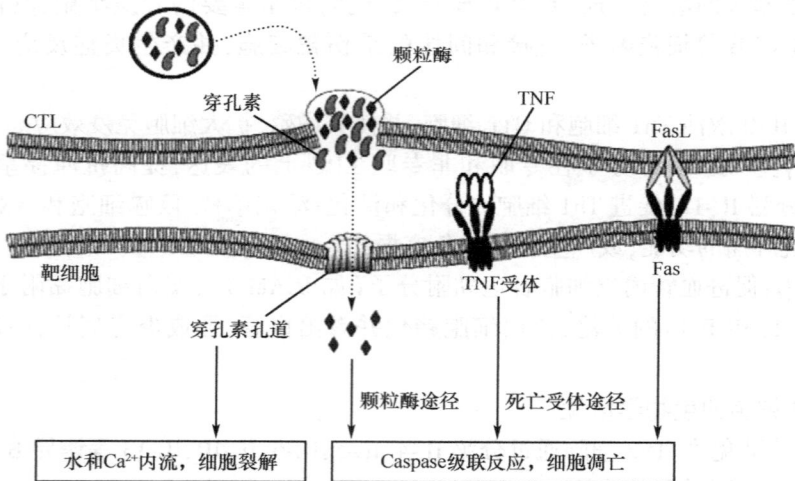

图 9-2　CTL 杀伤靶细胞的机制

4）CTL 与被杀伤的靶细胞解离:CTL 在杀伤靶细胞的过程中杀伤迅速,靶细胞在几分钟内溶解,而 CTL 自身不受损伤,杀死靶细胞后即与其脱离,并与其他表达特异性抗原的靶细胞重新结合,启动新一轮的杀伤效应,表现为连续杀伤的特点。

（三）B 细胞介导的体液免疫

1. B2 细胞对 TD-Ag 的应答

（1）B 细胞活化——双信号:B 细胞既是特异性体液免疫的主导细胞,又是专职 APC。

1）抗原的识别和提呈:pDC 携带抗原进入外周免疫器官后,B 细胞通过 BCR 特异性识别抗原蛋白的 B 细胞表位,Igα/Igβ 向细胞内转导抗原信号,而 BCR 辅助受体(即 CD19/

CD21/CD81 复合体)可辅助抗原信号的转导。另一方面,BCR 与 CD21 交联识别抗原和补体 C3d 后,抗原被内化进入 B 细胞,经过处理形成 pMHCⅡ类分子复合物,提呈给特异性 Th 细胞识别,Th 细胞表达 CD40L,为 B 细胞活化的第二信号奠定了基础。

　　2) Th2 细胞辅助 B 细胞活化:Th0 细胞与 B 细胞在相互作用时,分化为 Th2 细胞,两个细胞表面的协同刺激分子相互结合,形成 B 细胞活化的协同刺激信号,其中关键信号为 CD40(B 细胞)与 CD40L(T 细胞)的结合。活化的 B 细胞膜上表达高亲合力细胞因子受体,在接受相应细胞因子(主要为 Th2 型细胞因子,如 IL-4、IL-5、IL-6 等)刺激后,细胞增殖并分化为浆细胞,分泌抗体。部分 B 细胞停止分化,恢复到静息状态,成为长寿的记忆性 B 细胞(Bm 细胞),主导再次应答(图 9-3)。

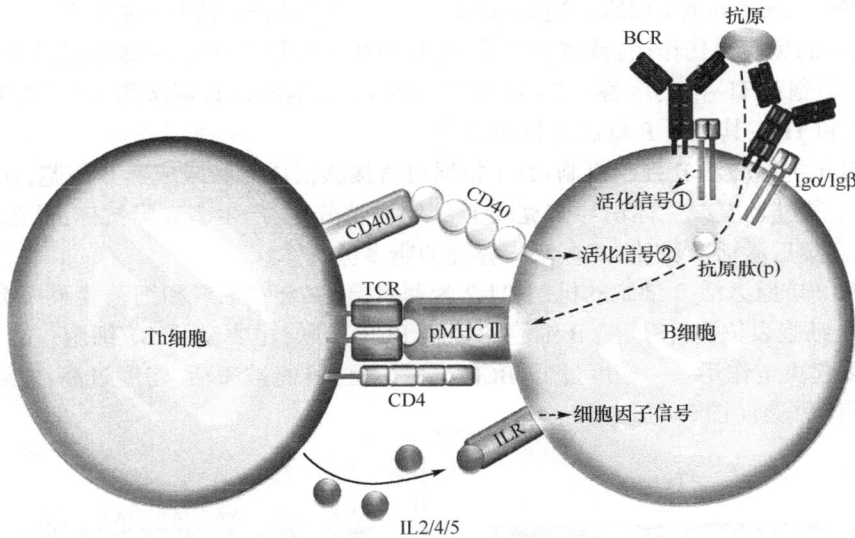

图 9-3　Th 细胞辅助 B 细胞活化

　　(2) B 细胞分化:从骨髓发育成熟的 B 细胞识别抗原并活化后,进入生发中心进一步发育,最终分化为浆细胞,后者的细胞膜上不再表达 BCR,但可以分泌特异性抗体。B 细胞的这一发育阶段称为抗原依赖期,编码 Ig 的基因在序列和基因的转录中均发生了一些变化。主要有:

　　1) 受体修正(receptor revision):也写作受体编辑,指编码 Ig 可变区的基因发生再次重排,在中枢或外周免疫器官均可发生。在外周,自身应答性 B 细胞接触抗原后发生 BCR 的受体修正,可改变其特异性,并增加 Ig 的多样性。

　　2) 体细胞高频突变(somatic hypermutation)和抗体亲和力成熟(affinity mataration):在 B 细胞活化增殖的过程中,Ig 重链与轻链 V 区基因发生高频突变,使每个 B 细胞与抗原的亲和力都有差异。抗原优先选择亲和力高的 B 细胞结合,在 Th 细胞的辅助下,这些 B 细胞优先活化,所分泌的 Ig 的平均亲和力也相应提高。

　　3) Ig 的类别转换(class switch):来源于骨髓的成熟 B 细胞膜上表达两类 BCR,即 mIgM 和 mIgD,B 细胞活化后,在不同细胞因子的调节下,BCR 重链 C 区基因可以发生重排,mIgM 可以转换为 mIgG、mIgA 或 mIgE,而浆细胞分泌的抗体也由最初的 IgM 转换为相应的类别。

（3）体液免疫的效应：在机体抗感染免疫机制中，抗体主要参与清除胞外微生物，防止胞内感染的播散。其效应主要有如下几点：

1）中和作用：抗体通过与病原体结合而阻止病原体与靶细胞结合，中和作用也可阻止毒素蛋白与靶细胞的结合。

2）调理作用：抗体 Fab 段与病原体抗原表位结合，Fc 段与吞噬细胞 Fc 受体结合，促进吞噬细胞对病原体的吞噬和杀伤。抗体也可与补体发挥联合调理作用。

3）激活补体：抗体可以激活补体的经典途径和旁路途径，最终形成攻膜复合物使病原微生物溶解死亡。

4）抗体依赖性细胞介导的细胞毒作用（ADCC）：IgG 等抗体可通过 Fc 段介导具有细胞毒活性的免疫细胞（如 NK 细胞）杀伤抗原靶细胞，发挥抗病毒、抗肿瘤的效应。

5）抗体的免疫损伤作用：抗体参与 Ⅰ型、Ⅱ型和Ⅲ型超敏反应；导致超急性移植排斥。

2. B1 细胞对 TI-Ag 的应答　TI-Ag 可以不经 Th 细胞协助直接激活 B 细胞，TI-Ag 分 2类，即 TI-1 和 TI-2，其激活 B 细胞的机制不同。

（1）TI-1 抗原激活 B 细胞机制：TI-1 抗原可直接激活成熟和未成熟 B 细胞，如 LPS。高浓度的 TI-1 通过丝裂原受体诱导多克隆 B 细胞增殖分化，产生多克隆抗体，低浓度的 TI-1经过 BCR 富集后激活 B 细胞，产生泛特异性的脂多糖抗体。

（2）TI-2 抗原激活 B 细胞的机制：TI-2 为葡聚糖、聚合鞭毛素和细菌荚膜多糖，含有高度重复的 B 细胞表位，可使成熟 B 细胞的多个 BCR 交联，主要激活 B1 细胞。故抗原表面的表位密度起决定作用——密度过低，BCR 交联不足，不能被激活；密度过高，B 细胞无能，无应答效应（耐受）（图 9-4）。

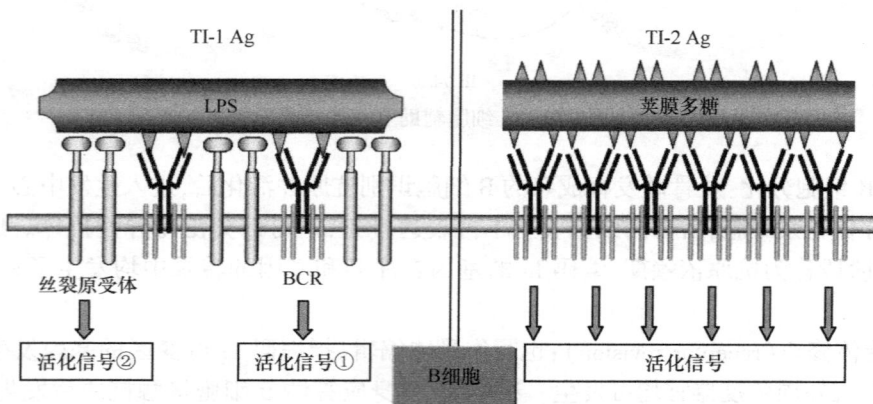

图 9-4　B 细胞对 TI-Ag 的应答

（3）TI-Ag 应答特点：识别 TI-Ag 的主要为 B1 细胞，其活化无需 Th 细胞辅助，B 细胞活化后产生低亲和力 IgM 抗体，且不分化为记忆性 B 细胞。

（4）TI-Ag 应答的生理意义：细菌都具有 TI-Ag，其可在 48 小时内活化 B 细胞，产生 IgM抗体，比 TD-Ag 应答发生早。某些细菌的胞壁多糖和荚膜多糖可抗吞噬，帮助细菌逃避直接吞噬而且使 T 细胞不激活，但抗荚膜多糖抗体能包被有荚膜的化脓菌，活化吞噬细胞和补体，使细菌易被杀伤和清除。

3. 抗体产生的一般规律

（1）初次应答和再次应答：抗原（TD-Ag）初次进入宿主体内诱导的应答称为初次应答

(primary response），当机体再次接受相同抗原刺激时，则发生再次应答（secondary response）。在应答中，抗体的产生均可分为四个阶段：

1）潜伏期：从抗原刺激机体后至血清中检出特异性抗体前的阶段。长短取决于抗原的性质，进入途径，佐剂及机体情况，短者几天，长者几周。

2）对数期：抗体量呈幂次方增加，抗体产量增高速度取决于"倍增时间"（doubling time），与抗原剂量、性质有关。

3）平台期：抗体水平相对稳定。到平台所需时间，平台高度及维持时间依据抗原而异，数天至数周。

4）下降期：抗体合成速度小于降解速度，抗体浓度下降，持续几天至几周。下降速度取决于前述诸因素（图9-5）。

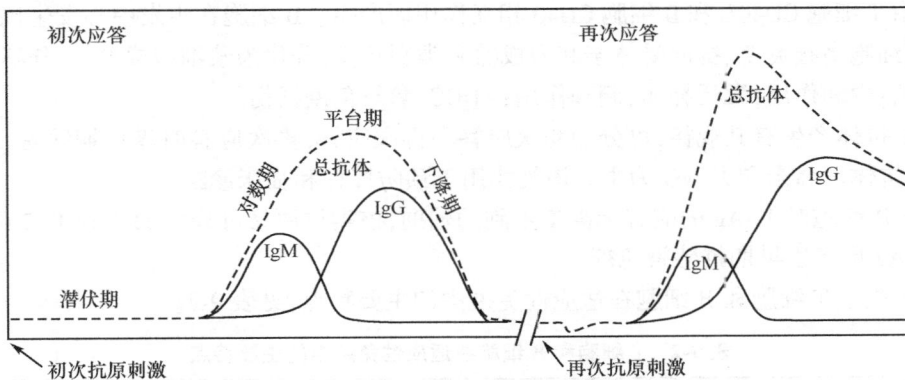

图 9-5　初次和再次应答时抗体产生的一般规律

（2）两类应答的特点：见表9-1。

表 9-1　初次应答与再次应答的特点

| | 初次应答 | 再次应答 |
| --- | --- | --- |
| 潜伏期 | 5~10 天（较长） | 2~5 天（较短） |
| 所需抗原量 | 多 | 少 |
| 抗体水平 | 低 | 高 |
| 应答维持时间 | 短（数天至数周） | 长（数月至数年） |
| 抗体类别 | IgM 为主 | IgG 为主 |
| 抗体平均亲和力 | 低 | 高 |
| 识别抗原的 B 细胞 | 初始性 B 细胞为主 | 记忆性 B 细胞为主 |

（3）再次应答的意义

1）免疫预防：预防接种，多数疫苗需多次免疫。

2）免疫诊断：检测 IgM 对疾病早期诊断，双份血清进行效价判断，排除非特异性抗体增长。

# 四、本 章 小 结

（1）适应性免疫应答分为细胞免疫和体液免疫，前者由 T 细胞介导，后者由 B 细胞介导。适应性免疫应答分三个阶段：识别；活化；效应。

（2）细胞免疫

1）识别阶段：TCR 既识别抗原肽，也识别提呈抗原的 MHC 分子，具有 MHC 限制性。

2）活化阶段：双信号，第一信号来自 TCR 识别抗原肽/MHC 分子复合物；第二信号来自 T 细胞与 APC 表面的多对黏附分子相互作用。T 细胞与 APC 相互作用时在接触部位形成免疫突触。

3）效应阶段：两类效应细胞，CD4$^+$Th1 细胞分泌细胞因子活化 Mφ 细胞，产生迟发性超敏反应；CD8$^+$Tc 细胞特异性杀伤靶细胞。细胞免疫的效应表现为抗胞内微生物感染、抗肿瘤、免疫病理损伤。

（3）B 细胞对 TD-Ag 应答：B 细胞活化需要双信号，第一信号由 BCR 识别抗原产生；第二信号由 T 细胞 CD40L 和 B 细胞 CD40 相互作用而产生。B 细胞在生发中心发生抗原受体修正、体细胞高频突变、抗原受体亲和力成熟和类别转换，分化为浆细胞或 B$_m$。分泌的抗体效应包括：中和作用；激活补体；调理作用；ADCC；参与免疫损伤。

（4）抗体产生有其规律，可分为初次应答和再次应答，再次应答时潜伏期缩短，维持时间延长，抗体以高亲和力 IgG 为主。该规律用于预防接种和临床诊断。

（5）B 细胞对 TI-Ag 的应答无需 T 细胞的辅助，该类抗原又可分为 TI-1 和 TI-2 两类，细菌的 TI-Ag 可产生早期抗感染免疫。

（6）关于 T 细胞和 B 细胞在适应性免疫中的主要特点，见表 9-2。

**表 9-2　T 细胞和 B 细胞在适应性免疫中的主要特点**

| | B 细胞 | T 细胞 |
|---|---|---|
| 抗原识别受体 | BCR | TCR |
| 刺激的抗原 | TD 抗原或 TI 抗原 | 仅 TD 抗原 |
| 识别的抗原表位 | B 细胞表位 | T 细胞表位 |
| DC 的意义 | pDC 携带天然抗原 | mDC 提呈 pMHC 复合物 |
| MHC 限制性 | 无 | 有 |
| 活化的双信号 | | |
| 第一信号的传导 | Igα/Igβ | CD3 |
| 第二信号的产生 | CD40-CD40L 等 | CD28-B7 等 |
| 对 CK 依赖性 | Th2 型 CK 为主 | Th1 型 CK 为主 |
| 免疫学效应 | 体液免疫 | 细胞免疫 |
| 现象 | 中和、CDC、ADCC、调理 | 特异性细胞毒、迟发型超敏反应 |
| 效应分子 | 各类 Ig | 多种细胞因子 |
| 效应细胞 | 无 | 活化的 Th1、CTL |

# 五、知识扩充

现在人们都知道我们体内的免疫应答有两种，即体液免疫和细胞免疫，在清除抗原的过程中，它们相辅相成，缺一不可。但在免疫学发展之初，人们并不了解这么复杂的机制，现代免疫学是经过很多学者的努力才逐渐取得现在的辉煌成就，其间有过曲折，甚至有过激烈的论战。细胞免疫学说的建立就经历了一个曲折的过程。

　　1882年,俄国动物学家梅契尼科夫(Elie Metchnikoff,1845—1916)在研究海星与海葵的消化作用时,发现它们的中胚层内含有一种会四处游走,类似变形虫的细胞。他进一步观察海星幼虫的消化作用,这种幼虫全身透明,很容易在显微镜下直接观察。他发现这些游走细胞能把腔中的食物碎屑吞食,然后消化掉。他又试着用一些玫瑰花的刺,刺入海星幼虫中,发现玫瑰花刺四周聚满了游走细胞,他将这些游走细胞称为吞噬细胞(phagocyte)。后来他又在透明的水蚤体内发现吞噬细胞正在吞噬和溶解侵入的酵母菌。这不但是梅契尼科夫研究生涯上最重要的一刻,也是细胞免疫学史上的一个里程碑。因为这一现象可以说明人类的游走细胞——白细胞,为何会出现在发炎的伤口处,以及它们在宿主对抗微生物入侵上所担任的工作。1884年,梅契尼科夫正式发表论文公布了自己的发现。

　　但当时大多数免疫学家都支持体液免疫学派,即杀死外来微生物的是血清中的一种物质(现在人们称其为抗体),因为很多证据表明当动物接种疫苗后,血清确实具有杀菌的功能。当梅契尼科夫提出他的"细胞免疫"理论时,遭遇了巨大的阻力,大家对他的理论持怀疑态度,甚至嗤之以鼻。梅契尼科夫并未灰心,在外界的压力下,他来到法国巴斯德研究所,在那里,他和他的团队就像孤独的斗士,独自对抗当时如日中天的体液免疫学派,同时,他也首次改变了人们对炎症的负面认识,提出"炎症代表了机体的吞噬细胞正在对抗微生物"。他的同事鲁克斯对这场旷日持久的论战有着如下的生动描述:"1894年我在布达佩斯的会议中见到你(指梅契尼科夫)与对手争辩。你的脸通红,眼睛冒出火焰,头发飞散,看起来就像一个科学恶魔。但是你的言词,以及不可抗拒的争辩,引发了听众热烈的掌声。起初看起来与吞噬理论相冲突的证据,现在却与其和睦地融为一体了。"

　　1908年,体液免疫学说仍是当时的主流,但是诺贝尔奖委员会不顾争议,仍决定颁发该年度的诺贝尔生理医学奖给梅契尼科夫以及艾利希(Paul Ehrlich,1854—1915,体液免疫学派的主要创始人),表彰他们在免疫学研究上的贡献。而多年后也证明这项决定是明智的,因为梅契尼科夫所提倡的细胞免疫是与体液免疫相辅相成的,是生物个体免疫上不可或缺的一环。

# 六、本章复习题

**1. 判断题**

(1) 细胞免疫是T细胞介导的特异性免疫。

(2) 产生适应性免疫应答的部位通常是抗原侵入的部位。

(3) 抗结核菌的免疫主要依靠细胞免疫。

(4) 细胞免疫中,T细胞既要识别pMHC分子复合物中的抗原肽,也要识别与抗原肽结合的MHC分子。

(5) 激活T细胞的第二信号是由APC上的协同刺激分子与T细胞表面相应受体结合产生的。

(6) CTLA-4属于抑制性受体,通常在静止T细胞上表达,可与CD80/CD86结合,产生抑制信号。

(7) 免疫突触是T细胞在与APC相互作用过程中形成的一种特殊的膜突起结构,两个细胞接触部位的膜分子发生了重新分布。

(8) CTL杀伤靶细胞具有特异性,并受MHCⅡ类分子限制。

(9) 穿孔素杀伤靶细胞的机制类似于补体C9的作用。

(10) CTL杀伤靶细胞时高效迅速,自身不受损,并可连续杀伤靶细胞。

(11) CD40L表达于B细胞,CD40表达于T细胞,构成B细胞活化的第二信号。

(12) 初次应答产生的抗体是高亲和力的IgG。

（13）再次应答时,产生抗体的潜伏期明显缩短。

（14）抗体的中和作用是指抗体与病原体结合,导致病原体裂解死亡的作用。

（15）两次注射相同抗原的间隔时间越长,再次应答就越强。

（16）B 细胞只有接受特异性抗原刺激时才会活化与分化。

（17）TI-1 既是抗原又是 B 细胞丝裂原,主要指细菌的脂多糖。

（18）成熟的 B 细胞接触抗原之前可以发生体细胞高频突变。

（19）通常在细菌入侵后,机体既产生体液免疫,也产生细胞免疫。

（20）在抗感染中,细胞免疫主要针对细菌内毒素,体液免疫主要针对细菌外毒素。

（21）BCR 发生类别转换需要相应的细胞因子微环境。

（22）免疫应答的三个阶段是抗原识别阶段、细胞活化增殖分化阶段和效应阶段。

（23）pDC 主要辅助 Th1 细胞活化,mDC 主要辅助 Th2 细胞活化。

**2. 填空题**

（1）适应性免疫应答包括 T 细胞介导的_____和 B 细胞介导的_____。

（2）免疫应答的基本过程分为 3 个阶段,依次是_____、_____和_____。

（3）细胞免疫效应细胞作用的两种基本形式是:_____细胞介导的特异性细胞毒作用和_____细胞介导的迟发型超敏反应。

（4）CTL 释放的细胞毒颗粒有两种,即_____和_____。

（5）T 细胞活化的第二信号需要多对黏附分子的结合,其中关键的分子对是_____。

（6）细胞免疫的效应是_____、_____、_____。

（7）T 细胞与 APC 相互作用时,TCR 具有双识别特性,即识别 APC 表达的自身_____分子,同时识别结合于前者沟槽中的_____。

（8）APC 与 Th 细胞相互作用受到 MHC_____类分子限制,而靶细胞与 CTL 相互作用受到 MHC_____类分子限制。

（9）T 细胞活化需双信号,第一信号称为_____信号,第二信号称为_____信号。

（10）抗体产生的一般规律可分为_____和_____。

（11）TI-Ag 分为两类,细菌脂多糖为_____,细菌荚膜多糖为_____。

（12）再次应答时,特异性抗体的平均亲和力提高,主要是由于接触抗原后 Ig 的编码基因发生了_____。

（13）Th 细胞表达_____分子,与 B 细胞表面_____分子结合,为 B 细胞活化提供第二信号。

**3. 选择题**(每题只有 1 个最佳答案)

【A 型题】

（1）Tc 杀伤靶细胞时,下列哪项是正确的（    ）

A. Tc 无需与靶细胞接触

B. Tc 与靶细胞同时受损

C. Tc 具有特异性杀伤作用

D. Tc 释放穿孔素诱导靶细胞凋亡

E. Tc 杀伤靶细胞不受 MHC 分子限制

（2）细胞免疫两类效应细胞是指（    ）

A. Th1 和 Th2          B. Th1 和 Tc

C. Th2 和 Tc          D. Th3 和 Tc

E. Th1 和 Th3

（3）Th 细胞活化时,第二信号中最重要的一对黏附分子是（    ）

A. CD2 与 LFA-3

B. CD8 与 MHC I 类分子

C. CD28 与 B7(CD80/CD86)

D. TCR 与抗原肽

E. LFA-1 与 ICAM-1

（4）迟发型超敏反应的形成是因为（    ）

A. 有 Th 细胞参与

B. 有巨噬细胞提呈抗原

C. 活化的 Th1 释放多种 CK

D. 活化的 Th2 释放多种 CK

E. 抗体的过度分泌

（5）关于细胞免疫的叙述,错误的是（    ）

A. 由 TD-Ag 刺激产生

B. TCR 识别抗原肽/MHC 分子复合物

C. 效应分子的作用具特异性

D. 有免疫记忆

E. 往往同时存在免疫保护和免疫损伤

(6) 关于 Th1 介导的细胞免疫的特点,下列哪项是错误的( )

A. 炎症发生较迟

B. 伴有 IgE 水平增高

C. 主要是巨噬细胞和淋巴细胞参与

D. 局部可出现组织损伤

E. 具有非特异性杀伤靶细胞的特点

(7) 杀伤病毒感染的靶细胞时,受 MHC Ⅰ 类分子限制的细胞是( )

A. CTL                B. NK 细胞

C. 巨噬细胞           D. 中性粒细胞

E. Th 细胞

(8) CTL 分泌细胞毒颗粒的机制为( )

A. 自分泌            B. 旁分泌

C. 内分泌            D. 自分泌和旁分泌

E. 反向分泌

(9) 能使双信号激活的 T 细胞增殖的 CK 主要是( )

A. IL-2              B. IL-3

C. IL-10             D. IFN-γ

E. TNF

(10) Th 细胞活化时,第二信号来自于( )

A. TCR 识别抗原肽/MHC Ⅱ 类分子复合物

B. TCR 识别抗原肽/MHC Ⅰ 类分子复合物

C. CD28 与 APC 的 B7 分子结合

D. TCR/CD3 复合物识别抗原肽

E. CD4 与 MHC Ⅱ 类分子结合

(11) CTL 活化时,第一信号来自于( )

A. TCR 识别抗原肽/MHC Ⅱ 类分子复合物

B. TCR 识别抗原肽/MHC Ⅰ 类分子复合物

C. CD28 与靶细胞的 CD80 分子结合

D. TCR/CD3 复合物识别抗原肽

E. CD8 与 MHC Ⅱ 类分子结合

(12) 细胞免疫应答的过程不包括( )

A. Mφ 对抗原的处理和提呈

B. T 细胞对抗原的特异性识别

C. T 细胞在胸腺内的分化成熟

D. 迟发型超敏反应炎症的发生

E. 抗原被清除后,特异性 T 细胞克隆衰减

(13) Th1 在 Tc 活化并产生效应的过程中,主要的作用是( )

A. 分泌 CK 促进 Tc 增殖分化

B. 作为 APC 传递抗原信号

C. 促进 Tc 的极化

D. 促进 Tc 分泌穿孔素

E. 促进 Tc 分泌细胞因子

(14) 辅助性 T 细胞不能诱导( )

A. B 细胞活化

B. B 细胞分化成浆细胞

C. 巨噬细胞活化

D. BCR 胚系基因的重排

E. B 细胞产生抗体的类别转换

(15) B 细胞活化的第一信号由哪个分子传入细胞内( )

A. CD2              B. CD3

C. Igα/Igβ          D. CD40

E. CD80

(16) 再次应答的主导细胞是( )

A. 巨噬细胞          B. 树突状细胞

C. 记忆性 B 细胞      D. 内皮细胞

E. 初始性 B 细胞

(17) 初次应答时,B 细胞活化的第二信号产生主要是( )

A. B 细胞上的 CD40 与 Th 细胞上的 CD40L 结合

B. B 细胞上的 B7 与 Th 细胞上的 CD28 结合

C. BCR 识别抗原肽/MHC Ⅱ 类分子复合物

D. BCR 识别游离抗原

E. B 细胞接受 Th 细胞分泌的细胞因子信号

(18) 再次应答的特点是( )

A. 产生低亲和力的 IgG

B. 潜伏期延长

C. 抗原为 TI-Ag

D. 维持时间短

E. 由 Bm 细胞介导

(19) 初次应答的特点是( )

A. 所需抗原浓度低

B. 抗体主要为低亲和力 IgM

C. 维持时间长

D. 潜伏期短

E. 由 Bm 细胞介导

(20) BCR 识别 TD-Ag 的特点是( )

A. 有 MHC 限制性

B. 直接结合游离抗原

C. 识别抗原的线性决定簇

D. 受 CD1 分子限制

E. 无需 T 细胞帮助

(21) 再次应答产生的抗体主要是( )

A. IgG          B. IgM

C. IgA          D. IgE

E. IgD

(22) 调节 B 细胞发生 IgE 类别转换的细胞因子是( )

A. IL-2          B. IL-4

C. IL-6          D. TNF-β

E. IFN-γ

(23) 关于 TD-Ag 引起的体液免疫,错误的是( )

A. 效应分子为 Ig

B. B 细胞活化、增殖、分化为浆细胞

C. 浆细胞合成并分泌 Ig

D. Ig 仅结合细胞外抗原

E. 不需要 DC 参与

(24) 下列哪项与再次免疫应答的医学意义无关( )

A. 疫苗接种一般需两次以上

B. 血清学试验诊断传染病时,应以一定间隔做两次试验,进行结果的比较

C. 血清学诊断应注意鉴别非特异性回忆反应

D. 用抗体或某些药物治疗时要注意过敏反应

E. 破伤风抗毒素具有中和外毒素的作用

(25) 下列关于 B 细胞活化的描述哪一个是不正确的( )

A. TI-Ag 直接活化 B 细胞产生 IgM

B. 蛋白质抗原需要 Th 细胞诱导 B 细胞产生抗体

C. T、B 细胞的相互作用不需要 MHC 分子参与

D. B 细胞活化、增殖、分化为浆细胞和记忆性细胞

E. Th 细胞分泌细胞因子辅助 B 细胞活化

(26) 体液免疫的效应,应排除( )

A. 中和作用

B. ADCC 作用

C. 调理吞噬作用

D. 补体介导的细胞毒作用

E. 迟发型超敏反应

(27) 关于 T 细胞和 B 细胞接受 TD-Ag 刺激产生的免疫应答,错误的是( )

A. 应答均发生在外周免疫器官

B. 均形成记忆细胞

C. 均需双信号才能活化

D. 效应分子的作用机制均是特异的

E. 均可能造成组织损伤

(28) 穿孔素的结构与下列哪种补体分子相似( )

A. C3          B. C5

C. C7          D. C8

E. C9

(29) 关于免疫应答的叙述,错误的是

A. 需经抗原诱导产生

B. 分为体液免疫和细胞免疫两种类型

C. 其结局总是对机体是有益的

D. 有多种细胞及分子参与

E. 在外周免疫器官中发生

(30) 免疫应答的基本过程包括

A. 识别、活化、效应三个阶段

B. 识别、活化、排斥三个阶段

C. 识别、活化、反应三个阶段

D. 识别、活化、增殖三个阶段

E. 识别、活化、应答三个阶段

【B1 型题】

(31~34)

A. NK 细胞        B. Tc 细胞

C. Th1 细胞        D. 巨噬细胞

E. 中性粒细胞

(31) 特异性杀伤靶细胞的是( )

(32) 无需抗原识别,直接杀伤靶细胞的淋巴细胞是( )

(33) 分泌 IFN-γ,可活化巨噬细胞的细胞是( )

(34) 也称为大吞噬细胞的是( )

(35~38)

A. CD80/CD86(B7)    B. CD58(LFA-3)

C. CD54(ICAM-1)    D. CD154(CD40L)

E. CD152(CTLA-4)

(35) T 淋巴细胞上 LFA-2(CD2)的配体是( )

（36）T 淋巴细胞上 CD28 的配体是（　　）

（37）T 淋巴细胞上 LFA-1 的配体是（　　）

（38）抑制已活化 T 细胞持续活化的因子是（　　）

（39~41）

A. 非特异杀伤肿瘤细胞

B. 特异性杀伤靶细胞

C. 介导迟发型超敏反应

D. 提呈抗原

E. 中和外毒素

（39）Tc 细胞（　　）

（40）Th1 细胞（　　）

（41）树突状细胞（　　）

（42~44）

A. 巨噬细胞,T 细胞

B. 巨噬细胞,B 细胞

C. NK 细胞,巨噬细胞

D. B 细胞,T 细胞

E. NK 细胞,T 细胞

（42）天然表达 MHC Ⅱ 类分子的是（　　）

（43）具有 ADCC 效应的是（　　）

（44）参与迟发型超敏反应的是（　　）

（45~47）

A. 中和外毒素

B. 激活补体经典途径

C. 抗体的调理作用

D. 特异性杀伤肿瘤细胞

E. ADCC 作用

（45）抗体借助 NK 细胞发挥效应（　　）

（46）抗体增强吞噬细胞的吞噬功能（　　）

（47）抗体直接发挥效应（　　）

（48~50）

A. Mφ 与 Th 细胞相互作用

B. Tc 细胞与肿瘤细胞相互作用

C. NK 细胞通过 ADCC 作用杀伤病毒感染细胞

D. Mφ 吞噬鸡红细胞

E. 中性粒细胞吞噬细菌

（48）受 MHC Ⅰ 类分子限制的是（　　）

（49）受 MHC Ⅱ 类分子限制的是（　　）

（50）杀伤靶细胞需利用 FcγR Ⅲ 的是（　　）

**4. 复习思考题**

（1）简述细胞免疫的三个阶段。

（2）简述体液免疫的三个阶段。

（3）Th 细胞活化的信号要求是什么？

（4）叙述 CTL 杀伤靶细胞的机制。

（5）叙述细胞免疫两类效应细胞（Th1 细胞和 CTL）的效应机制。

（6）简述 TD-Ag 刺激 B 细胞活化的双信号。

（7）叙述抗体产生的一般规律及其医学意义。

（8）疫苗一般需要多次接种才会产生有效的保护力,为什么？

（9）Th 细胞是如何辅助 B 细胞对 TD-Ag 应答的？

（王　松）

# 第十章 免疫耐受

## 一、本章要求

（1）掌握:免疫耐受的概念。
（2）熟悉:后天诱导免疫耐受的条件。
（3）了解:免疫耐受机制,如何建立和打破免疫耐受及在临床中的意义。

## 二、基本概念

1. 免疫耐受(immunelogical tolerance) 指机体免疫系统接受某种抗原作用后产生的特异性免疫无应答状态,也称为负免疫应答。
2. 免疫抑制(immunosuppression) 是指机体对任何抗原均不反应或反应减弱的非特异性免疫无应答或应答减弱状态。
3. 中枢耐受 指在胚胎期及在 T、B 细胞发育过程中,遇自身抗原所形成的免疫耐受。
4. 外周耐受 成熟 T、B 淋巴细胞在外周淋巴器官接触抗原所形成的免疫耐受。
5. 免疫忽视(immunological ignorance) 自身应答 T 细胞克隆与相应组织特异性抗原共存,正常情况下,并不导致自身免疫性疾病。
6. 克隆无能(clonal anergy) 也称为克隆失活,指自身反应性 T/B 细胞由于缺少活化信号的刺激而处于不活化的状态。多数无能细胞最终凋亡,少数存活,并可能重新活化而导致自身免疫。

## 三、基本内容

免疫耐受(immunelogical tolerance):指机体免疫系统接受某种抗原作用后产生的特异性免疫无应答状态,也称为负免疫应答。引起免疫耐受的抗原称为耐受原(tolerogen)。免疫耐受与免疫应答一样,具有特异性和记忆性,应与免疫缺陷、免疫抑制相区别(表 10-1)。

表 10-1 免疫耐受与免疫抑制的特点

| | 免疫耐受 | 免疫抑制 |
| --- | --- | --- |
| 原因 | T/B 细胞被排除或不活化;抑制性 T 细胞作用 | 免疫缺陷或功能障碍;使用免疫抑制剂 |
| 特异性 | 特异 | 非特异 |
| 持续性 | 持久、一时性或终生 | 常为暂时性 |
| 并发症 | 可能出现耐受原感染 | 不可预知的感染,肿瘤 |

（一）免疫耐受的发现和人工诱导的免疫耐受

1. 天然免疫耐受现象的发现　胚胎期免疫耐受的发现：Owen(1945)发现异卵双生小牛的血型嵌合体(图10-1)。

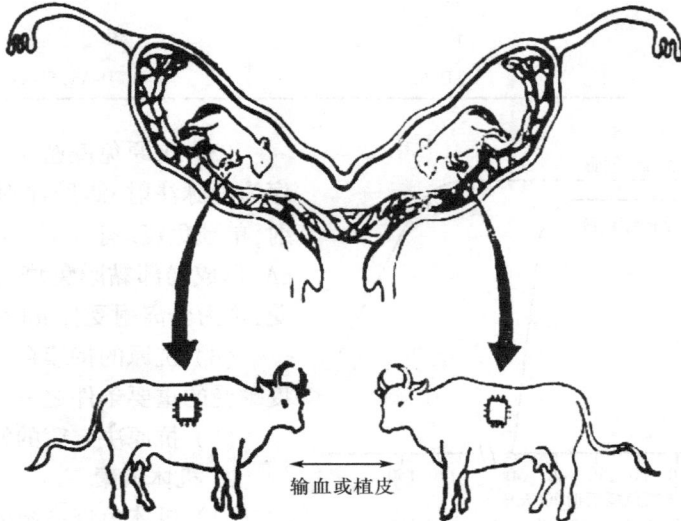

图10-1　异卵双生小牛的天然耐受现象

2. 人工诱导的免疫耐受实验　1953年，Medawar等成功复制了胚胎期诱导免疫耐受的动物模型。

（二）T、B细胞免疫耐受的特点

见表10-2。

表10-2　T细胞耐受与B细胞耐受的特点

| | T细胞耐受 | B细胞耐受 |
|---|---|---|
| 耐受形成 | 较易 | 较难 |
| Ag类型 | TD-Ag | TD-Ag,TI-Ag |
| Ag剂量 | 高或低 | 高 |
| 诱导期 | 短(1~2天) | 长(数十天) |
| 维持时间 | 长(数月) | 短(数周) |

（三）诱导免疫耐受的条件

免疫耐受是某些特定条件下，由抗原诱导的一种负免疫应答，取决于抗原和机体两方面因素

1. 抗原因素

（1）抗原的性状：一般而言，小分子可溶性、非聚合状态的抗原多为耐受原（如非聚合血清蛋白、多糖、脂多糖等）；大分子颗粒性物质和蛋白质聚合物为良好的免疫原（如血细胞、细菌、Ig聚合物等）。

（2）抗原的剂量：致免疫耐受所需抗原剂量随抗原种类、动物种属、品系及年龄而异。有低带(low zone)和高带(high zone)耐受之分(表10-3,图10-2)。

**表 10-3　高带耐受与低带耐受的特点**

|  | 低带耐受 | 高带耐受 |
|---|---|---|
| 参与细胞 | T | T/B |
| 产生速度 | 快 | 慢 |
| 持续时间 | 长 | 短 |
| 耐受原 | TD-Ag | TD-Ag,TI-Ag |

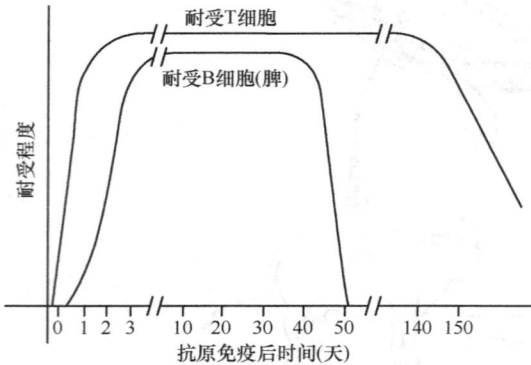

诱导耐受所需最小抗原剂量,B细胞为1～10mg,T细胞为10μg

图 10-2　T 细胞耐受与 B 细胞耐受的特点

（3）抗原免疫途径:易产生耐受的顺序为静脉注射>腹腔注射>皮下及肌肉注射,单独免疫>有佐剂。口服抗原产生 SIgA,形成局部黏膜免疫,但却易致全身耐受,称为分离耐受(split tolerance)。

（4）抗原的持续存在:是维持机体免疫耐受的重要条件之一。

（5）抗原决定簇的特点

2. 机体因素

（1）机体免疫系统的发育程度:诱导免疫耐受的难易与机体免疫系统的发育成熟程度有关。一般认为,容易诱导耐受的顺序是胚胎>新生儿>成人。

（2）动物的种属和品系:免疫耐受的诱导和维持的难易随动物种属、品系不同而异。大鼠和小鼠对免疫耐受的诱导敏感,在胚胎期或新生期均容易诱导成功;兔、有蹄类和灵长类动物在胚胎期较易诱导耐受,出生后则较困难。

（3）免疫抑制措施的联合应用。

（四）免疫耐受的形成机制

1. 中枢免疫耐受机制　胚胎期及在 T/B 细胞中枢发育过程中,遭遇抗原(一般为自身抗原)形成的耐受。此抗原为各组织普遍表达的分子(如 MHC 分子),而组织特异性分子一般不在中枢器官出现。

（1）胸腺内免疫耐受机制(T 细胞免疫耐受机制):CD4$^+$CD8$^+$T 在胸腺皮质经过阳性选择发育成为单阳性 T 细胞,并获得 MHC 限制性;该细胞与胸腺基质细胞(主要为 DC)提呈的自身抗原肽-MHC 复合物高亲和力结合,引发阴性选择,诱导发育中的 T 细胞凋亡,形成中枢耐受。

（2）骨髓内免疫耐受机制(B 细胞免疫耐受机制):骨髓是未成熟 B 细胞发育分化的中枢免疫器官,未成熟 B 细胞可通过"克隆排除"或"克隆无能"两种不同机制,在骨髓中对自身抗原产生免疫耐受。

2. 外周免疫耐受机制

（1）机体对组织特异性自身抗原的免疫耐受机制

1）物理或免疫屏障作用:如眼晶状体蛋白与免疫细胞不接触,处于免疫隔离部位。

2）缺乏第一信号导致的克隆无能(clonal anergy):生理条件下,自身组织细胞不表达MHC Ⅱ类分子,不能将组织特异性自身抗原提呈给 CD4$^+$ 自身反应性 T 细胞,即缺乏第一信号,从而使 T 细胞处于克隆无能状态。

3)缺乏第二信号导致的克隆无能:正常状态下,组织细胞表面不表达 B7 和 CD40L 等共刺激分子,无法诱导自身反应性淋巴细胞产生活化第二信号,使之处于克隆无能状态。

4)免疫忽视(immunological ignorance):自身反应性 T 细胞克隆与相应组织特异性抗原共存,正常情况下并不导致自身免疫性疾病。导致免疫忽视的机制复杂,主要有:

A. 外周免疫器官和组织中的自身反应性 T 淋巴细胞只能以极低的亲和力与相应的组织特异性自身抗原肽结合,不能有效产生 T 细胞活化的第一信号。

B. APC 提呈的组织特异性自身抗原肽数量太低,不能对自身反应性淋巴细胞传递任何活化信息,形成低带耐受。

(2)机体对外源性抗原和自身抗原的免疫耐受机制

1)活化诱导的细胞死亡引起的免疫耐受:通过 Fas/FasL 途径介导的 T 细胞死亡是维持外周 T 细胞免疫耐受的途径之一。

2)抑制性受体 CTLA-4 表达引起的免疫耐受:CTLA-4 是活化 T 细胞表面的抑制性受体,其配体与 CD28 配体相同。T 细胞通过表面 CTLA-4 与 APC 表面的 B7 分子结合可产生抑制信号,导致免疫耐受。

3)抑制性细胞因子诱导的免疫耐受:有些效应性 T 细胞可产生以抑制作用为主的细胞因子,对免疫应答产生负调节作用,如 $CD4^+$Th2 细胞产生 IL-10、IL-4 和 $CD4^+$Th3 细胞产生的 TGF-β 等细胞因子。

4)调节性 T 细胞参与诱导的免疫耐受

A. 自然调节性 T 细胞通过与其他细胞的直接接触和分泌抑制性细胞因子,抑制 T 细胞活化,对 T 细胞介导的免疫应答和某些固有免疫细胞产生抑制作用。

B. 诱导调节性 T 细胞通过分泌 TGF-β、IL-10 等抑制性细胞因子抑制 T 细胞活化,诱导机体产生免疫耐受。

(五)研究免疫耐受的意义

免疫耐受的诱导、维持和破坏影响着许多临床疾病的发生、发展和转归。人们企图诱导和维持免疫耐受来防治超敏反应疾病、自身免疫病以及对移植物的排斥反应。而针对某些慢性感染性疾病以及肿瘤的生长,设法解除免疫耐受、激发有效的免疫应答将有利于对病原体的清除及肿瘤的控制。

# 四、本章小结

(1)免疫耐受是机体免疫系统对抗原刺激产生的特异性免疫无应答状态,也称负免疫应答。免疫耐受具有特异性和记忆性,与免疫缺陷、免疫抑制不同,应加以区别。

(2)后天接触抗原导致的免疫耐受取决于抗原和机体两方面因素。

(3)免疫耐受的机制可分中枢耐受和外周耐受,中枢耐受主要是通过阴性选择克隆清除;外周耐受主要包括外周克隆清除及免疫忽视;克隆无能及不活化;免疫调节及抑制细胞;免疫隔离。

(4)诱导和维持耐受用于防治超敏反应、自身免疫病和移植物排斥;中止和打破耐受用于防治慢性感染病和肿瘤。

# 五、知 识 扩 充

免疫耐受是机体免疫系统接触某一抗原后形成的特异性无应答状态,是免疫应答的一种重要类型,免疫应答和免疫耐受一直是免疫学研究的两个核心主题。免疫耐受的诱导、维持和破坏与许多临床疾病的发生、发展和转归有关。人们企图用诱导和维持免疫耐受性的方法来防治超敏反应、自身免疫病及器官移植排斥反应;对某些感染性疾病及肿瘤,则可通过消除免疫耐受,激发有效的免疫应答来促进病原体的清除及杀伤肿瘤细胞。随着对免疫耐受机理的阐明,可以用诱导免疫耐受的方法,达到定向操纵免疫应答的过程,必将为医学的进步起到重大的推动作用。

1945 年 Owen 观察到,遗传基因不同的异卵双生小牛各有不同的血型抗原,由于胎盘血管融合而发生血液相互交流,呈天然联体共生。出生后每一孪生个体均含有对方不同血型的血细胞而不排斥,成为血型嵌合体(chimeras),彼此间互相植皮也不发生排斥反应,但不能接受其他无关个体的皮肤移植,这种胚胎期形成的耐受称为天然耐受。Burnet 等认为这种现象的产生是由于胚胎期免疫系统尚未发育成熟,异型血细胞进入胎牛体内,引起对异型细胞产生抗体的免疫细胞克隆排除或受抑制,从而表现为对该抗原的特异性无应答即免疫耐受。免疫耐受的诱导、维持和破坏与许多临床疾病的发生、发展和转归有关。随着免疫学的迅速发展以及转基因技术的应用,极大地推动了免疫耐受的基础与临床研究,在克服器官移植排斥反应以及某些疾病的控制方面已取得了许多可喜进展。

# 六、本 章 复 习 题

**1. 判断题**

(1) 机体对抗原刺激表现为无应答状态即为免疫耐受。

(2) 免疫耐受具有抗原特异性。

(3) T 细胞既可产生低带耐受,也可产生高带耐受。

(4) T 细胞较 B 细胞难形成免疫耐受。

(5) 正常情况下,机体虽有自身反应性 T 细胞存在,但其可与相应组织特异性抗原共存,此为免疫忽视。

(6) 器官移植、自身免疫病患者需建立免疫耐受。

(7) 口服抗原可产生 SIgA,形成局部黏膜免疫,但却导致全身耐受,称为分离耐受。

(8) 颗粒性抗原易形成免疫耐受。

(9) 静脉注射最不易形成免疫耐受。

(10) 相对于 T 细胞,B 细胞较易形成免疫耐受,且维持时间较长。

**2. 填空题**

(1) Owen 发现异卵双生小牛的血型嵌合体是一种_____现象。

(2) 后天接触抗原是否导致免疫耐受,取决于_____和_____两方面因素。

(3) 自身反应性 T 细胞与适宜浓度的自身抗原接触时,可获得第一信号,但不能获得第二信号,称为_____。

(4) 器官移植时需_____免疫耐受,肿瘤发生时需_____免疫耐受。

(5) 免疫耐受具有免疫应答的一般共性,它们均需_____诱导产生,并具有_____和_____。

(6) 耐受根据发生位置和发生机制不同,分为_____和_____。

**3. 选择题**(每题只有 1 个最佳答案)

【A 型题】

(1) 最易引起免疫耐受的途径是(　　)

A. 静脉注射　　　　　B. 腹腔注射

C. 肌肉注射　　　D. 皮下注射

E. 口服

(2) 最易诱导耐受的时期是(　　)

A. 胚胎期　　　　B. 新生儿期

C. 青年期　　　　D. 老年期

E. 儿童期

(3) 大剂量 TD-Ag 能诱导下列哪些细胞产生耐受(　　)

A. B 细胞　　　　B. T 细胞

C. B 细胞,T 细胞　D. 巨噬细胞

E. NK 细胞

(4) 最易诱导免疫耐受的抗原是(　　)

A. 颗粒性抗原　　B. 细菌

C. 可溶性抗原　　D. 大分子聚合态抗原

E. 马血清加佐剂

(5) 自身反应性 T 细胞的克隆清除发生在(　　)

A. 骨髓　　　　　B. 胸腺

C. 淋巴结　　　　D. 脾脏

E. 黏膜相关淋巴组织

(6) 自身反应性 T 细胞的清除是经历(　　)

A. 阳性选择　　　B. 阴性选择

C. MHC 限制性　　D. 受体交联

E. 免疫隔离

(7) 关于免疫耐受的叙述,错误的是(　　)

A. 可天然获得　　B. 可后天诱导获得

C. 有抗原特异性　D. 是负免疫应答

E. 无抗原特异性

(8) 产生低带耐受的细胞是(　　)

A. T 细胞　　　　B. B 细胞

C. 巨噬细胞　　　D. NK 细胞

E. T 细胞和 B 细胞

(9) 治疗哪种疾病需诱导建立免疫耐受(　　)

A. 超敏反应　　　B. 急性胃肠炎

C. 鼻咽癌　　　　D. 肝硬化

E. 细菌感染

(10) 形成高带耐受而不形成低带耐受的细胞是(　　)

A. T 细胞　　　　B. B 细胞

C. NK 细胞　　　D. 巨噬细胞

E. NK 细胞和巨噬细胞

(11) 诱导免疫耐受应采用哪种方法(　　)

A. 皮内注射聚合的抗原

B. 静脉注射非聚合的抗原

C. 静脉注射聚合的抗原

D. 肌肉注射非聚合的抗原

E. 皮内、皮下同时注射抗原

(12) 打破免疫耐受,有利于以下哪种情况(　　)

A. 使移植物存活

B. 治疗自身免疫病

C. 治疗超敏反应性疾病

D. 抗感染

E. 防治接触性皮炎

(13) 引起免疫耐受的抗原又可称为(　　)

A. 免疫原　　　　B. 耐受原

C. 变应原　　　　D. 半抗原

E. 完全抗原

(14) 首先发现免疫耐受现象的是(　　)

A. Burnet　　　　B. Medawar

C. Owen　　　　D. Jenne

E. Koch

(15) B 淋巴细胞耐受有何特点(　　)

A. 产生速度快　　B. 持续时间短

C. 需 TD-Ag 诱导　D. 为低带耐受

E. 需 TI-Ag 诱导

(16) 关于免疫耐受的后天诱导,下列哪项是错误的(　　)

A. 动物最好是新生期

B. 抗原最好是可溶性

C. 注射途径最好是静脉

D. 解聚的小分子抗原

E. 抗原最好是颗粒性并且加佐剂

(17) 免疫耐受现象可见于哪种病人(　　)

A. 乙肝病毒携带者　B. 免疫抑制剂使用者

C. 肝癌病人　　　D. 甲亢病人

E. AIDS 病人

(18) 对抗原特异性的无应答称为(　　)

A. 免疫抑制　　　B. 免疫缺陷

C. 免疫忽视　　　D. 免疫无能

E. 免疫耐受

【B1 型题】

(19~21)

A. B 淋巴细胞　　B. T 淋巴细胞

C. NK 细胞　　　D. 巨噬细胞

E. 树突状细胞

（19）低带耐受的细胞是（　　）

（20）仅有高带耐受的细胞是（　　）

（21）耐受形成后维持时间较长的细胞是
（　　）

（22~23）

A. 静脉注射　　　　B. 腹腔注射

C. 皮下注射　　　　D. 肌肉注射

E. 口服抗原

（22）最易产生耐受的免疫途径是（　　）

（23）可形成分离耐受的免疫途径是（　　）

（24~25）

A. 自身免疫病

B. 肝硬化

C. 非淋球菌性尿道炎

D. 肿瘤

E. 胃肠炎

（24）需诱导免疫耐受进行治疗的疾病是
（　　）

（25）需打破免疫耐受进行治疗的疾病是
（　　）

（26~27）

A. 耐受分离　　　　B. 免疫忽视

C. 免疫隔离部位　　D. 免疫耐受

E. 免疫缺陷

（26）脑、眼、睾丸是（　　）

（27）正常情况下,自身应答 T 细胞克隆与相应组织特异性抗原并存但不导致自身免疫性疾病的现象,称为（　　）

**4. 复习思考题**

（1）低带耐受和高带耐受各有何特点?

（2）免疫耐受和免疫抑制有何区别?

（3）比较 T 细胞和 B 细胞耐受的不同点。

（4）外周免疫耐受的机制有哪些?

（5）建立免疫耐受有何意义? 举例说明。

（6）打破免疫耐受有何意义? 举例说明。

（魏晓丽）

# 第十一章 免疫调节

## 一、本章要求

(1) 掌握:T 细胞亚群的调节。
(2) 熟悉:抑制性受体的调节,独特型网络调节,凋亡对免疫应答的调节。
(3) 了解:整体和群体水平的免疫调节。

## 二、基本概念

1. 免疫调节 免疫应答过程中,免疫系统内部各种免疫细胞和免疫分子之间,存在着刺激与抑制的相互作用,构成相互制约的网络结构,使免疫应答维持在合适的强度。

2. 活化诱导的细胞死亡(activation induced cell death,AICD) 活化的免疫细胞通过表面的 FasL 与自身或相邻细胞的 Fas 结合,介导靶细胞凋亡。使活化并特异性克隆扩增的 T、B 细胞数量迅速下降,发挥负调节作用。

3. 激活性受体 胞质区带有 ITAM(免疫受体酪氨酸活化基序),招募蛋白酪氨酸激酶(PTK),参与免疫细胞活化的信号转导,发挥上调作用。

4. 抑制性受体 胞质区带有 ITIM(免疫受体酪氨酸抑制基序),招募蛋白酪氨酸磷酸酶(PTP),可切断 PTK 参与的活化信号转导,发挥下调作用。

5. CTLA-4(CD152) 属于抑制性受体,胞质区有 ITIM,与 B7 分子结合后提供抑制信号。只有活化 T 细胞才表达 CTLA-4,因此抑制作用仅针对活化 T 细胞。

6. 独特型网络 独特型(Id)和抗独特型抗体(AId)相互作用形成网络,相互识别,相互刺激和制约,对免疫应答进行负反馈调节。

## 三、基本内容

免疫调节(immune regulation)是机体本身对免疫过程做出的生理性反馈。一方面,机体针对抗原产生免疫应答,清除抗原;另一方面,长时间高强度的应答可导致机体内环境稳定的偏移,甚至诱发程度不同的病变和组织损伤,故机体在应答过程中及抗原清除后必须做出相应的反馈调节。

(一) 抗原和抗体对免疫应答的调节

1. 抗原对免疫应答的调节

(1) 抗原的性质、剂量和免疫途径对免疫应答的调节:抗原性质影响免疫应答类型,蛋白质类抗原诱导体液免疫和细胞免疫,而多糖类抗原只能诱导体液免疫。抗原剂量适当产生免疫应答,而过高或过低易形成免疫耐受。抗原经皮下或皮内免疫可产生免疫应答,经静脉免疫易形成免疫耐受。

（2）抗原结构对免疫应答的调节:结构复杂、含芳香族氨基酸的抗原免疫原性高于结构简单的抗原。结构相似的抗原先后或同时刺激免疫应答会发生抗原竞争(antigenic competition)。在一定时间先进入的抗原抑制后进入抗原的免疫应答,或免疫原性强的抗原表位抑制免疫原性弱的抗原表位,这可能与临床不同微生物引起的合并感染竞争抑制作用有关。

2. 抗体对免疫应答的调节

1）独特型-抗独特型网络的形成:独特型(idiotype,Id)存在于抗体 V 区,以及各类 T 细胞和 B 细胞抗原受体的 V 区。V 区由高变区(HVR)和骨架区(FR)组成,具有两重性,既能通过 HVR 结合抗原,同时又具有独特型决定簇(Id),刺激宿主自身产生抗独特型抗体(AId)。当抗原特异的、结构均一的抗体(Ab1)数量足够大时,其 V 区的独特型决定簇可被体内其他 B 细胞的 BCR 识别,诱生抗独特型第二抗体(Ab2)。抗独特型抗体分为两种,结合 Ab1 骨架区或骨架区与高变区交界区的称为 Ab2α,而结合 Ab1 高变区的 Ab2 称为Ab2β。Ab2β 与抗原竞争结合 Ab1,完全封闭 Ab1 的抗原结合位点,抑制 Ab1 的免疫效应;另一方面,因其抗原结合部位与抗原决定簇结构相似,故又称为抗原内影像(internal image)。Ab2 上同样有独特型决定簇,故可诱导 Ab3 的产生,Ab3 诱导产生 Ab4。因此,体内形成了由独特型和抗独特型抗体组成的免疫网络。与抗体的独特型网络类似,B 细胞与 T 细胞也形成独特型网络,在细胞水平调节免疫细胞的活化和效应(图 11-1)。

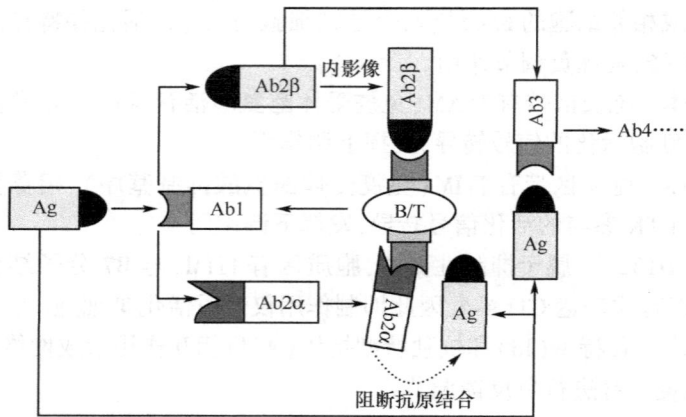

图 11-1　独特型网络的调节

2）独特型-抗独特型网络的调节作用:Id-AId 相互作用形成网络,相互识别,相互刺激和制约,对免疫应答进行负反馈调节。

例:抗原浓度适合时,产生 Ab1、Ab2、Ab3,Ab3 抑制 Ab2,使 Ab1 大量产生,充分显示免疫效应。抗原浓度过高时,产生 Ab1、Ab2、Ab3 和 Ab4,Ab4 抑制 Ab3,使 Ab2 大量产生,从而抑制 Ab1 产生形成独特型网络调节。

3）独特型-抗独特型网络的特点

A. 网络出现在抗原进入机体前,不依赖抗原刺激。外来抗原的作用只是打破 Ab1 和 Ab2 之间的平衡,使网络在新的基础上重新达到平衡。

B. 网络调节不是无限进行,而是随 Id-AId 反应的进行逐步减弱,对多数抗体应答而言,第一级调节就足够。

C. 免疫系统的所有 Ab 分子和淋巴细胞的抗原受体(BCR,TCR)上都存在着独特型决定簇。独特型网络的调节主要在带有特异性 BCR/TCR 的淋巴细胞克隆水平上相互作用的调节。即 AId 主要通过抑制特异性 T/B 细胞的功能达到对免疫应答进行负调节的目的。

4）应用独特型-抗独特型网络进行免疫干预

A. 应用抗原内影像（Ab2β）结构特点，增强机体持异性应答。理论上可用于抗感染，特别适于不宜对人体接种的病原体；也可模拟抗原，制备抗独特型抗体疫苗。

B. 诱导 Ab2（或抗独特型调节性 T 细胞）的产生，降低 Ab1 对 Ag 的应答，抑制自身反应性抗体和自身反应性 T 细胞的产生，防治自身免疫病。

### （二）分子水平的免疫调节

1. 胞内 ITAM 与 ITIM

（1）激活性受体胞质区带有 ITAM（免疫受体酪氨酸活化基序），基本结构为 YxxL/V，招募蛋白酪氨酸激酶（PTK），参与免疫细胞活化的信号转导，发挥上调作用。

（2）抑制性受体胞质区带有 ITIM（免疫受体酪氨酸抑制基序），基本结构为 I/VxYxxL，招募蛋白酪氨酸磷酸酶（PTP），可切断 PTK 参与的活化信号转导，发挥下调作用。

2. 各种细胞表面的活化/抑制性受体

（1）T 细胞表面的 CD28/CTLA-4（CD152）和 ICOS/PD-1

1）调节机制：CD28 结合 CD80/CD86（B7-1/B7-2）、ICOS 结合 ICOSL（B7-H2）是 T 细胞活化的第二信号，T 细胞活化后表达 CTLA-4 或 PD-1，分别结合 CD80/CD86（B7-1/B7-2）或 PD1L（B7-H1），使活化的 T 细胞受到抑制。

2）应用

A. 器官移植、自身免疫病：应用 CTLA-Ig 可溶性融合蛋白，与 CD80 结合，可阻止 CD28 与 CD80 结合，抑制 T 细胞活化。

B. 肿瘤：应用抗 CTLA-4 的单克隆抗体封闭 CTLA-4，上调 T 细胞应答。

（2）B 细胞表面的 FcγRⅡ-B（CD32）

1）调节机制：即 Ab 的负反馈调节，有两个机制。

A. 针对抗原产生的特异性抗体（Ab1）可诱导机体产生 IgG 类抗独特型抗体（AId），即 Ab2。Ab2 的 Fc 段结合于 FcγRⅡ-B，抑制 B 细胞的活化，抑制 Ab 的产生。

B. 抗原抗体复合物形成后，IgG 的 Fc 段与 FcγRⅡ-B 结合，抗原则与 BCR 结合，导致 BCR 与 FcγRⅡ-B 交联，中止 B 细胞分化及进一步分泌抗体（图 11-2）。

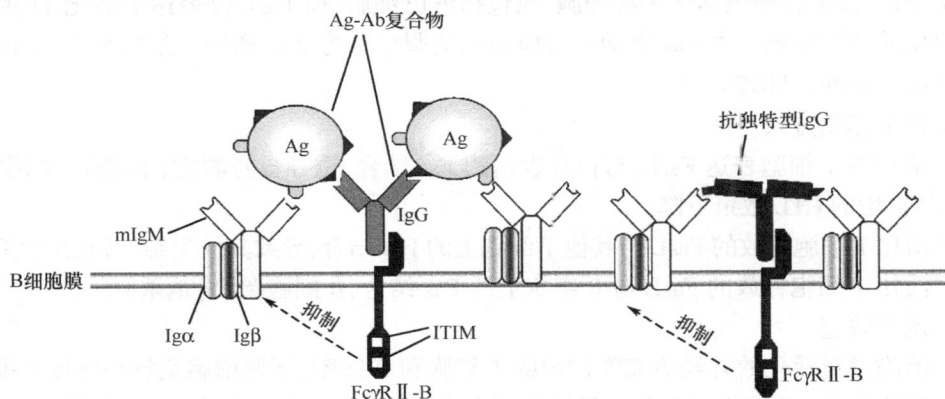

图 11-2　FcγRⅡ-B 对 B 细胞的抑制作用

若此反馈调节机制缺陷,可导致自身免疫病,如类风湿关节炎患者有抗 Fc 抗体(IgM 类),封闭 IgG 的 Fc 段,使 B 细胞表面 FcγR Ⅱ-B 不能与 IgG 结合,抑制性信号转导通路不畅,引起自身抗体含量增高。

(3) NK 细胞的活化/抑制性受体:NK 细胞表面的杀伤细胞免疫球蛋白样受体(KIR)和杀伤细胞凝集素样受体(KLR),含 ITIM 为抑制性受体,含 ITAM 为活化性受体(详见第七章)。

（三）细胞水平的免疫调节

1. 发挥调节作用的 T 细胞:主要包括自然调节性 T 细胞(nTreg)和辅助性 T 细胞(Th)。

(1) 自然调节性 T 细胞:nTreg(CD4⁺CD25⁺foxp3⁺T 细胞)分布于胸腺及外周血中,抑制自身反应性 T 细胞的应答。这类细胞在胸腺中即已分化,一部分细胞在抗原刺激后可继续分化为适应性调节 T 细胞,其活化仍需要 APC 提供的双信号刺激,通过与靶细胞的接触抑制其功能,而不依赖细胞因子的分泌。

(2) 辅助性 T 细胞:主要包括 Th1,Th2,Th3,Tr1 等细胞,其中 Th3 和 Tr1 属诱导调节性 T 细胞(iTreg),Th 细胞调节功能须依赖细胞分泌的不同细胞因子:

1) Th1 分泌 IFN-γ,下调 Th2 细胞功能,抑制 B 细胞增殖,抑制抗体介导的超敏反应。

2) Th2 分泌 IL-4,下调 Th1 细胞功能,抑制细胞免疫,抑制迟发型超敏反应。

3) Th3 分泌 TGF-β,抑制 Th1、CTL、NK 细胞的活化,诱导口服耐受和黏膜免疫。

4) Tr1 分泌 IL-10,抑制 Mφ、Th1 等细胞的功能,抑制自身免疫性炎症,诱导移植耐受。

2. 凋亡对免疫应答的负反馈调节

(1) 预备知识

1) 细胞凋亡(apoptosis):是一种由基因控制的细胞自主性死亡方式。形态学特点是细胞体积变小,胞膜气泡化,染色体浓缩,DNA 分解成有规律的片断(内源性核酸内切酶激活)。无炎症反应,不属于坏死,也称为程序化细胞死亡(programmed cell death, PCD)。

2) Fas 是一种"死亡受体",又称 CD95 或 Apo-1,表达的细胞广泛,Fas 一旦与配体 FasL 结合,可通过 Fas 分子启动致死性信号转导,导致表达 Fas 的细胞凋亡。

3) Fas 信号转导过程:FasL 与细胞表面三聚体化的 Fas 结合,Fas 胞质内死亡域(DD)与 FADD(含死亡域的 Fas 相关蛋白)的羧基端 DD 结合,促使 FADD 氨基端 DED(死亡效应结构域)与 caspase8 结合,引发 caspase(半胱天冬蛋白酶)级联反应,导致细胞凋亡。

(2) Fas/FasL 途径对免疫应答的调节

1) AICD:Fas 普遍表达于多种细胞,也包括淋巴细胞,而 FasL 仅表达于活化 T(主要为活化 CTL)和 NK 细胞。由 Fas 启动的效应细胞的凋亡称为活化诱导的细胞死亡(activation induced cell death, AICD)。

2) 调节作用方式

A. 活化的 T 细胞表达 FasL,与自身表达的 Fas 结合,诱导自身凋亡(自杀)。结果使已发生克隆扩增的 CTL 数量下降。

B. 活化 T 细胞释放的 FasL 与其他 T 细胞上的 Fas 结合,导致其他 T 细胞凋亡(他杀)。

C. 活化 T 细胞释放的 FasL 与 B 细胞上的 Fas 结合,B 细胞凋亡(他杀)。

3) 调节效应

A. 清除过量活化的并经历克隆扩增的 T 细胞和 B 细胞,下调细胞免疫和体液免疫。

B. 成熟的自身反应性 T 细胞一旦激活,也可经 AICD 效应使其凋亡,维持外周自身耐受。

4) 临床意义:Fas 和 FasL 基因突变,产物无法相互结合,不能启动细胞的程序化死亡,导致经自身抗原刺激的自身反应性 T 细胞增殖失调,诱发临床疾病。例:自身免疫性淋巴细胞增生综合征(ALPS)。

除了通过 Fas 途径诱导的 AICD 外,在免疫应答的后期,抗原及细胞因子(如 IL-2)水平下降,导致效应细胞因缺少刺激而处于"饥饿"状态,通过线粒体释放细胞色素 $c$ 而激活 caspase 级联反应,诱导细胞凋亡,此机制称为线粒体途径,也可由射线辐射(如紫外线)而诱发,与 AICD 相比,并不表现出抗原特异性。

(四)整体和群体水平的免疫调节

1. 神经-内分泌-免疫网络的调节　神经递质/内分泌激素及其受体,以及各种免疫细胞和免疫分子间构成庞大复杂的调节性网络。彼此相互作用,相互调节,共同维持机体生理功能的稳定和平衡。

(1)神经内分泌因子影响免疫应答:免疫细胞有多种激素受体,如皮质类固醇、雄激素等,可下调免疫应答;而生长激素、雌激素、甲状腺素、胰岛素等,可增强免疫应答。

(2)抗体和细胞因子作用于神经内分泌系统

1)抗激素递质受体的抗体与相应配体竞争性结合。

2)细胞因子对下丘脑-垂体-肾上腺轴的调节。

2. 群体水平的免疫调节　指 MHC 的多态性对物种免疫功能的影响。

## 四、本 章 小 结

(1)T 细胞、B 细胞、NK 细胞、肥大细胞有两类调节性受体,其中:

1)激活性受体含 ITAM,招募 PTK,启动活化信号的转导。

2)抑制性受体含 ITIM,招募 PTP,抑制活化信号的转导。

(2)T 细胞的调节:

1)自然调节性 T 细胞:CD4$^+$CD25$^+$foxp3$^+$T 细胞,通过细胞间直接接触发挥调节作用。

2)Th 细胞:发挥作用必须有特定的细胞因子参与,如 Th1 分泌 IFN-γ,Th2 分泌 IL-4,Tr1 分泌 IL-10;Th3 分泌 TGF-β。

(3)独特型网络的调节:由抗原-抗体-抗抗体构成的独特型网络,严格控制免疫,以负向调节为主。

(4)AICD 下调细胞和体液免疫应答,Fas-FasL 途径清除的是抗原活化并克隆扩增的 T、B 细胞,属于高度特异性的生理性反馈调节。

(5)整体水平的调节中,神经-内分泌-免疫网络的调节发挥重要作用。群体水平的调节主要是 MHC 的多态性和自然选择。

## 五、本 章 复 习 题

**1. 判断题**

(1)自然调节 T 细胞通过接触靶细胞而直接达到负调节目的,主要为 Tr1 细胞。

(2)BCR 和 FcγRII-B 经抗原抗体复合物交联可产生活化信号,促进 B 细胞进一步合成抗体。

(3)Th1 和 Th2 细胞互为抑制性细胞,调节免疫应答的类型。

(4)Id 和 AId 相互作用,构成网络可调节免疫应答。

(5)活化的 CTL 表达 FasL 与自身表达的

Fas 结合,可诱导自身凋亡。

（6）活化的 T 细胞释放 Fas,与 B 细胞上的 FasL 结合,导致 B 细胞凋亡。

（7）免疫调节仅在免疫系统内进行。

（8）Th2 产生的 IL-4 可促进 Th1 增殖。

（9）任何 BCR 和 TCR 上都存在着独特型决定簇。

（10）激活性受体胞内区具有 ITAM,招募 PTK,下调免疫应答。

**2. 填空题**

（1）活化的 T 细胞上的抑制性受体是_____,B 细胞上的是_____,NK 细胞上的是_____。

（2）Fas 是死亡受体,其配体为_____,由 Fas 启动的活化淋巴细胞凋亡称为_____。

（3）Th3 细胞分泌_____,Tr1 细胞分泌_____,抑制 Th1 细胞功能。

（4）CTLA-4 胞质区的特殊序列称为_____,其招募细胞内_____,向活化的 T 细胞转导_____信号。

（5）免疫细胞表达两类功能不同的受体酪氨酸基序是_____和_____。

（6）调节性 T 细胞分为_____调节细胞和_____调节细胞两类。

**3. 选择题**（每题只有 1 个最佳答案）

【A 型题】

（1）B 细胞间相互作用的免疫调节依赖于识别（　　）

A. MHC 分子　　　　B. 独特型决定簇

C. Fc 受体　　　　　D. 补体受体

E. 白细胞分化抗原

（2）抑制 Th2 功能的 CK 是（　　）

A. IL-2　　　　　　B. IFN-γ

C. IL-4　　　　　　D. IL-10

E. IL-5

（3）抑制 Th1 功能的 CK 是（　　）

A. IL-2,IL-10　　　B. IFN-γ,IL-4

C. IL-4,IL-10　　　D. IL-8,IL-10

E. IL-4,IL-7

（4）独特型位于 Ig 哪个区（　　）

A. CH1 区　　　　　B. CH2 区

C. CH3 区　　　　　D. VH 和 CH 区

E. VH 和 VL 区

（5）下列哪个分子是活化的 T 细胞产生的抑制性受体（　　）

A. CTLA-4　　　　　B. FcγRⅡ-B

C. KIR　　　　　　 D. CD94/NKG2A

E. KAR

（6）以下哪个分子可构成独特型网络（　　）

A. Ab　　　　　　　B. 补体

C. 黏附分子　　　　D. CK

E. FcγR

（7）下列哪项不是独特型网络的特点（　　）

A. 促进 Ab1 产生　　B. 多层次级联

C. 闭合型网络　　　 D. 周期性循环

E. 依赖于抗原刺激

（8）下列关于抗独特型抗体特点的描述,错误的是（　　）

A. 其特异性针对 Ig 的 V 区

B. 在自身体内不会产生抗独特型抗体

C. 可识别自身体内特异性免疫细胞上的独特型决定簇

D. Id-AId 组成独特型网络

E. 在自身体内可以产生抗独特型抗体

（9）独特型网络调节的主要效应是（　　）

A. 激发免疫应答

B. 对免疫应答的正调节

C. 对抗体分子的正调节

D. 对细胞因子的负调节

E. 抑制抗体产生,负向调节免疫应答

（10）下列哪些细胞因子对免疫应答起负向调节（　　）

A. IL-2,IL-4,IL-5　　B. IL-2,IL-8,IL-10

C. IL-1,IL-6,TGF-β　D. IL-10,TGF-β

E. TGF-β,IFN-γ

（11）自然调节性 T 细胞是指（　　）

A. Th1 细胞　　　　B. Th2 细胞

C. Th3 细胞　　　　D. Tr1 细胞

E. nTreg 细胞

（12）Th3 细胞主要分泌哪种细胞因子调节免疫应答（　　）

A. IL-2　　　　　　B. IFN-γ

C. IL-4　　　　　　D. TGF-β

E. IL-10

（13）nTreg 细胞调节免疫应答的主要方式是（　　）

A. 分泌大量细胞因子

B. 激活巨噬细胞

C. 激活补体

D. 激活 NK 细胞

E. 直接接触要调节的细胞

(14) 自然调节性 T 细胞的表型是( )

A. $CD4^+CD25^+$

B. $CD4^+CD25^+foxp3^+$

C. $CD8^+CD25^+$

D. $CD4^-CD25^+foxp3^-$

E. $CD4^+CD25^-foxp3^+$

(15) 关于免疫应答的调节,下列哪项是错误的( )

A. 免疫应答不受遗传基因的制约

B. 免疫调节决定免疫应答的强弱

C. 免疫应答的调节可在多种水平上调节

D. 神经内分泌系统参与免疫应答的调节

E. 免疫调节失调可导致免疫疾病的发生

(16) 关于免疫应答调节作用的叙述,下列哪项是错误的( )

A. 免疫调节仅在免疫系统内部进行

B. 抗原有免疫调节作用

C. 抗原抗体复合物有免疫调节作用

D. 免疫细胞参与免疫应答的调节

E. 细胞因子参与免疫应答的调节

(17) Tc 细胞活化、增殖、分化与下列哪种分子无关( )

A. 协同刺激分子　　B. MHCII 类分子

C. IL-12　　　　　　D. IFN-$\gamma$

E. IL-2

(18) 关于 CK 对 Th1 和 Th2 的调节作用,下列哪项是错误的( )

A. IL-12 促进 Th0 分化为 Th1

B. IL-10 抑制 Th1 的增殖

C. IL-4 促进 Th1 的增殖

D. IL-4 促进 Th0 分化为 Th2

E. IFN-$\gamma$ 抑制 Th2 的增殖

(19) Tr1 细胞主要分泌哪种细胞因子调节免疫应答( )

A. IL-2　　　　　　B. IL-4

C. IL-10　　　　　 D. IFN-$\gamma$

E. TGF-$\beta$

(20) 抗原抗体复合物对免疫应答的调节作用表现为( )

A. 正反馈调节作用　 B. 负反馈调节作用

C. 正、负反馈调节作用 D. 免疫耐受作用

E. 细胞毒作用

(21) 主要辅助细胞免疫的 T 细胞是( )

A. Th1　　　　　　B. Th2

C. Th3　　　　　　D. Treg

E. Tr1

【B1 型题】

(22~24)

A. IL-12　　　　　　B. IFN-$\alpha$

C. IL-4　　　　　　 D. IL-3

E. TGF-$\beta$

(22) 可调节 Th0 向 Th1 分化的 CK 是( )

(23) 可调节 Th0 向 Th2 分化的 CK 是( )

(24) 主要由 Th3 产生,以抑制为主的 CK 是( )

(25~28)

A. CTLA-4　　　　　B. CD80

C. Fc$\gamma$R II -B　　　 D. Fc$\varepsilon$R I

E. KIR

(25) 可抑制 B 细胞产生抗体的是( )

(26) 可抑制 T 细胞过度活化的是( )

(27) 可抑制 NK 细胞杀伤的是( )

(28) 与肥大细胞脱颗粒有关的是( )

(29~31)

A. IFN-$\gamma$　　　　　B. IL-10

C. IL-4　　　　　　 D. TGF-$\beta$

E. IL-12

(29) 主要由 Tr1 细胞产生( )

(30) 主要由 Th3 产生( )

(31) 主要由 Th1 细胞产生( )

**4. 复习思考题**

(1) 叙述 Th 细胞亚群的分化、调节和临床意义。

(2) 什么是独特型网络?简述其调节机制。

(3) 为什么说 Treg 细胞是自然调节 T 细胞?其主要调节效应是什么?

(丁剑冰)

# 第十二章　超敏反应

## 一、本章要求

(1) 掌握:超敏反应概念及分型;各型超敏反应发生机制;Ⅰ型超敏反应的防治原则。
(2) 熟悉:各型超敏反应的常见疾病。

## 二、基本概念

1. 超敏反应(hypersensitivity)　指机体受到某些抗原刺激时,出现生理功能紊乱或组织细胞损伤的异常适应性免疫应答,又称为变态反应(allergy)。

2. 变应原(allergen)　引起超敏反应的抗原称为变应原(allergen)。

3. Arthus 反应(Arthus reaction)　是一种实验性局部Ⅲ型超敏反应。1903 年,Arthus 发现用马血清经皮下反复免疫家兔数周后,当再次注射马血清时,可在注射局部出现红肿、出血和坏死等剧烈炎症反应。此种现象被称为 Arthus 反应。

4. 类 Arthus 反应　可见于胰岛素依赖型糖尿病患者。局部反复注射胰岛素后可刺激机体产生相应 IgG 类抗体,若此时再次注射胰岛素,即可在注射局部出现红肿、出血和坏死等与 Arthus 反应类似的局部炎症反应。

5. 类风湿因子(rheumatoid factor, RF)　自身变性的 IgG 分子作为抗原,刺激机体产生的抗自身变性 IgG 的自身抗体称为类风湿因子。这类自身抗体以 IgM 为主,也可以是 IgG 或 IgA 类抗体。

6. 血清病(serum sickniss)　是一种由循环复合物引起的全身性Ⅲ型超敏反应。一般发生于初次大量注射免疫血清后 1~2 周发生,主要临床症状:发热、皮疹、淋巴结肿大、关节肿痛和一过性蛋白尿。病程短,有自限性。

## 三、基本内容

(一) 概述

1. 概念　超敏反应(hypersensitivty)指机体受到某些抗原刺激时,出现生理功能紊乱或组织细胞损伤的异常适应性免疫应答,又称为变态反应(allergy)。引起超敏反应的抗原称为变应原(allergen)。

超敏反应(病理性免疫应答)与一般意义的免疫应答(保护性免疫应答),本质上都是机体对抗原物质的特异性免疫应答,但前者表现为组织损伤和功能紊乱,后者表现为生理性防御效应。

2. 分型　一般根据超敏反应发生机制及临床特点将其分为 4 型,其中Ⅰ型、Ⅱ型和Ⅲ型由抗体介导,Ⅳ型由效应 T 细胞介导。

(1) Ⅰ型超敏反应:速发型超敏反应,俗称过敏反应(anaphylaxis)。

(2) Ⅱ型超敏反应:细胞毒型,也称为细胞溶解型超敏反应。

(3) Ⅲ型超敏反应:免疫复合物型,也称为血管炎型超敏反应。

(4) Ⅳ型超敏反应:迟发型超敏反应。

## (二) Ⅰ型超敏反应

1. 特点

(1) 明显的个体差异和遗传倾向。

(2) 反应发生快,消失快,可逆性。

(3) 导致功能紊乱(小血管扩张、通透性增强,平滑肌收缩),一般不发生严重的组织损伤。

(4) 参与细胞为肥大细胞和嗜碱粒细胞。

(5) 由特异性 IgE 介导,IgE 可通过血清被动转移。

2. 参与的主要成分

(1) 变应原:能选择性诱导机体产生特异性 IgE 抗体。主要有:

1) 天然变应原:为分子量较小的可溶性蛋白,包括

A. 吸入性变应原:花粉颗粒、尘螨、真菌及其孢子、人和动物皮屑、昆虫及其毒液、动物免疫血清等。

B. 食物变应原:牛奶、鸡蛋、鱼虾蟹等。

2) 药物和化学物质:青霉素、磺胺、普鲁卡因、有机碘化合物等,这些物质本身无免疫原性,进入机体后,与组织蛋白结合,成为完全抗原。

3) 新发现的酶类变应原

A. 尘螨中的半胱氨酸蛋白酶可引起呼吸道过敏。

B. 细菌酶类物质(如枯草菌溶素)可引起支气管哮喘。

(2) IgE

1) IgE 为亲细胞性抗体,通过 Fc 段与肥大细胞、嗜碱粒细胞的 FcεR Ⅰ 结合,使机体致敏。

2) IgE 由鼻咽、扁桃体、气管和胃肠道黏膜下固有层浆细胞产生,也是变应原易侵入发生过敏的部位。

3) 过敏体质者,其特异性 IgE 含量异常增高。IgE 的产生依赖于 IL-4(Th2 分泌),而 IFN-γ(Th1 分泌)抑制 IgE 的产生。

(3) 效应细胞:肥大细胞,嗜碱粒细胞。

1) 分布:肥大细胞分布于黏膜下层和皮下结缔组织中。嗜碱粒细胞分布于外周血中,可被招募到过敏发生部位。

2) FcεR Ⅰ:两种效应细胞表面均有高亲和力的 FcεR Ⅰ,与 IgE 的 Fc 段结合,使细胞致敏。当有多价抗原与 IgE 的 Fab 段结合时,即可发生 FcεR Ⅰ 交联,激活细胞。两种细胞胞质内含有嗜碱性颗粒,被激活后细胞脱颗粒,释放过敏介质。

3) FcεR Ⅱ:为低亲和力受体,分布比较广泛,如表达于 B 细胞、活化 T 细胞、单核细胞、滤泡树突状细胞和血小板等。膜表面 FcεR Ⅱ 与 IgE 结合,并通过 IgE 捕获 Ag,可抑制 IgE 抗体的产生;而可溶型 FcεR Ⅱ 与 B 细胞表面的 CD21 结合可促进 IgE 的合成。

(4) 过敏介质:包括预先储备的介质(原发介质)和在脱颗粒过程中由细胞新合成的介质(继发介质)两类。

1）原发介质

A. 组胺（histamin）：血管扩张，平滑肌收缩，腺体分泌。是引起即刻反应的主要介质。

B. 激肽原酶（kininogenase）：平滑肌收缩，支气管痉挛，血管扩张，吸引白细胞定向移动，引起疼痛。

C. 嗜酸粒细胞趋化因子（ECF-A）：吸引嗜酸粒细胞，负反馈调节作用。

2）继发介质

A. 白三烯（leukotriene，LTs）：膜透性增强，促进分泌，支气管平滑肌收缩。是引起晚期反应的主要介质。

B. 血小板活化因子（PAF）：聚集并活化血小板。

C. 前列腺素：PGD2 引起支气管收缩，血管扩张。

（5）嗜酸粒细胞：作用具有双重性。

1）负反馈调节 I 型超敏反应：

A. 直接吞噬嗜碱性颗粒；

B. 分泌组胺酶灭活组胺；

C. 分泌芳香基硫酸酯酶灭活白三烯（LTs）；

D. 分泌磷脂酶 D 灭活血小板活化因子（PAF）。

2）炎症损伤作用：

A. 产生与肥大细胞、嗜碱粒细胞相似的 LTs、PAF。

B. 产生多种毒性物质，如阳离子蛋白、主要碱性蛋白、神经毒素、过氧化物酶、胶原酶等，既可杀伤寄生虫，也可致组织细胞损伤。

3. 发生过程和发生机制

（1）致敏阶段：IgE 与肥大细胞、嗜碱粒细胞表面相应的 FcεR I 结合，使细胞处于该变应原的致敏状态。致敏状态可维持数月甚至更长，无临床症状，如长期不再接触同样变应原，致敏状态可逐渐消失。

（2）激发阶段：当 IgE（已结合细胞）再次与 Ag 结合时，形成受体（FcεR I）交联，受体胞质区 ITAM 磷酸化，转导活化信号，最终导致靶细胞脱颗粒，释放过敏介质。其脱颗粒机制如下：

1）腺苷酸环化酶活性降低，cAMP 浓度下降，细胞微管聚集、微丝收缩，导致细胞脱颗粒；

2）细胞膜通透性降低，$Ca^{2+}$ 进入细胞，膜内合成花生四烯酸，导致细胞脱颗粒；

3）前列腺素使鸟苷酸环化酶活性增强，cGMP 浓度升高，导致细胞脱颗粒。

4）其他机制，如过敏毒素、促泌素可作用吗啡，引起 $Ca^{2+}$ 进入细胞。

（3）效应阶段：过敏介质作用于靶器官，引起局部或全身过敏症。分为早期反应和晚期反应。

1）早期反应（即刻反应）：再次接触变应原数秒至数分钟内发生，可持续数小时，主要由组胺引起。以细胞功能紊乱为主要表现，包括平滑肌（气管、支气管、胃肠道）收缩、毛细血管通透性增加、腺体分泌加强等。

2）晚期反应：变应原刺激 6~12 小时发生，持续数天，主要由新合成的 LTs、PAF、CK 引起，特点为嗜酸粒细胞浸润为主的 I 型超敏反应性炎症（图 12-1）。

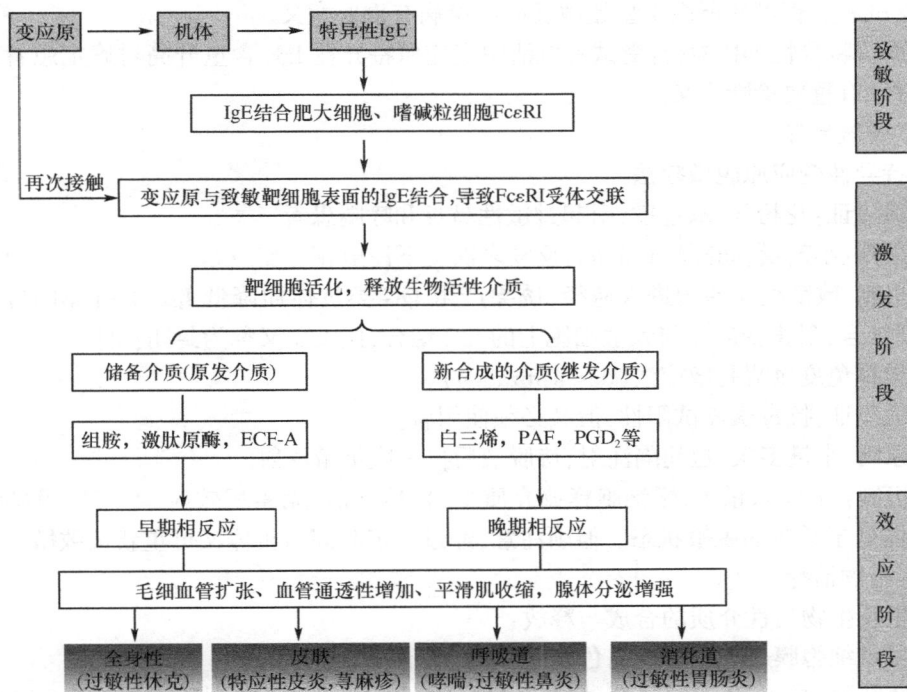

图 12-1 Ⅰ型超敏反应的发生机制

4. 常见疾病

（1）全身性过敏反应——过敏性休克

1）药物过敏性休克：青霉素最常见，也可由链霉素、头孢菌素、普鲁卡因等引起。青霉素在体内和体外降解为青霉噻唑酸和青霉烯酸，与组织蛋白结合成为完全抗原，获得免疫原性。由于青霉素在空气中易水解，故应新鲜配制。初次注射青霉素而发生过敏，可能与早先使用被青霉素污染的器械或吸入青霉孢子而致敏有关。青霉素过敏性休克的防治措施主要是：使用药物前询问过敏史，注射前须做皮试，过敏者应换其他药物，过敏性休克发生时用肾上腺素急救。

2）血清过敏性休克（再次血清病）：动物免疫血清（抗毒素）引起，重者可在短时间内死亡。

（2）呼吸道过敏：支气管哮喘和过敏性鼻炎，两者均有早期相和晚期相反应两种类型，前者速发，持续时间短，后者缓慢而持久，严重者可引起窒息。变应原有花粉、真菌孢子、皮屑、尘埃、昆虫、化学挥发物等。

（3）消化道过敏：过敏性胃肠炎常出现恶心呕吐、腹泻、腹痛等症状，严重者也可发生过敏性休克。变应原有海鲜、蛋、奶等食物，与 SIgA 和蛋白水解酶缺乏有关。

（4）皮肤过敏反应：主要包括荨麻疹、湿疹（特应性皮炎）、血管神经性水肿等，主要由药物、食物、肠道寄生虫、化学物质及冷热刺激引起。

5. 防治原则：找出变应原；切断或干扰某个发病的环节。

（1）变应原检测

1）皮肤试验：找出变应原并避免接触，是预防过敏症的最有效的办法。皮肤试验包括药物（青霉素等）、抗毒素血清、花粉、尘螨等。

2）血清总 IgE 测定：血清总 IgE 含量升高虽然不能说明受试者对何种变应原过敏，但对鉴别受试者是否可能罹患 I 型超敏反应性疾病有重要意义。

3）血清特异性 IgE 检测：受试者血清中变应原特异性 IgE 含量升高对确定患者对何种变应原过敏有重要诊断意义。

（2）脱敏治疗

1）特异性变应原脱敏疗法

A. 适应证：花粉、尘螨过敏，引起过敏性鼻炎和哮喘患者。

B. 原则：小剂量，间隔较长时间，反复多次皮下注射相应变应原。

C. 机制：改变变应原的进入途径，诱导产生 IgG 类抗体而降低 IgE 类抗体的应答；IgG 与变应原结合，阻止变应原与致敏细胞上的 IgE 结合，此 IgG 又称为封闭抗体。

2）异种免疫血清脱敏疗法（desensitization）

A. 适应证：抗毒素皮试阳性，但又必须使用者。

B. 原则：小量多次，短间隔注射，待脱敏后再一次足量注射。

C. 机制：Ag 注入量少，靶细胞释放介质少，且易灭活，无累积效应，不产生明显临床症状，使机体处于暂时的脱敏状态。但须注意，经过一定时间后机体又可重新被致敏。

（3）药物治疗

1）阻止生物活性介质的合成与释放：

A. 稳定细胞膜，抑制脱颗粒：色苷酸二钠，用于呼吸道过敏。

B. 使细胞内 cAMP 浓度升高，抑制介质释放：如肾上腺素、前列腺素使腺苷酸环化酶和 cAMP 浓度升高；而甲基黄嘌呤、氨茶碱：抑制磷酸二脂酶，阻止 cAMP 分解；可阿司匹林抑制 PG 合成。

2）生物活性介质拮抗药：

A. 竞争受体：苯海拉明、氯苯那敏等，与组胺竞争效应器官上的组胺受体。

B. 介质拮抗：苯噻啶是组胺、5-羟色胺的拮抗剂；多根皮苷叮磷酸盐是白三烯的拮抗剂；阿司匹林是缓激肽的拮抗剂。

3）改善效应器官的反应性：肾上腺素、麻黄碱、葡萄糖酸钙、维生素 C 等可解除支气管平喘肌痉挛，减少分泌。

（4）免疫新疗法：主要目的是使患者对变应原的优势应答由 Th2 转为 Th1，从而避免或减轻过敏。

1）将起佐剂作用的 IL-12 等分子与变应原共同使用，可使 Th2 型免疫应答向 Th1 转换，降低 IgE 的分泌水平。

2）用编码变应原的基因与 DNA 载体重组制成 DNA 疫苗进行接种，可诱导 Th1 型应答。

3）针对 IgE 分子上与 FcεR I 结合部位的人源化单抗，能与循环中的 IgE 结合，阻止其与肥大细胞或嗜碱粒细胞表面的 FcεR I 结合。

4）重组可溶性 IL-4 受体与 IL-4 结合，阻断其生物学效应，降低 Th2 细胞的活性，减少 IgE 抗体的产生。

（三）II 型超敏反应

II 型超敏反应是由 IgG 和 IgM 与靶细胞表面相应抗原结合后，补体、吞噬细胞、NK 细胞的参与下，引起以靶细胞溶解和组织损伤为主的病理性免疫应答。

1. 发生机制

(1)靶细胞及其表面抗原

1)靶细胞:正常组织细胞或经抗原修饰的自身组织细胞。

2)靶细胞表面抗原:

A. 同种异型抗原:ABO 血型抗原、Rh 血型抗原、HLA。

B. 异嗜性抗原:病原微生物与机体组织有共同的抗原成分。如链球菌 M 蛋白与心肌瓣膜、肾小球基底膜有共同抗原。

C. 感染或理化因素修饰的自身抗原。

D. 结合于组织细胞表面的药物半抗原或免疫复合物。

(2)抗体、补体和效应细胞的作用

1)活化补体经典途径,溶解靶细胞。

2)通过抗体和补体的调理作用吞噬靶细胞。

3)通过 ADCC 杀伤靶细胞(图 12-2)。

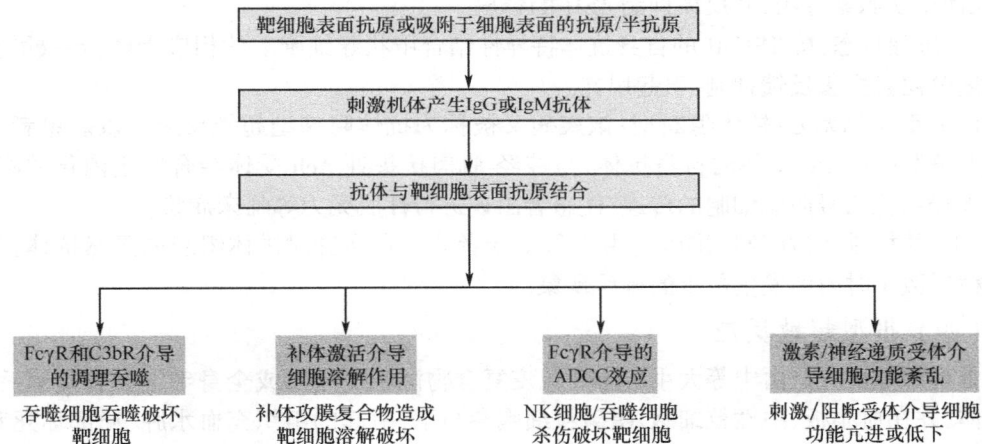

图 12-2　Ⅱ型超敏反应的发生机制

2. 常见疾病

(1)输血反应:由于受者与供者红细胞的抗原(血型抗原)不符而引起的补体参与的血管内溶血反应,ABO 血型常见。

(2)新生儿溶血症

1)母子间 Rh 血型不符引起。母亲为 Rh⁻,胎儿为 Rh⁺,分娩时胎儿红细胞(Rh⁺)进入母体,刺激母体产生 Rh 抗体(IgG)。再次妊娠若胎儿仍为 Rh⁺,母体内 IgG 可通过胎盘进入胎儿体内,导致新生儿溶血症。

2)Rh⁻母亲接受 Rh⁺输血,或流产胎儿为 Rh⁺,则首次妊娠即可发生新生儿溶血。

3)预防:产后 72 小时内给母体注射 Rh 抗体,解除 Rh⁺胎儿红细胞对母亲的致敏作用。

另外,ABO 血型不符,如:O 型母亲有 A 或 B 型胎儿,也可导致轻微溶血,并常被忽略。

(3)自身免疫性溶血性贫血:药物(如甲基多巴)、病毒(如流感病毒)使红细胞膜变化,刺激机体产生抗红细胞抗体(IgG),激活补体,导致溶血性贫血。

（4）药物过敏性血细胞减少症

1）半抗原型：药物半抗原结合血细胞，形成完全抗原，刺激机体产生抗药物表位的抗体，抗体与再次进入并结合于血细胞上的药物特异性结合，激活补体，导致血细胞溶解。

2）免疫复合物型：药物与抗体结合形成免疫复合物，黏附于具有 FcγR 的血细胞上，导致血细胞溶解。

由以上两种机制导致血细胞减少症，主要有：

A. 溶血性贫血：如青霉素及其水解代谢物可吸附于红细胞表面。

B. 粒细胞减少症：如氨基比林可吸附于中性粒细胞表面。

C. 血小板减少性紫癜：如司眠脲可吸附于血小板上。

（5）肺出血-肾炎综合征：产生针对肾小球基膜和肺泡基膜的自身 IgG 类抗体，以肺出血和严重肾小球肾炎为特征。

（6）Graves 病：抗体刺激型（Roiitt 称之为 Ⅴ 型超敏反应）

1）生理状态：垂体分泌的甲状腺刺激素（TSH）与甲状腺上皮细胞的受体（TSH-R）结合，促使甲状腺素分泌，并反馈抑制 TSH 的释放。

2）病理状态：抗 TSH-R 的自身抗体特异性结合甲状腺细胞上的相应受体，导致甲状腺素过度分泌且失去反馈抑制，引起甲亢。

（7）重症肌无力：抗体阻断型：该疾病又被称为抗体阻抑型超敏反应。该病患者体内产生乙酰胆碱（Ach）受体的自身抗体，与神经-肌肉接头处 Ach 受体结合使之内化并降解，阻碍神经系统信号向肌细胞的传递，使患者出现进行性肌无力等临床症状。

（8）移植排斥（超急性排斥）：由于移植受者体内存在针对供体组织的天然抗体，而出现移植后数小时内即发生严重的排斥现象。

（四）Ⅲ 型超敏反应

Ⅲ 型超敏反应是由中等大小可溶性免疫复合物沉积于局部或全身毛细血管基膜后，激活补体，并在血小板、中性粒细胞、嗜碱粒细胞参与下，引起的组织充血水肿、局部坏死和中性粒细胞浸润为主要特征的炎症反应和组织损伤。由 IC 引起的疾病称为免疫复合物病（ICD）。

1. 发生机制

（1）免疫复合物（immune complex，IC）的形成：正常情况下，IC 的形成有利于 Ag 清除，但中等大小（约 19s，分子量 100 万）的 IC 长期存在于循环中，有可能沉积于血管壁，导致炎症。

1）分子量大于 19s 的 IC 为大分子颗粒性复合物，易被 Mφ 吞噬消化。

2）分子量小于 19s 的 IC 为小分子可溶性复合物，经肾小球过滤排出体外。

3）分子量在 19s 左右的 IC 为中分子可溶性复合物，成为循环 IC，不易排出。

（2）中等大小可溶性 IC，可导致血管通透性增强：

1）吞噬细胞功能低下或补体成分缺陷：吞噬细胞功能低下或补体成分缺陷不能及时清除循环免疫复合物，使可溶性 IC 在循环中持续存在。

2）血管活性胺类物质：导致血管通透性增强，是 IC 沉积和嵌入的必要条件。其来源有

A. IC 与血小板表面 FcγR 结合，释放组胺等炎性介质。

B. 激活补体后，过敏毒素（C3a 和 C5a）使嗜碱粒细胞释放组胺、PAF。

3）局部解剖和血流动力学因素：循环 IC 的沉积部位常在肾小球基底膜、关节滑膜等

处,因该处毛细血管内血压高,结构迂回曲折,血流缓慢易形成涡流,有利于 IC 的沉积。

（3）中等大小可溶性 IC 沉积后引起的组织损伤

1）补体的过敏毒素作用,攻膜复合物溶细胞作用,C3a、C5a 趋化中性粒细胞至 IC 沉积部位。

2）中性粒细胞的浸润,释放炎症介质和水解酶,造成血管基底膜、周围组织细胞损伤。

3）血小板形成微血栓,局部缺血、出血;促进 5-羟色胺释放,致组织充血水肿（图 12-3）。

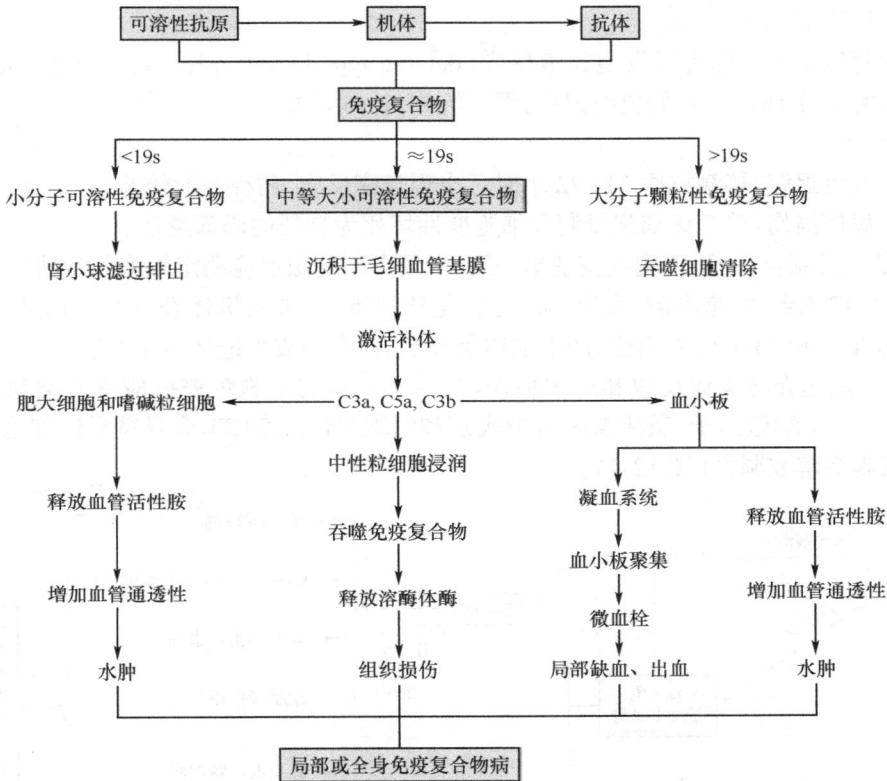

图 12-3 Ⅲ型超敏反应的发生机制

2. 常见疾病

（1）局部免疫复合物病

1）Arthus 反应（Arthus reaction）：Arthus 发现用马血清经皮下反复免疫家兔数周后,当再次注射马血清时,可在注射局部出现红肿、出血和坏死等剧烈炎症反应。机制：皮下注射部位形成可溶性 IC,出现血管炎。

2）糖尿病患者局部反复注射胰岛素,产生类 Arthus 反应。

（2）循环 IC 所致全身性免疫复合物病

1）血清病（serum sickniss）：初次大量注射免疫血清后 1~2 周发生,主要临床症状有发热、皮疹、淋巴结肿大、关节肿痛和一过性蛋白尿。机制：Ag 过剩,与 Ab 形成 IC。疾病有自限性。

2）链球菌感染后肾小球肾炎（IC 型）：IC 沉积于肾小球基底膜。另外,链球菌感染后的肾小球肾炎也可表现为Ⅱ型超敏反应。

3）类风湿关节炎（rheumatoid arthritis，RA）：属自身免疫病。机理：变性 IgG 导致机体产生自身 IgM 类抗体，称为类风湿因子（RF，rheumatoid factor），此抗体与变性 IgG 结合形成 IC 沉积在关节滑膜等处。

4）系统性红斑狼疮（systemic lupus erythematosus，SLE）：属自身免疫病。机理：变性 DNA 导致机体产生 Ab（ANA，抗核 Ab），两者结合形成 IC 沉积于多处，引起肾小球肾炎、关节炎、皮肤蝶形红斑、脉管炎。

（五）Ⅳ型超敏反应

Ⅳ型超敏反应也称为迟发型超敏反应（delayed type hypersensitivity，DTH）。是由 T 细胞（$T_{DTH}$，主要为 Th1）介导的免疫损伤，而与抗体、补体无关。

1. 特点

（1）发生迟缓，接触抗原 24~72 小时后出现炎症反应，病程一般较长。

（2）病理损伤：单个核细胞浸润和细胞变性坏死为特征的局部炎症。

2. 发生机制：与一般细胞免疫基本一致，可用Ⅳ型超敏反应测定细胞免疫功能。

（1）T 细胞致敏：胞内菌、病毒、寄生虫、化学物质等，进入机体经 APC 加工处理提呈，诱导 $CD4^+Th1$ 和 $CD8^+CTL$ 活化，产生细胞免疫效应，有些成为记忆性 T 细胞。

（2）T 细胞介导炎症反应和组织损伤：与一个正常的细胞免疫效应具有类似的机制。包括①Th1 分泌细胞因子，激活 Mφ，介导炎症和组织损伤。②CTL 介导特异性细胞毒作用，导致靶细胞溶解或凋亡（图 12-4）。

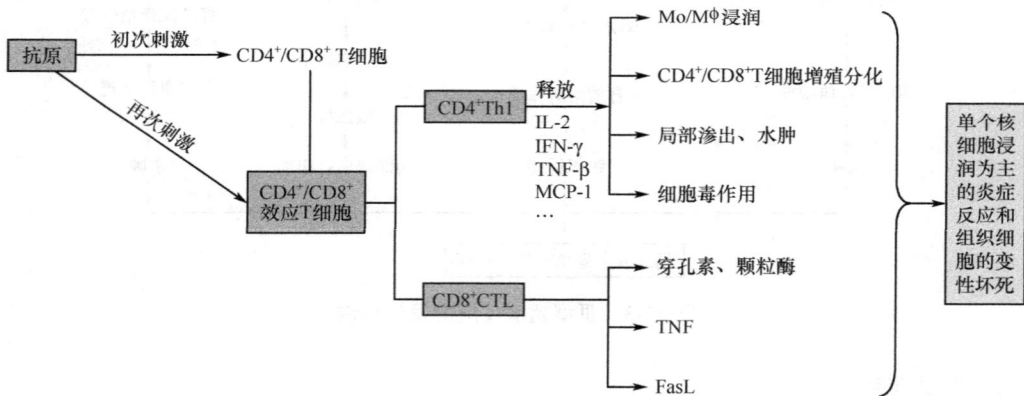

图 12-4　Ⅳ型超敏反应的发生机制

3. 常见疾病

（1）传染性迟发型超敏反应：胞内菌（结核、麻风）、病毒（HSV、HBV）、真菌（念珠菌）、寄生虫（血吸虫）引起的感染。

（2）接触性皮炎：油漆、染料、塑料、农药、药物等半抗原与表皮内角质蛋白和胶原蛋白结合，转化为完全抗原，引起迟发型炎症，小静脉周围有淋巴细胞浸润。表现为局部皮肤红肿、皮疹、水泡，严重者出现剥脱性皮炎。

（3）移植排斥反应：急性、慢性 HVGR（宿主抗移植物反应），GVHR（移植物抗宿主反应）。

（4）与自身免疫疾病的关系

1）机制

A. 多克隆细胞刺激；

B. 与自身抗原交叉的外来抗原;

C. 免疫调节异常。

2）病例:胰岛素依赖性糖尿病(IDDM),实验性变态反应性脑脊髓炎(EAE)。

超敏反应有着复杂的发生机制,各型超敏反应之间既有区别又存在联系。在临床实践中遇到的超敏反应往往不是单一的型别,常为混合型,而以某一型的损伤为主。如在I型超敏反应时,致敏靶细胞释放的血管活性胺可增高血管壁的通透性,同时血清中的抗体和抗原也可形成免疫复合物,有可能沉积于血管壁,引起Ⅲ型超敏反应。由于一种组织细胞抗原常可同时诱导体液免疫应答和细胞免疫应答,因而Ⅱ型超敏反应损伤和Ⅳ型超敏反应损伤可同时存在。

某些药物在不同个体或同一个体,由于使用方式不同,也可出现不同类型的超敏反应。如青霉素所致的超敏反应通常以过敏性休克、荨麻疹、哮喘等Ⅰ型超敏反应为主;亦可引起局部 Arthus 反应和关节炎等Ⅲ型超敏反应;当长期大剂量静脉输入时,还可发生由Ⅱ型超敏反应引起的溶血性贫血;若青霉素油膏反复多次局部涂抹,则造成由Ⅳ型超敏反应引起的接触性皮炎。而同样一种疾病,也可能存在不同的发病机制和变应原。例如:肾小球肾炎的发生就可能与第Ⅱ、Ⅲ型超敏反应有关,同一病人可有混合型超敏反应的表现。

# 四、本 章 小 结

(1) 超敏反应是机体受到某些抗原刺激时出现生理功能紊乱或组织细胞损伤的异常适应性免疫应答。

(2) 超敏反应分四型:Ⅰ型由 IgE 介导,肥大细胞、嗜碱粒细胞、嗜酸粒细胞参与。Ⅱ型由 IgG、IgM 介导,补体、吞噬细胞、NK 细胞参与细胞溶解和组织损伤。Ⅲ型由 IgG、IgM、IgA 介导,补体、血小板、嗜碱粒细胞、中性粒细胞参与组织损伤。Ⅳ型由 T 细胞介导,由单核-巨噬细胞和淋巴细胞引起炎症反应和组织损伤(表 12-1)。

表 12-1　四型超敏反应的比较

| 类型 | 主要参与成分 | 发生机制 | 疾病举例 |
|---|---|---|---|
| Ⅰ型<br>(速发型) | IgE(少数为 IgG4)<br>肥大细胞<br>嗜碱粒细胞<br>嗜酸粒细胞 | 变应原刺激 IgE 产生,IgE 吸附于肥大细胞、嗜碱粒细胞(致敏)<br>变应原与细胞表面 IgE 结合,使细胞脱颗粒,释放活性介质(激发)<br>介质引起毛细血管扩张、通透性增强、平滑肌收缩,腺体分泌加强(效应) | (药物或血清)过敏性休克,支气管哮喘,过敏性鼻炎,食物过敏症,荨麻疹等 |
| Ⅱ型<br>(细胞毒型) | IgG,IgM 补体<br>吞噬细胞<br>NK 细胞 | 抗体与靶细胞表面抗原结合,或免疫复合物吸附于靶细胞上。在补体、吞噬细胞和 NK 细胞参与下溶解靶细胞 | 药物过敏性血细胞减少症,新生儿溶血症,输血反应,Graves 病等 |
| Ⅲ型<br>(免疫复合物型) | IgG,IgM,IgA 补体<br>中性粒细胞<br>嗜碱粒细胞<br>血小板 | 中等可溶性免疫复合物沉积于血管基膜,激活补体,C3b 激活血小板,C5a 等吸引中性粒细胞、活化肥大细胞和嗜碱粒细胞,引起组织水肿、出血、缺血和坏死 | Arthus 反应,IC 型肾小球肾炎,血清病,类风湿关节炎,系统性红斑狼疮等 |
| Ⅳ型<br>(迟发型) | $T_{DTH}$ 细胞<br>单核/巨噬细胞 | 致敏 T 细胞再次接触抗原靶细胞,直接杀伤靶细胞或分泌多种细胞因子,引起以单个核细胞浸润为主的炎症反应 | 接触性皮炎,感染性迟发型超敏反应,移植排斥等 |

# 五、知 识 扩 充

　　过敏性疾病是人类重大疾病之一,其发病率目前估计占世界人口的 10% ~ 30%,而且正以每年大于 1% 的速度增加,以儿童患者的发病率上升最为明显。近年来,人们对此病的发病机制又有了一些新认识。Th 细胞家族的新成员——Th17 细胞,又称产生 IL-17 的 Th 细胞、炎症性 Th 细胞,其特征是能够产生特异性细胞因子 IL-17、IL-17F、IL-22、IL-26、CCL20 等。其中,IL-17 是 Th17 细胞产生的主要细胞因子,它可以刺激多种细胞产生炎症性细胞因子(如 TNF-α、IL-1、IL-6 等)和趋化因子(如 CXCL1、2、8、11 等),从而参与过敏反应的发生与发展过程。研究显示哮喘患者肺、痰液、支气管肺泡灌洗液中 IL-17 的 mRNA 和蛋白水平表达增加,内源性 IL-17 与过敏原引起的气道高反应性有相关性,IL-17 刺激产生的多种细胞因子与气道重塑有相关性;过敏性哮喘患者气道组织有 Th17 细胞浸润,激活的 Th17 细胞产生 IL-26、TNF-α、淋巴细胞毒素-β 和 IL-22,浸润组织中的 Th17 细胞分泌的 IL-17 和 IL-22 浓度与 Th1 和 Th2 细胞因子的浓度呈负相关。这使人们不得不慎重考虑 IL-17 水平能否作为哮喘的诊断参数。

# 六、本 章 复 习 题

**1. 判断题**

　　(1) 超敏反应是免疫系统对抗原产生特异性无应答的结果。

　　(2) 变应原可引起过强的免疫应答,故要求其有很强的免疫原性。

　　(3) IL-4 由 Th2 细胞产生,对过敏症的发生有促进作用。

　　(4) 根据 I 型超敏反应的发生机制,只有在第 2 次注射青霉素后才会出现过敏症状。

　　(5) 青霉素可引起多种类型的超敏反应,因其是很好的免疫原。

　　(6) 青霉素若配制后不用可发生水解,其杀菌作用减弱,同时丧失过敏原的特性。

　　(7) 吸入花粉可能导致呼吸道过敏,但皮下注射相同过敏原却可治疗过敏症。

　　(8) 青霉素过敏患者可通过少量多次注射逐步达到脱敏效果。

　　(9) Graves 病是一种特殊的 II 型变态反应,导致甲状腺细胞分泌功能亢进而不是细胞死亡。

　　(10) 新生儿溶血症主要发生于 Rh 阴性母亲多次怀有 Rh 阳性胎儿。

　　(11) 输血反应和链球菌性肾小球肾炎均有补体的参与。

　　(12) 新生儿溶血症仅发生于个别人,有明显的个体差异。

　　(13) 免疫复合物形成后就会引起 III 型超敏反应。

　　(14) 结核病的主要病理特征是中性粒细胞浸润为主的炎症。

　　(15) 接触性皮炎和荨麻疹有着相似的临床表现和发病机制。

　　(16) 血清病主要发生于反复使用抗毒素治疗感染之后。

　　(17) 过敏发生时,患者肥大细胞中的 cAMP 浓度降低,细胞脱颗粒。

　　(18) 组胺是速发型超敏反应的原发介质,而白三烯是继发介质。

　　(19) 迟发型超敏反应主要由 Th1 细胞介导。

　　(20) FcεR I 是一种低亲和力受体,主要存在于肥大细胞和嗜碱粒细胞表面。

　　(21) 血清病和血清过敏型休克均有抗体参与,但其抗体类型不同。

　　(22) 长期注射青霉素引起贫血症,属于 III 型超敏反应。

　　(23) III 型超敏反应一般要求形成中等大小的可溶性免疫复合物。

(24) Ⅲ型超敏反应的炎性细胞主要是中性粒细胞和嗜酸粒细胞。

(25) 类风湿因子是针对体内变性 IgG 产生的一种自身抗体,主要是 IgM 类。

**2. 填空题**

(1) 超敏反应是常见的病理性免疫应答,其可导致机体_____和_____。

(2) Ⅰ型变态反应又称为_____,Ⅱ型变态反应又称为_____,Ⅲ型变态反应又称为_____,Ⅳ型变态反应又称为_____。

(3) IgE 主要介导_____型超敏反应,IgG 和 IgM 主要介导_____型超敏反应。

(4) Ⅰ型变态反应的生物活性介质中,属于预先储备的是_____和_____等,属于细胞新合成的是_____和_____等。

(5) 在Ⅱ型超敏反应中,其细胞毒效应是由_____、_____和_____介导的。

(6) Ⅲ型变态反应的血管损伤是由_____、_____和_____介导的。

(7) 写出几类常见的变应原:_____、_____、_____、_____、_____。

(8) 嗜酸粒细胞在Ⅰ型变态反应中主要有_____和_____两种作用。

(9) 类风湿关节炎属于_____型超敏反应,肺肾综合征属于_____型超敏反应,结核病主要属于_____型超敏反应。

(10) 补体主要参与_____型和_____型超敏反应。

(11) 依赖自身抗体的甲状腺功能亢进,称为_____病。

**3. 选择题**(每题只有 1 个最佳答案)

【A 型题】

(1) Ⅰ型超敏反应又称为( )

A. 速发型超敏反应
B. 细胞毒型超敏反应
C. 免疫复合物型超敏反应
D. 迟发型超敏反应
E. 血管炎型超敏反应

(2) 关于超敏反应的叙述,错误的是( )

A. 通常发生于抗原第一次进入机体时
B. 免疫应答水平过高
C. 导致组织损伤和功能紊乱
D. 一种变应原可能引起不止一种超敏反应

E. 迟发型超敏反应是 T 细胞介导的

(3) 促进 B 细胞合成 IgE 的细胞因子主要是( )

A. IL-4　　　　B. IL-8
C. IFN-γ　　　D. IL-10
E. IL-3

(4) 关于青霉素皮试,下列叙述正确的是( )

A. 必须新鲜配制,1 小时内使用
B. 可通过询问过敏史,减少不必要的皮试
C. 因注射剂量很小,故可不必准备应急手段
D. 皮试反应呈阳性者,可以采用小剂量多次注射使病人暂时脱敏疗法
E. 病人停药 24 小时以上,须重复皮试

(5) 对于青霉素过敏患者,可采取( )

A. 小剂量多次注射　　B. 改注射为口服
C. 直接注射　　　　　D. 以上均不可
E. 以上均可

(6) 肾上腺素用于预防青霉素过敏性休克的应急手段,其机制是( )

A. 竞争组胺受体
B. 稳定靶细胞膜
C. 提高 cGMP 浓度
D. 外周毛细血管扩张
E. 外周毛细血管收缩

(7) 在Ⅰ型超敏反应的晚期相中,起关键作用的介质是( )

A. 白三烯
B. 组胺
C. 血小板活化因子
D. 嗜酸粒细胞趋化因子
E. 前列腺素

(8) 介导血清过敏性休克的介质主要是( )

A. 组胺
B. 嗜酸粒细胞趋化因子
C. 前列腺素 D2
D. 白三烯
E. 以上均不对

(9) 肥大细胞活化后释放的活性介质,不包括( )

A. 组胺　　　　　　B. 激肽原酶
C. 白三烯　　　　　D. 血小板活化因子
E. C5a

(10) 在输血前需进行"交叉试血",其临床意义是(　　)

A. 检测供、受双方 ABO 血型

B. 避免输血反应发生

C. 避免淋巴细胞排异效应

D. 检测供、受双方的 HLA

E. 避免发生过敏反应

(11) 链球菌感染后并发肾小球肾炎,其机制属于(　　)

A. Ⅱ型超敏反应　　　　B. Ⅲ型超敏反应

C. A 与 B 均对　　　　　D. Ⅰ型超敏反应

E. Ⅳ型超敏反应

(12) 针对抗毒素过敏的病人应用脱敏疗法,其目的是(　　)

A. 减少 IgE 的合成

B. 产生 IgG 类封闭抗体

C. 致敏靶细胞分期分批脱敏

D. 产生 IgM 类封闭抗体

E. 改变抗原进入途径

(13) 关于 FcεRⅠ的叙述,错误的是(　　)

A. 与 IgE 低亲和力结合

B. 分布于肥大细胞和嗜碱粒细胞

C. 胞质区有 ITAM

D. 参与Ⅰ型超敏反应

E. 与 IgE 的 Fc 段结合

(14) 参与新生儿溶血症细胞毒效应的补体成分是(　　)

A. C3a　　　　　　　　B. C3b

C. C2a　　　　　　　　D. C5b6789

E. B 因子

(15) 关于迟发型超敏反应的叙述,错误的是(　　)

A. 主要由 Th2 细胞介导

B. 抗原为 TD-Ag

C. 通常发生于抗原持续存在时

D. 存在细胞坏死和细胞凋亡两种方式

E. 炎性病灶中有 T 淋巴细胞的浸润

(16) 检测血清中 RF 水平,有助于哪种疾病的诊断(　　)

A. 风湿热　　　　　　　B. 活动性肝炎

C. 类风湿关节炎　　　　D. 系统性红斑狼疮

E. Graves 病

(17) 下列临床试验中,原理为Ⅳ型超敏反应的是(　　)

A. 结核菌素试验　　　　B. 青霉素皮试

C. ABO 血型鉴定　　　　D. 肥达试验

E. 血清病

(18) 肥大细胞脱颗粒主要发生于(　　)

A. Ⅰ型超敏反应　　　　B. Ⅱ型超敏反应

C. Ⅲ型超敏反应　　　　D. Ⅳ型超敏反应

E. 免疫耐受

(19) 预防因 Rh 血型不合导致的新生儿溶血症的有效措施是(　　)

A. 在第一胎分娩后 72 小时内,给母亲注射 Rh 抗体

B. 给患儿输入母亲血清

C. 用过量抗原中和母亲的 Rh 抗体

D. 用 Rh 抗体给新生儿进行被动免疫

E. 给母亲注射丙种球蛋白

(20) 下列哪组疾病分别属于四种不同类型的超敏反应(　　)

A. 青霉素过敏性休克,新生儿溶血症,类风湿关节炎,结核病

B. 青霉素性贫血,输血反应,系统性红斑狼疮,接触性皮炎

C. 荨麻疹,类风湿关节炎,血清病,移植排斥

D. 花粉过敏症,肺肾综合征,新生儿溶血症,结核病

E. 青霉素性贫血,类风湿关节炎,移植排斥,接触性皮炎

(21) 不能引起Ⅰ型超敏反应的抗原是(　　)

A. 螨　　　　　　　　　B. 花粉

C. 血型抗原　　　　　　D. 青霉素

E. 鸡蛋

(22) 新生儿溶血症常发生于(　　)

A. Rh(+)母亲首次妊娠,胎儿血型为 Rh(+)

B. Rh(+)母亲再次妊娠,胎儿血型为 Rh(+)

C. Rh(−)母亲再次妊娠,胎儿血型为 Rh(+)

D. Rh(−)母亲再次妊娠,胎儿血型为 Rh(−)

E. Rh(−)母亲首次妊娠,胎儿血型为 Rh(−)

(23) Ⅰ型超敏反应不具有的特点是(　　)

A. 有明显的个体差异和遗传倾向

B. 可有早期相反应和晚期相反应

C. 特异性 IgE 参与

D. 免疫病理作用以细胞破坏为主

E. 发生和消退都迅速

(24) 自身变性 IgG 引起的自身免疫病为（　　）

A. 重症肌无力

B. 舍格伦综合征（干燥综合征）

C. 类风湿关节炎

D. 肺出血-肾炎综合征

E. 脱髓鞘疾病

(25) 下列超敏反应性疾病中，补体发挥重要作用的是（　　）

A. 接触性皮炎　　　　B. 肾小球肾炎

C. 荨麻疹　　　　　　D. 结核病

E. 慢性移植排斥

(26) 下列疾病中，哪个属于Ⅲ型超敏反应（　　）

A. 荨麻疹　　　　　　B. 过敏性胃肠炎

C. 肺出血-肾炎综合征　D. 麻风病

E. 血清病

(27) 脱敏疗法可用于（　　）

A. 血清过敏症　　　　B. 血清病

C. 食物过敏　　　　　D. 青霉素过敏

E. 支气管哮喘

(28) 当病人需要注射抗毒素，而又对其过敏时，可采取的治疗措施是（　　）

A. 脱敏疗法

B. 减敏疗法

C. 先小量注射类毒素，再大量注射抗毒素

D. 先服用抗过敏药物，再注射抗毒素

E. 同时注射类毒素和足量抗毒素

(29) 何种叙述与新生儿 ABO 溶血反应不符（　　）

A. 母亲为 O 型血，新生儿血型为 A 型、B 型或 AB 型

B. 溶血反应比 Rh 血型不符者轻

C. 红细胞溶解主要由补体激活引起

D. 进入胎儿体内的抗体为 IgM

E. 目前尚无有效预防措施

(30) 介导Ⅰ型超敏反应的生物活性物质主要是由下列哪一种细胞释放（　　）

A. 巨噬细胞　　　　　B. 单核细胞

C. 肥大细胞　　　　　D. B 细胞

E. 中性粒细胞

(31) 介导Ⅰ型超敏反应即刻反应的最主要介质是（　　）

A. 组胺　　　　　　　B. 白三烯

C. 肝素　　　　　　　D. 腺苷酸环化酶

E. 血小板活化因子

(32) 能使胎儿 Rh$^+$红细胞发生溶解破坏的抗体是（　　）

A. 免疫抗体 IgM　　　B. 天然抗体 IgM

C. 单价免疫 IgG　　　D. 双价免疫 IgA

E. 亲细胞性 IgE

(33) 关于 Graves 病的叙述，错误的是（　　）

A. 补体活化损伤甲状腺细胞

B. 属于Ⅱ型超敏反应

C. 抗体模拟脑垂体的调节作用

D. 产生自身抗体

E. 甲状腺素异常分泌

(34) 关于Ⅳ型超敏反应哪一项是正确的（　　）

A. 以中性粒细胞浸润为主的炎症

B. 抗原注入后 4 小时达到反应高峰

C. 补体参与炎症的发生

D. 能通过血清 Ig 被动转移

E. 以单核细胞浸润为主的炎症

(35) Ⅱ型超敏反应中，介导靶细胞死亡的主要成分是（　　）

A. 肥大细胞、嗜碱粒细胞、B 细胞

B. T 细胞、Mφ

C. 抗体、补体、Mφ

D. 抗体、NK 细胞、免疫复合物

E. 补体、吞噬细胞、NK 细胞

(36) 下列哪一种疾病的变应原是半抗原（　　）

A. 系统性红斑狼疮

B. 农民肺

C. 青霉素治疗后发生溶血性贫血

D. 风湿性关节炎

E. 对移植肾的排斥反应

(37) 青霉素可引起哪些类型超敏反应（　　）

A. Ⅰ型、Ⅱ型超敏反应

B. Ⅰ型、Ⅱ型、Ⅲ型超敏反应

C. Ⅱ型、Ⅳ型超敏反应

D. Ⅰ型、Ⅱ型、Ⅲ型、Ⅳ型超敏反应

E. Ⅰ型、Ⅱ型、Ⅳ型超敏反应

(38) 下列哪些因素出现时可能发生血清病（　　）

A. 存在抗肾小球基底膜抗体

B. 大量 IgE 产生

C. 补体水平升高

D. 中等大小可溶性免疫复合物形成

E. 巨噬细胞功能亢进

(39) 下列哪一项不属于迟发型超敏反应
(　　)

A. 接触性皮炎　　　B. 干酪性肺炎

C. 移植排斥反应　　D. 血清病

E. 结核菌素皮肤试验阳性

(40) 引起 Arthus 反应的主要原因是(　　)

A. $T_{DTH}$ 释放的淋巴因子的作用

B. 单个核细胞浸润引起的炎症

C. 肥大细胞脱颗粒

D. IgE 抗体大量产生

E. IC 引起的补体活化

(41) 引起Ⅲ型超敏反应组织损伤的主要细
胞是(　　)

A. 巨噬细胞　　　　B. 血小板

C. 淋巴细胞　　　　D. 中性粒细胞

E. NK 细胞

(42) 哪一种因素与免疫复合物性疾病发病
无关(　　)

A. 血管活性物质的释放

B. 免疫复合物在血管壁的沉积

C. 激活补体

D. 大量 IC 形成

E. 大量淋巴细胞局部浸润

(43) 下列哪种疾病不需要补体成分参与(　　)

A. 输血反应　　　　B. 肾小球肾炎

C. 接触性皮炎　　　D. 类风湿关节炎

E. 新生儿溶血症

(44) 一般不发生迟发型超敏反应的物质是
(　　)

A. 花粉　　　　　　B. 麻风杆菌

C. 化妆品　　　　　D. 异体移植的细胞

E. 结核菌素

(45) 与Ⅱ型超敏反应发生无关的是(　　)

A. 补体　　　　　　B. 中性粒细胞

C. 肥大细胞　　　　D. IgG

E. IgM

(46) 关于Ⅰ型超敏反应皮肤试验哪一项是
错误的(　　)

A. 一般在 15~20 分钟观察结果

B. 局部皮肤有丘疹,周围有红晕

C. 组织改变为局部水肿、充血

D. 可检测引起Ⅰ型超敏反应的变应原

E. 可有单个核细胞浸润

(47) 用特异性变应原给慢性哮喘患者接种,
诱导机体产生的封闭抗体主要是(　　)

A. IgA　　　　　　B. IgM

C. IgG　　　　　　D. IgE

E. sIgA

(48) 青霉素引发的溶血性贫血的机制是
(　　)

A. 青霉素吸附至红细胞,与相应抗体结合后
激活补体

B. 红细胞膜上出现补体受体

C. 青霉素吸附至红细胞后直接活化补体

D. 吸附到红细胞上的补体结合青霉素

E. 非特异性抗体的直接溶血作用

(49) 免疫复合物所致基底膜损伤主要由下
列何种物质引起(　　)

A. 溶酶体酶　　　　B. 淋巴毒素

C. 链激酶　　　　　D. 溶血素

E. IL-1

(50) 类风湿因子是(　　)

A. 自身变性的 IgG 分子

B. 抗变性 IgG 分子的抗体

C. 自身变性的 IgM 分子

D. 抗变性 IgM 分子的抗体

E. 大多数为 IgG 类抗体

(51) 与Ⅲ型超敏反应发生的相关因素,错误
的是(　　)

A. 可溶性免疫复合物的形成与沉积

B. 沉积的免疫复合物激活补体

C. C3a、C5a 及组胺等炎症介质的作用

D. 炎症细胞聚集及溶酶体酶的释放

E. IgE 活化肥大细胞

(52) 病人反复局部注射胰岛素,引起局部红
肿、出血和坏死与哪型超敏反应有关(　　)

A. Ⅰ型超敏反应　　B. Ⅱ型超敏反应

C. Ⅲ型超敏反应　　D. Ⅳ型超敏反应

E. Ⅴ型超敏反应

(53) Ⅳ型超敏反应的重要病理学特征为
(　　)

A. 淋巴细胞和单核/巨噬细胞浸润

B. 嗜酸粒细胞浸润

C. 中性粒细胞浸润

D. 淋巴细胞浸润

E. 补体过度活化

(54) 迟发型超敏反应皮肤试验阳性与下列哪些物质有关(  )

A. 抗体、补体及淋巴因子

B. 抗原抗体复合物、补体及中性粒细胞

C. 抗原、Th1、Mφ 及 CK

D. IgE 抗体、抗原和肥大细胞

E. 抗体、补体及巨噬细胞

(55) DTH(迟发型超敏反应)炎症的形成原因是(  )

A. 有 NK 细胞参与

B. 有巨噬细胞呈递抗原

C. 活化的 Th1 释放多种 CK

D. 活化的 Th2 释放多种 CK

E. CTL 大量活化

(56) 检测血清中抗核抗体(ANA)水平,有助于哪种疾病的诊断(  )

A. 甲亢　　　　　B. 活动性肝炎

C. 系统性红斑狼疮　D. 类风湿关节炎

E. 重症肌无力

(57) 介导 Ⅳ 型超敏反应的免疫细胞是(  )

A. T 细胞　　　　B. B 细胞

C. 嗜酸粒细胞　　D. 肥大细胞

E. 中性粒细胞

(58) Ⅱ 型超敏反应(  )

A. 可由 IgG 介导

B. 属迟发型超敏反应

C. 与 NK 细胞无关

D. 与巨噬细胞无关

E. 不破坏细胞

【B1 型题】

(59~62)

A. 青霉素过敏

B. 输血反应

C. 类风湿关节炎

D. 结核病人空洞形成

E. 普通感冒

(59) 属 Ⅰ 型超敏反应的疾病是(  )

(60) 属 Ⅱ 型超敏反应的疾病是(  )

(61) 属 Ⅲ 型超敏反应的疾病是(  )

(62) 属 Ⅳ 型超敏反应的疾病是(  )

(63~66)

A. 血清病

B. 结核菌素试验

C. 过敏性鼻炎

D. 药物过敏性血细胞减少症

E. 艾滋病

(63) 属 Ⅰ 型超敏反应的是(  )

(64) 属 Ⅱ 型超敏反应的是(  )

(65) 属 Ⅲ 型超敏反应的是(  )

(66) 属 Ⅳ 型超敏反应的是(  )

(67~73)

A. Ⅰ 型超敏反应　B. Ⅱ 型超敏反应

C. Ⅲ 型超敏反应　D. Ⅳ 型超敏反应

E. 非超敏反应

(67) Arthus 反应属于(  )

(68) 多数链球菌感染后肾小球肾炎属于(  )

(69) 类风湿关节炎属于(  )

(70) 结核菌素试验属于(  )

(71) 药物过敏性血细胞减少症属于(  )

(72) 过敏性哮喘属于(  )

(73) 新生儿溶血症属于(  )

(74~77)

A. 抗核抗体　　　B. 抗变性 IgG 抗体

C. 天然血型抗体　D. 抗 TSH-R 抗体

E. IgE

(74) 介导 Ⅰ 型超敏反应的抗体是(  )

(75) 导致 SLE 的原因是体内产生(  )

(76) 导致输血反应的抗体是(  )

(77) RF 是(  )

(78~81)

A. 红细胞　　　　B. 变性 IgG

C. DNA　　　　　D. TSH-R

E. 中性粒细胞

(78) 系统性红斑狼疮的自身抗原是(  )

(79) 类风湿关节炎的自身抗原是(  )

(80) 自身免疫性溶血性贫血的自身抗原是(  )

(81) Graves 病的自身抗原是(  )

(82~85)

A. 补体依赖的细胞毒作用

B. 肥大细胞、嗜碱粒细胞脱颗粒

C. 免疫复合物沉积激活补体

D. Th1 释放 IFN-γ 等细胞因子

E. 特异性免疫无应答性

（82）与 Ⅰ 型超敏反应发生有关（    ）

（83）与 Ⅱ 型超敏反应发生有关（    ）

（84）与 Ⅲ 型超敏反应发生有关（    ）

（85）与 Ⅳ 型超敏反应发生有关（    ）

（86~87）

A. 嗜酸粒细胞   B. 肥大细胞

C. 中性粒细胞   D. 单核/巨噬细胞

E. 嗜碱粒细胞

（86）在 Ⅰ 型超敏反应中具有重要负反馈调节作用的细胞是（    ）

（87）在 Ⅳ 型超敏反应中浸润的炎症细胞主要是（    ）

**4. 复习思考题**

（1）以青霉素为例，叙述 Ⅰ 型超敏反应的发生机制和防治原则。

（2）以精练的语言叙述 4 种超敏反应的发生机制。

（3）试述 4 种超敏反应的常见疾病。

（4）简述 Ⅰ 型超敏反应的特点及其防治原则。

（5）简述青霉素过敏性休克的防治原则。

（6）简述 Th1 细胞和 Th2 细胞在 Ⅰ 型超敏反应中的调节作用。

（7）简述新生儿溶血症的发生机制及其预防措施。

（8）A 血型人给 B 血型人输血会有什么后果？简述其发生机制。

（9）血清病和血清过敏性休克是一种疾病吗？分别叙述它们的发病机制。

（10）叙述链球菌感染后出现肾小球肾炎的发生机制。

（11）青霉素进入人体后可能引起哪些超敏反应疾病？试叙述其机制。

（周晓涛）

# 第十三章　免疫学防治

## 一、本章要求

（1）掌握：人工主动免疫和人工被动免疫的概念和特点，免疫治疗的概念和分类。

（2）熟悉：人工主动免疫和人工被动免疫的常见生物制品，疫苗的基本要求，活疫苗与死疫苗的特点，计划免疫的含义，免疫分子和免疫细胞治疗的基本手段。

（3）了解：新型疫苗和新型佐剂，疫苗的应用，生物应答调节剂与免疫抑制剂。

## 二、基本概念

1. 人工主动免疫（artificial active immunization）　用人工接种方法给机体输入疫苗、类毒素等抗原物质，刺激机体免疫系统产生特异性免疫应答用于预防感染，又称免疫接种。

2. 人工被动免疫（artificial passive immunization）　给机体输入含特异性抗体的免疫血清或细胞因子等制剂，用于感染的治疗或紧急预防。

3. 疫苗（vaccine）　细菌性、病毒性制剂和类毒素等人工主动免疫制剂统称疫苗。

4. 类毒素（toxoid）　经 0.3%～0.4% 甲醛溶液处理后失去毒性，仍保留免疫原性，可刺激机体产生保护性免疫应答产物的细菌外毒素制剂称为类毒素。

5. 计划免疫（planed immunization）　是根据某些特定传染病的疫情检测和人群免疫状况分析，有计划地用疫苗进行免疫接种，预防相应传染病，确保儿童健康成长，最终达到控制以至消灭相应传染病的目的而采取的重要措施。

6. 免疫治疗（immunotherapy）　利用免疫学原理，针对疾病的发生机制，人为地调整机体的免疫功能，达到治疗目的所采取的措施。

7. 抗毒素（antitoxin）　用细菌外毒素或类毒素免疫动物制备的免疫血清，具有中和外毒素毒性的作用。

8. 生物应答调节剂（biological response modifier，BRM）　指具有促进或调节免疫功能的制剂，通常对免疫功能正常者无影响，而对免疫功能异常，特别是免疫功能低下者有促进或调节作用。

9. 免疫抑制剂　是一类抑制机体免疫功能的生物或非生物制剂。常用于防止移植排斥反应的发生和自身免疫病的治疗。

## 三、基本内容

（一）免疫预防

特异性免疫的获得方式：见图 13-1。

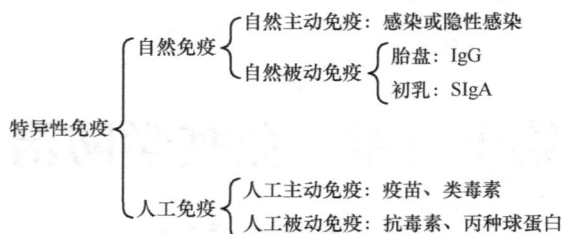

图 13-1　特异性免疫的获得方式

1. 疫苗的基本要求　免疫预防的主要措施是接种疫苗,习惯上将细菌性、病毒性制剂和类毒素等人工主动免疫制剂统称为疫苗。

(1)安全:灭活疫苗的制备应彻底灭活,并避免无关蛋白和内毒素污染;活疫苗的菌毒种要求遗传性状稳定,无回复突变,无致癌性;疫苗应尽可能减少接种后副作用。

(2)有效:疫苗应具有很强的免疫原性,接种后能在大多数人中引起保护性免疫,且维持时间很长,使群体抗感染能力增强。

(3)实用:疫苗的可接受性很重要,否则难以达到接种人群的高覆盖率。要求简化程序,并要求疫苗价格低廉,容易运输保存,无不良反应。

2. 人工主动免疫　人工主动免疫是用接种的方法给机体输入疫苗、类毒素等抗原物质,刺激机体产生免疫应答,获得特异性免疫力预防感染的方法(表 13-1)。

表 13-1　人工主动免疫和人工被动免疫的特点

| | 人工主动免疫 | 人工被动免疫 |
|---|---|---|
| 接种物 | Ag(疫苗或类毒素) | Ab、CK |
| 免疫力产生时间 | 1~4 周 | 立即 |
| 免疫力维持时间 | 数月至数年 | 2~3 周 |
| 用途 | 预防 | 治疗或紧急预防 |

(1)灭活疫苗(死疫苗):用免疫原性强的病原体经人工大量培养后,用理化方法灭活制成。常用的有伤寒、霍乱、百日咳、钩端螺旋体、狂犬病、乙脑等。

(2)活疫苗:用减毒或无毒力的活病原微生物制成。常用的有卡介苗、脊髓灰质炎、麻疹、牛痘、风疹等。有回复突变的危险,但在实际应用中很少见。免疫缺陷者或孕妇不宜接种(表 13-2)。

表 13-2　活疫苗与死疫苗的特点

| | 死疫苗 | 活疫苗 |
|---|---|---|
| 疫苗制剂 | 杀死的病原体 | 减毒或无毒株 |
| 接种方式 | 多为注射(皮下) | 多为模拟自然感染途径 |
| 接种剂量和次数 | 剂量大,2~3 次 | 剂量小,1 次或多次 |
| 副作用 | 反应较大 | 反应较小 |
| 免疫效果 | 较差,维持 6 月至 2 年,以体液免疫为主 | 较好,维持 3~5 年以上,体液免疫、细胞免疫均可产生,自然感染途径还可产生黏膜局部免疫 |
| 保存及有效期 | 稳定易保存,4℃下 1 年 | 不易保存,4℃下几周,冷冻干燥可保存较长时间 |
| 举例 | 伤寒,霍乱,百日咳,乙脑疫苗 | 卡介苗,麻疹,牛痘,口服脊髓灰质炎疫苗 |

（3）类毒素：细菌外毒素经 0.3%~0.4% 甲醛溶液处理后失去毒性，仍保留免疫原性，可刺激机体产生保护性免疫应答产物的制剂称为类毒素。常用的类毒素有破伤风和白喉类毒素。

（4）新型疫苗

1）亚单位疫苗（subunit vaccine）：去除病原体中与激发特异性免疫保护无关的甚至有害的成分，保留有效的保护性抗原成分。针对性强，效果好，副作用小。如百日咳杆菌丝状血凝素（FHA）、流感病毒 HA、NA 亚单位、HBV 人源 HBsAg 等。

2）结合疫苗（conjugate vaccine）：将细菌荚膜多糖（TI-Ag）抗原与白喉类毒素（载体）结合，即转化为 TD-Ag，从而增强了其免疫原性，改善预防接种效果。如 b 型流感杆菌疫苗、脑膜炎球菌疫苗，肺炎球菌疫苗等。

3）合成肽疫苗（synthetic peptide vaccine）：根据有效免疫原的氨基酸序列，设计合成的免疫原多肽。目的是以最小的免疫原性肽激发有效的特异性免疫。设计的关键是合成肽应有 B 细胞表位和 T 细胞表位，并能与 MHC 分子结合，可诱导体液免疫和细胞免疫。

4）基因工程疫苗：是现代生物技术的热点问题，重点研究难培养、有潜在危险、常规免疫效果差的病原体。

A. 重组抗原疫苗（recombinant antigen vaccine）：利用 DNA 重组技术制备的只含保护性抗原的纯化疫苗。如重组乙肝病毒表面抗原疫苗、口蹄疫疫苗等。

B. 重组载体疫苗（recombinant vector vaccine）：将编码病原体有效免疫原的基因插入载体（减毒病毒或细菌）基因组中，接种后随疫苗株在体内的增殖，表达所需抗原。也可制备多价疫苗，如霍乱重组载体疫苗。

C. DNA 疫苗（DNA vaccine）：称核酸疫苗。将编码病原体有效免疫原的基因与细菌质粒构建的重组体直接免疫机体，转染宿主细胞，使其表达保护性抗原，如布氏杆菌核酸疫苗。DNA 疫苗在体内可持续表达，免疫效果好，维持时间长。其安全性和机制尚不完全清楚。

D. 转基因植物疫苗：用转基因的方法，将编码有效免疫原的基因导入可食用的植物细胞的基因组中，免疫原即可在植物的可食用部分稳定表达和积累，人类和动物通过摄取食物达到免疫接种的目的。

（5）佐剂：是一类与抗原合用时能增强抗原免疫效应的物质。可能的作用机制有：①储存效应是在淋巴细胞接触抗原的局部可浓缩抗原；②通过诱导细胞因子的产生，调节淋巴细胞的功能。目前在人类疫苗中使用的有氢氧化铝、磷酸铝、磷酸钙等无机盐以及结合细菌类毒素的百日咳杆菌，动物试验常用的为弗氏佐剂、卡介苗、脂质体等。

（6）计划免疫：是根据某些特定传染病的疫情检测和人群免疫状况分析，有计划地用疫苗进行免疫接种，预防相应传染病，确保儿童健康成长，最终达到控制，以至消灭相应传染病而采取的重要措施。最初我国儿童计划免疫的常用疫苗有五种，2007 年国家扩大了计划免疫免费提供的疫苗种类，在原有的"五苗七病"基础上增加到对 15 种传染病的预防。新增了甲型肝炎疫苗、乙脑疫苗、流脑多糖疫苗、风疹疫苗、腮腺炎疫苗、钩体病疫苗、流行性出血热疫苗和炭疽疫苗（表 13-3）。

表 13-3　我国实施儿童计划免疫程序

| 出生后时间 | 接种疫苗 | 出生后时间 | 接种疫苗 |
|---|---|---|---|
| 1 天 | 乙型肝炎疫苗 | 6 个月 | 乙型肝炎疫苗 |
| 2~3 天 | 卡介苗 | 8 个月 | 麻疹疫苗 |
| 1 个月 | 乙型肝炎疫苗 | 1.5~2 岁 | 白百破混合制剂 |
| 2 个月 | 脊髓灰质炎三价混合疫苗 | 4 岁 | 脊髓灰质炎三价混合疫苗 |
| 3 个月 | 脊髓灰质炎三价混合疫苗、白百破混合制剂 | 7 岁 | 卡介苗、麻疹疫苗精制吸附白喉、破伤风二联类毒素 |
| 4 个月 | 脊髓灰质炎三价混合疫苗、白百破混合制剂 | 12 岁 | 卡介苗 |
| 5 个月 | 白百破混合制剂 | | |

(7) 疫苗的应用:当代疫苗的发展和应用不仅仅限于抗感染领域,已扩展到抗肿瘤、计划生育、防止免疫病理损伤等领域。而且它不再是单纯的预防制剂,通过调整机体的免疫功能,成为有前途的治疗性制剂。

(8) 影响免疫接种效果的因素

1) 接种对象:儿童、军人、卫生食品等特殊工种。

2) 接种途径和方法:死疫苗应皮下接种,活疫苗可皮内注射、划痕或经自然感染途径接种。

3) 接种剂量、次数、间隔时间:死疫苗接种量大,接种 2~3 次每次间隔 7~8 天;类毒素接种 2 次,每次间隔 4~6 周;活疫苗能在体内繁殖,接种量少,一般只接种一次。

4) 禁忌证:感冒、高热、严重心血管疾病、急性传染病、肿瘤、肾病、活动性结核、甲状腺功能亢进、活动性风湿病、糖尿病和免疫功能缺陷等患者均不宜接种疫苗。孕妇应暂缓接种。

3. 人工被动免疫　人工被动免疫是给人体输入含特异性抗体的免疫血清或细胞因子等制剂,用于感染的治疗或紧急预防。接种后免疫力出现快,但维持时间短(见表 13-1)。

(1) 抗毒素:是用细菌外毒素或类毒素免疫动物,从而制备的动物免疫血清。内含针对外毒素的抗体,具有中和相应外毒素毒性的作用。对人而言是异种蛋白,有引起超敏反应的可能,使用前必须做皮肤过敏试验。

常用的生物制品有:破伤风、白喉、肉毒抗毒素。

(2) 人免疫球蛋白:从混合血浆或胎盘血中分离制成的免疫球蛋白浓缩制剂。可通过:①肌肉注射:预防甲肝、丙肝、麻疹、脊髓灰质炎等病毒性疾病;②静脉注射:治疗原发和继发性免疫缺陷病,须经特殊工艺制备。特异性免疫球蛋白则是由对某种病原微生物具有高效价抗体的血浆制备,用于特定病原微生物感染的预防。

(3) 细胞因子和单克隆抗体制剂。

(二) 免疫治疗

1. 分类

(1) 免疫增强疗法和免疫抑制疗法:免疫增强疗法用于治疗感染、肿瘤、免疫缺陷患者,免疫抑制疗法用于治疗超敏反应、自身免疫病、移植排斥、炎症。

(2) 人工主动免疫和人工被动免疫。

(3) 特异性免疫治疗和非特异性免疫治疗。

2. 分子治疗　分子治疗是指给机体输入分子制剂,以调节机体的特异性免疫应答。

(1) 分子疫苗:合成肽疫苗、重组载体疫苗和 DNA 疫苗可作为肿瘤和感染的治疗性疫苗。

(2) 抗体

1) 多克隆抗体:抗感染的免疫血清、抗淋巴细胞丙种球蛋白等。

2) 单克隆抗体(McAb)和基因工程抗体:已运用于肿瘤、感染、自身免疫病和超敏反应等疾病的治疗。如:

A. 抗细胞表面分子的 McAb:CD3-Ab 治疗排斥反应,CD4-Ab 预防排斥反应、治疗类风湿和多发性硬化症。

B. 抗细胞因子 McAb:IL-1、TNF-α 为重要的炎症介质。抗 IL-1、抗 TNF-α 的单克隆抗体,可特异性阻断其与受体的结合,减轻炎症,已用于治疗类风湿关节炎等慢性炎症性疾病的治疗。

C. 单克隆抗体靶向药物:利用特异的 McAb 为载体,与毒素(白喉、蓖麻毒素等)、化学药物(长春新碱、氨甲蝶呤、德尔特霉素)、放射性核素交联,将毒性物质靶向携带至肿瘤病灶局部,特异性杀伤肿瘤细胞。其中单抗与毒素的结合物又称免疫毒素,是早期的靶向治疗剂。

(3) 细胞因子

1) 外源性细胞因子治疗:采用重组细胞因子治疗肿瘤、感染、造血障碍等疾病。

2) 细胞因子拮抗疗法:用于自身免疫病、移植排斥、感染性休克的治疗。可采用 CK 单抗、CKR 拮抗剂、重组 sCKR 等。

(4) 微生物抗原疫苗:人类的许多肿瘤与微生物感染有关。例如,EB 病毒与鼻咽癌;人乳头瘤病毒与宫颈癌等。因此,使用这些微生物疫苗可预防和治疗相应的肿瘤。

3. 细胞治疗　细胞治疗指给机体输入细胞制剂,以激活或增强机体的免疫应答。

(1) 细胞疫苗:包括肿瘤细胞疫苗(灭活瘤苗、异构瘤苗等)、基因修饰的瘤苗、抗原提呈细胞瘤苗等。

(2) 过继免疫治疗:取自体淋巴细胞经体外激活、增殖后回输患者,直接杀伤肿瘤或激发机体抗肿瘤免疫效应。如:肿瘤浸润淋巴细胞(TIL)是从实体肿瘤组织中分离、体外经 IL-2 诱导培养后的淋巴细胞;细胞因子诱导的杀伤细胞(CIK)则是外周血淋巴细胞体外经 IL-2 等细胞因子诱导培养后的淋巴细胞。

(3) 造血干细胞移植:干细胞是具有多种分化潜能,自我更新能力和高度增殖能力的细胞,在适当条件下可被诱导分化为多种细胞组织。造血干细胞移植已经成为癌症、造血系统疾病、自身免疫病等的重要治疗手段。移植所用的干细胞来自于 HLA 型别相同的供者,可采集骨髓、外周血或脐血,分离 CD34$^+$干细胞。

4. 生物应答调节剂与免疫抑制剂

(1) 生物应答调节剂(BRM):是指具有促进或调节免疫功能的制剂,通常对免疫功能正常者无影响,而对免疫功能低下者有促进或调节作用。已广泛用于肿瘤、感染、自身免疫病、免疫缺陷病的治疗。其种类包括治疗性疫苗、单克隆抗体、细胞因子、微生物及其产物、化学合成药物和中草药制剂等。

(2) 免疫抑制剂:能抑制机体的免疫功能,常用于防止移植排斥反应的发生和自身免疫病的治疗(表 13-4)。

表 13-4　生物应答调节剂与免疫抑制剂

| | 生物应答调节剂 | 免疫抑制剂 |
|---|---|---|
| 免疫分子 | 转移因子(TF),免疫核糖核酸(iRNA),胸腺肽 | 抗 T 细胞血清,抗 T 亚群单抗 |
| 微生物制剂 | BCG、短小棒状杆菌、胞壁酰二肽 | 环孢菌素 A、FK-506、麦考酚酸酯、西罗莫司 |
| 化学制剂 | 左旋咪唑、西咪替丁 | 环磷酰胺、硫唑嘌呤、糖皮质激素 |
| 细胞因子 | IFN、GM-CSF、IL-2、IL-12 | |
| 中药 | 真菌多糖、黄芪、人参、香菇多糖、云芝多糖 | 雷公藤 |

## 四、本 章 小 结

人工免疫包括人工主动免疫和人工被动免疫。人工主动免疫是用疫苗接种机体,使机体产生特异性免疫。常规疫苗包括灭活疫苗、减毒活疫苗、类毒素;新型疫苗包括亚单位疫苗、结合疫苗、合成肽疫苗、多种基因工程疫苗。人工被动免疫是给机体注射含特异性抗体的免疫血清或细胞因子制剂,用于感染的治疗和紧急预防。常用的制剂包括抗毒素和人免疫球蛋白。

免疫治疗是通过调整机体的免疫功能达到治疗目的所采取的措施,包括免疫分子(抗体、细胞因子)、免疫细胞(过继免疫治疗、造血干细胞治疗)治疗,生物应答调节剂和免疫抑制剂的应用。

## 五、知 识 扩 充

1880 年夏天,巴斯德的一名助手准备给几只实验用的鸡注射霍乱菌。因为当时正是暑假,助手忘了给鸡注射。装有霍乱菌的容器一直搁着,到暑假结束时才拿出来使用。通常,鸡被注入霍乱菌就会立刻发病而死,但这次结果出人意料,那些鸡并没有在短时间内死去,只是稍有不适,很快就恢复了精神。于是这位助手重新为这几只鸡注射"新鲜"的霍乱菌,结果更令人吃惊,这回鸡根本没有发病!巴斯德想起了 18 世纪末英国乡村医生琴纳的天花预防接种,看来助手是在无意中为鸡注射了疫苗。巴斯德于是又找来几只鸡,重复同样的步骤,并且用各种方法进行试验,最终制作出了有效的霍乱疫苗。

成功制作了霍乱疫苗后,巴斯德开始思考一个新的问题:制作疫苗的技术是否也能用来对抗其他疾病?1881 年,巴斯德着手研制炭疽疫苗,炭疽是侵袭牛、羊、猪等家畜的疾病。巴斯德依照制作霍乱疫苗的方法,调制出含炭疽病原体的水溶液,然后把它们注射到 25 只羊的体内,这些羊在几天之内出现症状,却没有死亡。追述 19 世纪中叶法国科学家巴斯德的往事,我们更能被他执著的科研精神所感动。

## 六、本 章 复 习 题

**1. 判断题**

(1)长期使用免疫抑制剂后可导致机会感染发病率增高。

(2)糖皮质激素是常用的免疫增强剂。

(3)BRM 对免疫异常者和正常者均具有免疫增强作用。

(4)BCG 是采用灭活的结核杆菌制备的预防结核病的死疫苗。

(5)人工主动免疫是给机体输入抗原,使其获得特异性免疫力。

(6)胎儿从母体获得 IgG 是人工被动免疫。

(7)疫苗目前仅可用于预防传染病。

（8）使用抗毒素治疗前，须进行皮肤过敏试验。

（9）减毒活疫苗不易长期保存，且存在安全隐患。

（10）我国目前采用的小儿麻痹糖丸是一种预防脊髓灰质炎的灭活疫苗。（　　）

（11）人工被动免疫是给机体输入抗体或细胞因子制剂。

**2. 填空题**

（1）免疫治疗根据治疗目的不同，分为_____和_____两类。

（2）免疫增强疗法常用于治疗_____和_____等，免疫抑制疗法常用于治疗_____、_____和_____等。

（3）McAb 靶向药物中常用的药物有_____、_____和_____3 类。

（4）根据输入的物质和免疫力获得的方式不同，将人工免疫分为_____和_____两类，其中免疫接种应属于_____。

（5）目前已用于临床或正在研制的新型疫苗包括_____、_____、_____、_____等。

（6）现代医学对疫苗的 3 个基本要求是_____、_____和_____。

（7）当代疫苗的应用领域主要包括_____、_____、_____、_____。

（8）酶联免疫吸附试验的英文缩写符号是_____，其常用的方法有检测抗体的间接法和检测抗原的_____法。

**3. 选择题**

【A 型题】

（1）下列哪种不属于活疫苗（　　）

A. 卡介苗　　B. 乙型脑炎疫苗
C. 脊髓灰质炎疫苗　　D. 腮腺炎疫苗
E. 麻疹疫苗

（2）关于人免疫球蛋白制剂，下述哪项是错误的（　　）

A. 从血浆或胎盘血中分离制成
B. 可用于病毒性疾病的预防
C. 可用于免疫缺陷病的治疗
D. 只含 IgG 类抗体
E. 一般为多价抗血清

（3）新生儿不宜患传染病，其免疫力的获得是通过（　　）

A. 人工被动免疫　　B. 自然被动免疫

C. 人工主动免疫　　D. 隐性感染
E. 潜伏感染

（4）用于人工主动免疫的生物制品，应排除（　　）

A. 活疫苗　　B. 死疫苗
C. 类毒素　　D. 抗毒素
E. 基因工程疫苗

（5）不属于人工被动免疫的是（　　）

A. 破伤风抗毒素
B. 静脉注射用免疫球蛋白
C. 胎盘免疫球蛋白
D. 白喉类毒素
E. 血浆免疫球蛋白

（6）对减毒活疫苗叙述有误的是（　　）

A. 用减毒或无毒活病原体制成
B. 一般只需接种一次
C. 比死疫苗更安全
D. 保存要求比死疫苗高
E. 能诱导细胞免疫形成和特异性抗体产生

（7）免疫抑制疗法不宜用于（　　）

A. 超敏反应病　　B. 自身免疫病
C. 肿瘤　　D. 炎症
E. 移植排斥反应

（8）免疫增强疗法不宜用于（　　）

A. 感染　　B. 低免疫球蛋白血症
C. 肿瘤　　D. 炎症
E. 艾滋病

（9）特异性免疫治疗不包括（　　）

A. 免疫毒素疗法　　B. 细胞因子疗法
C. 抗毒素血清治疗　　D. 抗体导向化学疗法
E. 细胞因子单抗治疗

（10）指出哪种是人工被动免疫（　　）

A. 注射抗毒素得到的免疫
B. 传染病后得到的免疫
C. 通过胎盘或初乳得到的免疫
D. 接种类毒素得到的免疫
E. 输入 LAK 细胞

（11）死疫苗所没有的作用特点是（　　）

A. 主要诱导细胞免疫应答
B. 需多次注射
C. 注射局部和全身反应较重
D. 保存方便
E. 主要诱导体液免疫应答

（12）属于自然主动免疫的是（　　）

A. 注射抗毒素

B. 患传染病后获得的免疫

C. 新生儿从母乳中获得的免疫

D. 接种类毒素

E. IgG 通过胎盘使胎儿获得免疫

（13）预防病毒感染的活疫苗是（　　）

A. 狂犬病疫苗　　　B. 乙型脑炎疫苗

C. 卡介苗　　　　　D. 流感病毒疫苗

E. 脊髓灰质炎疫苗

（14）抗毒素常用于治疗（　　）

A. 产生相应外毒素的病毒感染

B. 产生相应外毒素的细菌感染

C. 类毒素造成的感染

D. 过敏反应

E. 移植排斥反应

（15）下列物质中，哪个是免疫增强剂（　　）

A. 左旋咪唑　　　　B. 环磷酰胺

C. 环孢菌素 A　　　D. 糖皮质激素

E. 雷公藤

（16）肿瘤的非特异性免疫治疗输入的物质，应排除（　　）

A. IL-2　　　　　　B. IFN-α

C. iRNA　　　　　 D. McAb

E. TNF

（17）体外孵育 LAK 细胞和 TIL 细胞，所需的细胞因子是（　　）

A. IL-1　　　　　　B. IL-2

C. IL-4　　　　　　D. GM-CSF

E. IL-5

（18）人工主动免疫的特点，正确的是（　　）

A. 接种物为抗原

B. 免疫力维持时间短

C. 主要用于疾病的治疗

D. 接种后立即获得免疫力

E. 注射抗体

（19）关于人工被动免疫的特点，错误的是（　　）

A. 接种物为抗体

B. 仅用于治疗疾病

C. 接种后即获得免疫力

D. 免疫力维持时间短

E. 可注射 CK

（20）人类从母体内直接获得的抗体是（　　）

A. IgG　　　　　　B. IgA

C. IgM　　　　　　D. 多种抗体

E. IgD

（21）下列疫苗中，哪个不属于国家计划免疫范畴（　　）

A. 流感疫苗　　　　B. 卡介苗

C. 麻疹疫苗　　　　D. DPT 三联疫苗

E. 脊髓灰质炎疫苗

（22）用于人工被动免疫的生物制品，应排除（　　）

A. 丙种球蛋白

B. 动物免疫血清

C. 单克隆抗体导向药物

D. 人类特异性免疫球蛋白

E. 卡介苗

（23）与传统的化学疗法和放射疗法相比，应用单克隆抗体治疗肿瘤的优势在于（　　）

A. 抗体具有特异性

B. 抗体可人工生产

C. 抗体均一性好

D. 抗体不会引起超敏反应

E. 抗体治疗无副作用

（24）如果长期使用免疫抑制剂易出现的不良后果是（　　）

A. 感染和超敏反应发病率高

B. 感染和肿瘤的发病率高

C. 超敏反应与免疫缺陷病发病率高

D. 超敏反应与自身免疫病发病率高

E. 感染与自身免疫发病率高

（25）注射丙种球蛋白可用于某些疾病的紧急预防，但其中应排除（　　）

A. 甲型肝炎　　　　B. 脊髓灰质炎

C. 麻疹　　　　　　D. 细菌性痢疾

E. 丙型肝炎

（26）下列哪种临床疾病目前是应用基因重组抗原疫苗预防的（　　）

A. 麻疹　　　　　　B. 白喉

C. 乙型肝炎　　　　D. 破伤风

E. 小儿麻痹症

（27）下列疫苗中，哪个是传统疫苗（　　）

A. 合成肽疫苗　　　B. 灭活疫苗

C. 亚单位疫苗　　　D. 核酸疫苗

E. 结合疫苗

（28）来自母亲,能有效保护胎儿的抗体是（　　）

A. IgG  B. IgA

C. SIgA  D. IgM

E. IgD

（29）破伤风类毒素可用于预防破伤风,原因是其（　　）

A. 具有毒性无免疫原性

B. 无毒性具有免疫原性

C. 有毒性有免疫原性

D. 无毒性无免疫原性

E. 由内毒素经甲醛处理获得

（30）提取病原体中有保护性的抗原结构制成的疫苗称为（　　）

A. 灭活疫苗  B. 合成肽疫苗

C. 结合疫苗  D. 亚单位疫苗

E. 重组抗原疫苗

（31）下列哪种细胞因子对治疗因肾衰导致的贫血有显著疗效（　　）

A. TPO  B. IFN-γ

C. IL-2  D. GM-CSF

E. EPO

（32）关于疫苗的叙述,错误的是（　　）

A. 多数疫苗需多次接种

B. 现用的乙肝病毒疫苗是亚单位疫苗

C. 脊髓灰质炎疫苗是减毒活疫苗

D. 用于人工主动免疫

E. 减毒活疫苗的安全性不如灭活疫苗

【B1 型题】

（33～35）

A. 注射抗毒素得到的免疫

B. 接种疫苗;类毒素得到的免疫

C. 传染病后得到的免疫

D. 通过胎盘或初乳得到的免疫

E. 注射短小棒状杆菌

（33）人工主动免疫（　　）

（34）人工被动免疫（　　）

（35）自然主动免疫（　　）

（36～40）

A. 卡介苗

B. 抗毒素

C. 百日咳杆菌丝状血凝素

D. 人免疫球蛋白

E. 免疫毒素

（36）肿瘤导向治疗（　　）

（37）亚单位疫苗（　　）

（38）计划免疫制剂（　　）

（39）甲型肝炎的预防（　　）

（40）可用于破伤风和白喉的治疗（　　）

（41～42）

A. 活疫苗  B. 死疫苗

C. 结合疫苗  D. 亚单位疫苗

E. 基因工程疫苗

（41）百日咳菌苗是（　　）

（42）卡介苗是（　　）

（43～44）

A. 注射弗氏佐剂

B. 患传染病后得到的免疫

C. 接种灭活疫苗、活疫苗得到的免疫

D. 注射胎盘球蛋白获得的免疫

E. 通过胎盘或初乳得到的免疫

（43）人工主动免疫（　　）

（44）人工被动免疫（　　）

（45～46）

A. 对易感人群进行预防接种

B. 对可疑或确诊的破伤风患者进行紧急预防或治疗

C. 杀灭伤口中繁殖的破伤风杆菌

D. 皮肤试验

E. 中和与神经细胞结合的毒素

（45）注射破伤风抗毒素(TAT)的目的是（　　）

（46）破伤风类毒素主要用于（　　）

**4. 复习思考题**

（1）简述免疫抑制和免疫增强疗法的应用范围。

（2）试比较人工主动免疫和人工被动免疫的特点及其常用生物制品。

（3）试比较死疫苗与活疫苗的特点。

（4）简述我国儿童计划免疫采用的疫苗和预防的疾病。

（5）试述细菌外毒素、类毒素和抗毒素三者的关系及其在免疫防治中的意义。

（甫拉提·热西提）

# 主要参考资料

安云庆 . 2009. 医学免疫学 . 第 2 版,北京:北京大学医学出版社

金伯泉 . 2008. 医学免疫学 . 第 5 版,北京:人民卫生出版社

刘文泰 . 2009. 医学免疫学 . 北京:中国中医药出版社

司传平 . 2004. 医学免疫学应试指南 . 第 2 版,北京:光明日报出版社

Apps R, Gardner L, Moffett A. 2008. A critical look at HLA-G、Trends in Immunol,29(7):313—321

Carosella ED, Moreau P, LeMaoult J, et al. 2008. HLA-G:from biology toclinical benefits. Trends in Immunol, 29(3): 125—132

Larsen MH, Thomas VF. 2009. Human leukocyte antigen-G polymorphism in relation to expression, function and diseasE. Hum Immunol, onlinE

Marks GB. 2006. Environmental factors and gene-environment interactions in the aetiology of asthmA、Clin Exp Pharmacol Physiol, 33(3):285—289

Oboki K,Ohno T,Saito H,et al. 2008. Th17 and allergy. Allergol Int,57(2):121—134

Pène J,Chevalier S,Preisser L,et al. 2008. Chronically inflamed human tissue are infiltrated by highly differentiated Th17 lymphocytes. J Immunol,180(11):7423—7430

Yan WH, Fan LA. 2005. Residues Met76 and Glu79 in HLA-Gα1 domain involved in KIR 2DL4 recognition. Cell Res, 15: 176—182

# 附一 复习题参考答案

## 第一章复习题参考答案

**1. 判断题**

(1) ×　(2) ×　(3) ×　(4) ×　(5) √

(6) √　(7) √　(8) ×　(9) √　(10) √

(11) √　(12) √

**2. 填空题**

(1) 免疫防御,免疫自稳,免疫监视

(2) 免疫器官,免疫细胞,免疫分子

(3) 吞噬细胞,NK 细胞,NKT 细胞,γδT 细胞,B1 细胞

(4) 细胞免疫,体液免疫

(5) 抗感染,超敏反应,免疫缺陷

(6) 淋巴结,脾脏,黏膜免疫系统,皮肤免疫系统

(7) 膜型,分泌型

(8) TCR,BCR,MHC,CD,AM

(9) 中枢免疫器官,外周免疫器官

**3. 选择题**

(1) D　(2) B　(3) B　(4) E　(5) C　(6) E

　(7) D　(8) B　(9) E　(10) D　(11) D

(12) C　(13) D　(14) E　(15) B　(16) C

(17) E　(18) E　(19) C　(20) E　(21) A

(22) C　(23) A　(24) D　(25) A　(26) A

(27) C　(28) B　(29) C　(30) D　(31) D

(32) E　(33) C　(34) B

## 第二章复习题参考答案

**1. 判断题**

(1) ×　(2) √　(3) ×　(4) √　(5) ×

(6) ×　(7) ×　(8) ×　(9) ×　(10) ×　(11) ×　(12) √　(13) √　(14) ×　(15) ×

(16) √　(17) ×　(18) ×　(19) √　(20) ×

**2. 填空题**

(1) ABO 血型抗原,Rh 血型抗原

(2) 免疫原性;抗原性

(3) 免疫原性,抗原性

(4) 免疫原,变应原,耐受原

(5) 单

(6) 构象决定簇,线性决定簇

(7) TD-Ag,TI-Ag

(8) TAA,TSA

(9) 抗原分子的理化性质,宿主方面因素,免疫方法

(10) 同种异型抗原,自身抗原,异嗜性抗原,肿瘤抗原

(11) BCG,氢氧化铝,FCA,FIA

(12) 精子,脑组织,眼晶状体蛋白

**3. 选择题**

(1) C　(2) C　(3) D　(4) C　(5) A　(6) E

　(7) A　(8) E　(9) C　(10) B　(11) E

(12) C　(13) E　(14) C　(15) C　(16) D

(17) A　(18) C　(19) B　(20) B　(21) D

(22) A　(23) B　(24) C　(25) C　(26) B

(27) D　(28) A　(29) E　(30) D　(31) E

(32) B　(33) D　(34) A　(35) A　(36) B

(37) A　(38) E　(39) B　(40) D　(41) D

(42) E　(43) D　(44) E　(45) D　(46) D

(47) C　(48) B　(49) E　(50) B　(51) A

(52) A　(53) A　(54) C　(55) D　(56) B

(57) E　(58) D　(59) A　(60) C　(61) D

(62) B　(63) A　(64) B　(65) A　(66) D

(67) C　(68) B　(69) C　(70) E

# 第三章复习题参考答案

**1. 判断题**

(1) × (2) √ (3) √ (4) × (5) √
(6) × (7) × (8) × (9) × (10) × (11)
√ (12) × (13) × (14) √ (15) √
(16) √ (17) × (18) × (19) √ (20) ×
(21) √ (22) × (23) × (24) × (25) ×

**2. 填空题**

(1) Fab 段,Fc 段,与 Ag 结合
(2) HVR,CDR,Id
(3) 同种型,同种异型,独特型
(4) IgA 单体,J 链,分泌片
(5) IgM 单体,J 链
(6) IgG,IgE
(7) IgM,sIgA
(8) V,C
(9) IgG,IgM,IgA,IgD,IgE
(10) IgM,IgE
(11) $C_L$,$V_L$
(12) 4,二硫键
(13) γ链,ε链,μ链
(14) κ,λ
(15) CH1,CH2,CH2
(16) 单体,二聚体
(17) IgSF,整合素

**3. 选择题**

(1) C (2) E (3) E (4) B (5) B (6) C
(7) A (8) D (9) C (10) E (11) C
(12) B (13) C (14) E (15) B (16) D
(17) C (18) D (19) B (20) D (21) D
(22) C (23) D (24) A (25) A (26) A
(27) C (28) B (29) A (30) C (31) D
(32) C (33) C (34) E (35) C (36) D
(37) B (38) E (39) B (40) B (41) D
(42) E (43) C (44) B (45) D (46) A
(47) A (48) E (49) C (50) E (51) A
(52) D (53) A (54) B (55) D (56) A
(57) B (58) B (59) A (60) B (61) E
(62) C (63) E (64) C (65) B (66) B
(67) C (68) B (69) A (70) C (71) E
(72) B (73) E (74) D (75) A (76) E
(77) A (78) B (79) A (80) C (81) B
(82) A (83) A (84) B (85) D (86) B
(87) D (88) E

# 第四章复习题参考答案

**1. 判断题**

(1) × (2) × (3) √ (4) × (5) ×
(6) √ (7) × (8) √ (9) √ (10) ×
(11) √ (12) √ (13) × (14) √ (15) ×

**2. 填空题**

(1) 经典途径,旁路途径,MBL 途径,膜攻击复合物(MAC),C5b6789
(2) 旁路途径,MBL 途径,经典途径
(3) $\overline{C 4b2b}$,$\overline{C 4b2b3b}$
(4) 细胞溶解,调理作用,引起炎症反应,清除免疫复合物
(5) C3b,C4b,iC3b,C5a
(6) 56,30
(7) 免疫黏附
(8) IgG,IgM
(9) 末端通路,膜攻击复合物(MAC)

**3. 选择题**

(1) C (2) A (3) B (4) C (5) B (6) A
(7) D (8) A (9) D (10) C (11) C
(12) A (13) B (14) B (15) D (16) C
(17) B (18) C (19) D (20) C (21) D
(22) C (23) C (24) B (25) D (26) E
(27) B (28) E (29) E (30) E (31) D
(32) E (33) D (34) A (35) D (36) C
(37) B (38) E (39) A (40) B (41) C
(42) A

# 第五章复习题参考答案

**1. 判断题**
(1) ×　(2) ×　(3) √　(4) √　(5) √
(6) √　(7) ×　(8) ×　(9) √　(10) √
(11) √　(12) ×　(13) ×　(14) √　(15) √
(16) √

**2. 填空题**
(1) 白细胞,成纤维细胞,Th1 细胞
(2) TNF-α,TNF-β,Th1 细胞
(3) 红细胞生成素,血小板生成素,干细胞因子
(4) IL-1,IL-6,TNF-α
(5) 旁分泌,自分泌
(6) 淋巴细胞,单核巨噬细胞

**3. 选择题**
(1) A　(2) D　(3) C　(4) A　(5) A　(6) B
(7) B　(8) D　(9) C　(10) D　(11) C
(12) D　(13) A　(14) B　(15) A　(16) A
(17) E　(18) A　(19) E　(20) D　(21) B
(22) A　(23) B　(24) E　(25) C　(26) B
(27) D　(28) E　(29) A　(30) C　(31) B
(32) D　(33) C　(34) A　(35) B　(36) C
(37) A

# 第六章复习题参考答案

**1. 判断题**
(1) ×　(2) √　(3) ×　(4) √　(5) ×
(6) ×　(7) ×　(8) √　(9) √　(10) ×
(11) ×　(12) √　(13) √　(14) ×　(15) ×
(16) ×　(17) ×

**2. 填空题**
(1) 6,A,B,C,DP,DQ,DR
(2) α,β2m,α1+α2,内源性抗原
(3) α,β,α1+β1,外源性抗原
(4) 封闭,8~10 个氨基酸,2
(5) 开放,13~17 个氨基酸,2 个以上
(6) 单倍型遗传,多态性,连锁不平衡
(7) 复等位基因,共显性
(8) Ⅱ类,β2,Ⅰ类,α3

**3. 选择题**
(1) B　(2) B　(3) A　(4) D　(5) C　(6) B
(7) D　(8) B　(9) C　(10) A　(11) B
(12) A　(13) A　(14) C　(15) E　(16) D
(17) B　(18) C　(19) C　(20) C　(21) E
(22) E　(23) A　(24) A　(25) E　(26) E
(27) E　(28) E　(29) E　(30) D　(31) E
(32) B　(33) B　(34) E　(35) E　(36) A
(37) D　(38) E　(39) C　(40) E　(41) D
(42) E　(43) B　(44) E　(45) C　(46) B
(47) E　(48) D　(49) C　(50) B　(51) D
(52) E　(53) A　(54) E　(55) B　(56) C
(57) B　(58) C　(59) E　(60) E　(61) D
(62) D　(63) C

# 第七章复习题参考答案

**1. 判断题**
(1) √　(2) √　(3) ×　(4) ×　(5) √
(6) ×　(7) ×　(8) √　(9) √　(10) ×
(11) ×　(12) √　(13) ×　(14) ×　(15) √
(16) ×　(17) ×　(18) ×

**2. 填空题**
(1) 吞噬细胞,NK 细胞,γδT 细胞,B1 细胞,NKT 细胞
(2) 皮肤黏膜屏障,血-脑屏障,胎盘屏障
(3) 即刻相,早期相,适应性免疫诱导阶段
(4) 吞噬杀伤,加工处理抗原,抗肿瘤,分泌作用,参与炎症
(5) KIR,KLR
(6) 自然杀伤,ADCC
(7) PRR,PAMP
(8) 泛特异性,高度特异性

(9) NK 细胞

(10) 穿孔素,颗粒酶,IFN-γ,TNF-β

(11) TNF-α,IL-1,IL-6,IL-8,IL-12 或 MCP-1

(12) 模式识别受体,病原相关模式分子

**3. 选择题**

(1) D　(2) C　(3) D　(4) B　(5) D　(6) C

　(7) B　(8) C　(9) A　(10) C　(11) B

(12) B

(13) C　(14) C　(15) A　(16) D　(17) D

(18) A　(19) B　(20) C　(21) C　(22) B

(23) B　(24) E　(25) C　(26) D　(27) B

(28) D　(29) E　(30) B　(31) E　(32) A

(33) D　(34) D　(35) E　(36) B　(37) C

(38) D　(39) C　(40) A　(41) C　(42) E

(43) A　(44) E　(45) D　(46) D　(47) B

(48) E　(49) E　(50) E　(51) A　(52) E

(53) C　(54) E　(55) B　(56) C　(57) E

(58) C　(59) B　(60) A　(61) D　(62) C

(63) C　(64) A　(65) B　(66) C　(67) E

(68) B

# 第八章复习题参考答案

## (一) T 淋巴细胞复习题参考答案

**1. 判断题**

(1) √　(2) ×　(3) ×　(4) √　(5) ×

(6) √　(7) √　(8) √　(9) √　(10) ×

(11) √　(12) ×　(13) √　(14) √　(15) ×

(16) √　(17) √　(18) ×　(19) √　(20) ×

(21) √　(22) ×　(23) √　(24) √　(25) ×

(26) ×

**2. 填空题**

(1) Ⅱ类,Ⅰ类

(2) 第二,抑制

(3) 抗原肽/MHC 分子,T 细胞活化的第一信号

(4) αβT 细胞,γδT 细胞

(5) CD4$^+$T 细胞,CD8$^+$T 细胞

(6) Th0,Th1,Th2,Th17,iTreg

(7) 细胞免疫,体液免疫

(8) PHA,ConA

(9) TGF-β,IL-10

(10) TCR 表达,MHC 限制性,中枢耐受性

(11) 阳性选择,阴性选择

(12) 上调,关闭,CD8$^+$T,Ⅰ类分子

(13) 上调,关闭,CD4$^+$T,Ⅱ类分子

(14) 阳性选择,阴性选择

**3. 选择题**

(1) A　(2) D　(3) B　(4) C　(5) D　(6) C

　(7) B　(8) D　(9) C　(10) A　(11) C

(12) C　(13) C　(14) A　(15) B　(16) B

(17) E　(18) C　(19) C　(20) A　(21) B

(22) E　(23) B　(24) B　(25) E　(26) B

(27) D　(28) D　(29) B　(30) A　(31) D

(32) B　(33) A　(34) C　(35) D　(36) C

(37) A　(38) B　(39) B　(40) B　(41) B

(42) B　(43) A　(44) C　(45) E　(46) E

(47) B　(48) A　(49) B　(50) D　(51) B

(52) E　(53) B　(54) A　(55) E　(56) C

(57) B　(58) E　(59) A　(60) E　(61) B

(62) D　(63) D　(64) B　(65) A　(66) D

(67) C　(68) D　(69) A　(70) B　(71) E

(72) B　(73) C　(74) C　(75) A　(76) B

(77) B　(78) B　(79) C　(80) A　(81) B

(82) D　(83) E　(84) D　(85) A　(86) D

(87) C

## (二) B 淋巴细胞复习题参考答案

**1. 判断题**

(1) √　(2) ×　(3) √　(4) ×　(5) ×

(6) √　(7) √　(8) √　(9) √　(10) ×

(11) √　(12) √　(13) √　(14) √　(15) ×

**2. 填空题**

(1) B1 细胞,B2 细胞,B2 细胞

(2) 产生抗体,提呈抗原,免疫调节

(3) mIgM,mIgD

(4) mIg,CD79a/CD79b,B 细胞决定簇,B 细胞活化第一信号

(5) 固有性,适应性

(6) 抗原非依赖期,抗原依赖期

(7) mIgM,mIgM,mIgD

**3. 选择题**

(1) C　(2) B　(3) B　(4) C　(5) C　(6) C

(7) B (8) C (9) A (10) C (11) A
(12) D (13) C (14) D (15) B (16) B
(17) B (18) A (19) D (20) B (21) C
(22) E (23) B (24) E (25) B (26) B
(27) E (28) A (29) D

### （三）APC 复习题参考答案

**1. 判断题**
(1) × (2) √ (3) × (4) √ (5) √
(6) × (7) √ (8) × (9) √ (10) ×

**2. 填空题**
(1) Mo/Mφ,DC,B 细胞,DC
(2) 外源性,内源性

(3) 髓系,淋巴系
(4) 初始性,活化,记忆性
(5) 内体-溶酶体,细胞浆
(6) APC,DC
(7) DC,B 细胞

**3. 判断题**
(1) B (2) B (3) C (4) A (5) B (6) D
 (7) A (8) C (9) D (10) C (11) E
(12) E (13) E (14) E (15) A (16) B
(17) C (18) D (19) A (20) A (21) B
(22) D (23) E

## 第九章复习题参考答案

**1. 判断题**
(1) √ (2) × (3) √ (4) √ (5) √
(6) × (7) √ (8) × (9) √ (10) √
(11) × (12) × (13) √ (14) × (15) ×
(16) × (17) √ (18) × (19) √ (20) ×
(21) √ (22) √ (23) ×

**2. 填空题**
(1) 细胞免疫,体液免疫
(2) 识别抗原阶段,活化增殖分化阶段,效应阶段
(3) CTL,Th1
(4) 穿孔素,颗粒酶
(5) CD28 与 CD80/CD86
(6) 抗胞内微生物感染,抗肿瘤,免疫病理损伤
(7) MHC,抗原肽
(8) Ⅱ,Ⅰ
(9) 抗原,协同刺激

(10) 初次应答,再次应答
(11) TI-1 抗原,TI-2 抗原
(12) 体细胞高频突变
(13) CD40L,CD40

**3. 选择题**
(1) C (2) B (3) C (4) C (5) C (6) B
 (7) A (8) B (9) A (10) C (11) B
(12) C (13) B (14) D (15) C (16) C
(17) A (18) E (19) B (20) B (21) A
(22) B (23) B (24) E (25) B (26) E
(27) B (28) E (29) C (30) A (31) B
(32) A (33) B (34) D (35) B (36) A
(37) C (38) E (39) B (40) C (41) D
(42) B (43) C (44) A (45) E (46) C
(47) A (48) B (49) A (50) C

## 第十章复习题参考答案

**1. 判断题**
(1) × (2) √ (3) √ (4) × (5) √
(6) √ (7) √ (8) × (9) × (10) ×

**2. 填空题**
(1) 天然免疫耐受
(2) 抗原,机体
(3) 克隆无能
(4) 建立,打破
(5) 抗原,特异性,记忆性

(6) 中枢耐受,外周耐受

**3. 选择题**
(1) A (2) A (3) C (4) C (5) B (6) B
 (7) E (8) A (9) A (10) B (11) B
(12) D (13) B (14) C (15) B (16) E
(17) A (18) E (19) B (20) A (21) B
(22) A (23) E (24) A (25) D (26) C
(27) B

## 第十一章复习题参考答案

**1. 判断题**

(1) × (2) × (3) √ (4) √ (5) √
(6) × (7) × (8) × (9) √ (10) ×

**2. 填空题**

(1) CTLA-4,FcγRⅡ-B,KIR
(2) FasL,AICD
(3) TGF-β,IL-10
(4) ITIM,PTP,抑制
(5) ITAM,ITIM
(6) 自然,诱导

**3. 选择题**

(1) B (2) B (3) C (4) E (5) A (6) A
 (7) A (8) B (9) E (10) D (11) E
(12) D (13) E (14) B (15) A (16) A
(17) B (18) C (19) C (20) B (21) A
(22) A (23) C (24) E (25) C (26) A
(27) E (28) D (29) B (30) D (31) A

## 第十二章复习题参考答案

**1. 判断题**

(1) × (2) × (3) √ (4) × (5) ×
(6) × (7) √ (8) × (9) √ (10) √
(11) √ (12) × (13) × (14) × (15) ×
(16) × (17) √ (18) √ (19) √ (20) ×
(21) √ (22) × (23) √ (24) × (25) √

**2. 填空题**

(1) 组织损伤,功能紊乱
(2) 速发型变态反应,细胞毒型变态反应,免疫复合物型变态反应,迟发型变态反应
(3) Ⅰ,Ⅱ型和Ⅲ型
(4) 组胺,激肽原酶,白三烯,血小板活化因子
(5) 补体,巨噬细胞,NK 细胞
(6) 补体,中性粒细胞,血小板
(7) 化学药物,昆虫,植物蛋白,微生物及其代谢物
(8) 吞噬嗜碱性颗粒,参与炎症损伤
(9) Ⅲ,Ⅱ,Ⅳ
(10) Ⅱ,Ⅲ
(11) Graves

**3. 选择题**

(1) A (2) A (3) A (4) E (5) D (6) E
 (7) A (8) A (9) E (10) B (11) C
(12) C (13) A (14) D (15) A (16) C
(17) A (18) A (19) A (20) A (21) C
(22) A (23) D (24) C (25) B (26) E
(27) A (28) A (29) D (30) C (31) A
(32) C (33) A (34) C (35) E (36) C
(37) D (38) D (39) C (40) E (41) D
(42) E (43) C (44) A (45) C (46) E
(47) C (48) A (49) A (50) B (51) E
(52) C (53) A (54) C (55) C (56) C
(57) A (58) A (59) A (60) B (61) C
(62) D (63) C (64) D (65) A (66) B
(67) C (68) C (69) C (70) D (71) B
(72) A (73) B (74) E (75) A (76) C
(77) B (78) C (79) B (80) A (81) D
(82) B (83) A (84) C (85) D (86) A
(87) D

## 第十三章复习题参考答案

**1. 判断题**

(1) √ (2) × (3) × (4) × (5) √
(6) × (7) × (8) √ (9) √ (10) ×
(11) √

**2. 填空题**

(1) 免疫增强,免疫抑制
(2) 肿瘤,感染,超敏反应,自身免疫病,移植排斥
(3) 毒素,化学药物,放射性核素

（4）人工主动免疫,人工被动免疫,人工主动免疫

（5）亚单位疫苗,结合疫苗,合成肽疫苗,基因工程疫苗

（6）安全,有效,实用

（7）抗感染,抗肿瘤,计划生育,防止免疫病理损伤

（8）ELISA,双抗体夹心

**3. 选择题**

（1）B　（2）D　（3）B　（4）D　（5）D　（6）C
（7）C　（8）D　（9）B　（10）A　（11）A
（12）B　（13）E　（14）B　（15）A　（16）D
（17）B　（18）A　（19）B　（20）D　（21）A
（22）E　（23）A　（24）B　（25）D　（26）C
（27）B　（28）A　（29）B　（30）D　（31）E
（32）B　（33）B　（34）A　（35）C　（36）E
（37）C　（38）A　（39）D　（40）B　（41）B
（42）A　（43）C　（44）D　（45）B　（46）A

# 附二 医学免疫学英中文词汇

## A

accessibility 易接近性

acetylcholine, Ach 乙酰胆碱

acquired immune deficiency syndrome, AIDS 获得性免疫缺陷综合征(艾滋病)

acquired tolerance 获得性免疫耐受

activation-induced cell death, AICD 活化诱导的细胞凋亡

active immunotherapy 主动免疫疗法

acute phase protein, APP 急性期蛋白

acute rejection 急性排斥反应

acute vascular rejection, AVR 急性血管性排斥

adaptive immune system 适应性免疫系统

adaptive immunity 适应性免疫

adenosine deaminase, ADA 腺苷脱氨酶

adhesion molecule, AM 黏附分子

adjuvant 佐剂

adoptive immunity 过继免疫

adult thymectomy, AT 成年胸腺切除术

affinity 亲和力

affinity maturation (抗体)亲和力成熟

agglutination 凝集反应

alkaline phosphatase, AP 碱性磷酸酶

allergen 变应原

allergic inflammation, AI 变态反应炎症

alloantigen 同种异型抗原

allograft 同种异基因移植

allotype 同种异型

alpha-fetoprotein, AFP 甲胎球蛋白

alternative pathway 旁路(替代)途径

anaphylatoxin 过敏毒素

anaphylaxis 过敏反应

ankylosing spondylitis, AS 强直性脊柱炎

antibody dependent cell-mediated cytotoxicity, ADCC 抗体依赖性细胞介导的细胞毒作用

antibody, Ab 抗体

antigen presentation 抗原提呈

antigen presenting cell, APC 抗原提呈细胞

antigen, Ag 抗原

antigen-binding fragment, Fab 抗原结合片段

antigen-binding site 抗原结合部位

antigenic determinant, AD 抗原决定簇

antigenic valence 抗原结合价

antigenicity 抗原性

anti-idiotype, AId 抗独特型

anti-infection immunity 抗感染免疫

antiserum 抗血清

antitoxin 抗毒素

apoptosis 细胞凋亡

artificial active immunization 人工主动免疫

artificial antigen 人工抗原

artificial passive immunization 人工被动免疫

ataxia telangiectasia, AT 毛细血管扩张性共济失调综合征

atopy 特应性

attenuated vaccine 减毒活疫苗

autoantigen 自身抗原

autograft 自体移植

autoimmune disease 自身免疫病

autoimmunity 自身免疫

avidin 亲和素(抗生物素蛋白)

avidity 亲合力

azoprotein 偶氮蛋白

## B

β barrel β桶状

β- lysin 乙型溶素

B cell receptor, BCR B 细胞受体

basophil 嗜碱粒细胞

Bence-Jones protein 本周蛋白

bi-function anibody, BfAb 双功能抗体

Bioinformatics 生物信息学

biological response modifier, BRM 生物应答调节剂

biotin 生物素

biotin-avidin system,BAS　生物素-亲和素系统

bi-specific antibody,BsAb　双特异抗体

bone marrow　骨髓

bovine gamma globulin,BGG　牛丙种球蛋白

bradykinin　缓激肽

bursa of Fabricius　法氏囊

bursa or bone marrow dependent lymphocyte　法氏囊或骨髓依赖的淋巴细胞（B 细胞）

## C

C reaction protein,CRP　C 反应蛋白

C1 inhibitor,C1INH　C1 抑制物

C3b inactivator　C3b 灭活因子（Ⅰ因子）

C4 binding protein,C4bp　C4 结合蛋白

Cadherin　钙黏蛋白

Calnexin　钙联蛋白

carcinoembryonic antigen,CEA　癌胚抗原

carrier　载体

carrier effect　载体效应

Caspase　半胱天冬蛋白酶

CD40 ligand,CD40L　CD40 配体

cell surface marker　细胞表面标记

cellular rejection　细胞性排斥反应

central immune organ　中枢免疫器官

central tolerance　中枢耐受

centroblast　生发中心母细胞

chemokine　趋化因子

chemotaxis　趋化性

chimeric antibody　嵌合抗体

chronic rejection　慢性排斥反应

class Ⅱ-associated invariant chain peptide,CLIP　Ⅱ类相关的恒定链肽段

classical pathway　经典途径

clonal anergy　克隆无能

clonal deletion　克隆清除

clonal selection theory　克隆选择学说

cluster of differentiation,CD　分化群

codominance　共显性

collagen,CA　胶原蛋白

colony forming unit-culture,CFU-C　体外培养集落形成单位

colony forming unit-spleen,CFU-S　脾集落形成单位

colony stimulating factor,CSF　集落刺激因子

committed stem cell　定向干细胞

common antigen　共同抗原

complement dependent cytotoxicity,CDC　补体依赖的细胞毒

complement receptor,CR　补体受体

complement system　补体系统

complement,C　补体

complementarity determining region,CDR　互补决定区

complete antigen　完全抗原

concanavalin A,ConA　刀豆蛋白 A

conformational determinant　构象决定簇

conjugate vaccine　结合疫苗

constant region,C 区　恒定区

Coombs test　抗球蛋白试验

coreceptor　共受体

cortex　皮质区

co-stimulatory molecule receptor,CMR　协同刺激分子受体

co-stimulatory molecule,CM　协同刺激分子

cross-reaction　交叉反应

crystallizable fragment,Fc　可结晶片段

CTL antigen-4,CTLA-4（CD152）　细胞毒性 T 细胞抗原 4

CTL precursor,CTLp　CTL 前体细胞

Cyclosporine A　环孢菌素 A

cytokine,CK　细胞因子

cytolysis　细胞裂解

cytosolic pathway　胞质溶胶途径

cytotoxicity　细胞毒

cytotoxicity T lymphocyte,CTL（Tc）　细胞毒性 T 细胞

## D

decay-accelerating factor,DAF　促衰变因子

defensin　防御素

delayed type hypersensitivity,DTH　迟发型超敏反应

delayed-type hypersensitivity T cell,$T_{DTH}$　迟发型超敏反应性 T 细胞

dendritic cell,DC　树突状细胞

dinitrophenol,DNP　二硝基苯酚

diploid　二倍体

direct recognition　直接识别

diversity　多样性

diversity gene,D gene　多样性基因

DNA vaccine　DNA 疫苗

donor　供者

double immunodiffusion　双向免疫扩散

double negative cell, DN　双阴性细胞

double positive cell, DP　双阳性细胞

dual recognition　（TCR）双识别

### E

early pro-B cell　早期祖 B 细胞

endocytosis　内吞作用

endogenous antigen　内源性抗原

endogenous pyrogen　内源性致热原

endosome　内体

endosome pathway　内体途径

endothelial cell, EC　内皮细胞

enzyme immunoassay, EIA　酶免疫测定法

enzyme linked immunosorbent assay, ELISA　酶联免疫吸附试验

eosinophil　嗜酸粒细胞

epidermal growth factor, EGF　表皮细胞生长因子

epitope　表位

E-rosette test　E 花环试验

erythropoietin, EPO　红细胞生成素

exocytosis　胞吐作用

exogenous antigen　外源性抗原

expanded programme on immunization, EPI　扩大免疫规划

experimental autoimmune encephalitis, EAE　实验性变态反应脑脊髓炎

extracellular matrix, ECM　细胞外基质

### F

fetal antigen　胚胎抗原

fibrinogen, Fg　纤维蛋白原

fibroblast growth factor, FGF　成纤维细胞生长因子

fibroblastic cell　成纤维细胞

fibronectin, FN　纤连蛋白

flora disequilibrium　菌群失调

flow cytometry, FCM　流式细胞术

follicle　滤泡

follicular dendritic cell, FDC　滤泡树突状细胞

forbidden clone　禁忌克隆

foreignness　异物性

framework region, FR　骨架区

Freund adjuvant　弗氏佐剂

### G

gene knockout　基因敲除

gene therapy　基因治疗

genetically engineering antibody　基因工程抗体

genotype　基因型

germinal center　生发中心

graft versus host disease, GVHD　移植物抗宿主病

graft versus host reaction, GVHR　移植物抗宿主反应

granulocyte CSF, G-CSF　粒细胞集落刺激因子

granulocyte-monocyte CSF, GM-CSF　粒细胞-单核细胞集落因子

granzyme, Gz　颗粒酶

Graves disease　Graves 病（甲状腺功能亢进）

growth factor, GF　生长因子

gut associated lymphoid tissue, GALT　肠道相关淋巴组织

### H

haplotype　单倍型

hapten　半抗原

Hashimoto thyroiditis　桥本甲状腺炎

Hassall body　胸腺小体

heat shock protein, HSP　热休克蛋白

heavy chain, H　（免疫球蛋白）重链

helper T cell, Th　辅助性 T 细胞

hemolytic plaque assay　溶血空斑试验

hemopoietic inductive microenvironment　骨髓造血微环境

hemopoietic stem cell, HSC　造血干细胞

hepatocyte growth factor, HGF　肝细胞生长因子

heterophilic antigen　异嗜性抗原

high active anti-retroviral therapy, HAART　高效的抗逆转录病毒治疗（鸡尾酒疗法）

high endothelial venule, HEV　高内皮静脉

high-zone tolerance　高带耐受

histocompatibility antigen　组织相容性抗原

homologous restriction factor, HRF　同源限制因子

horseradish peroxidase, HRP　辣根过氧化物酶

host versus graft reaction, HVGR　宿主抗移植物反应

human immunodeficiency virus, HIV　人类免疫缺陷病毒

human leucocyte antigen, HLA　人白细胞抗原

humanized antibody　人源化抗体

humoral immunity,HI  体液免疫

hyperacute rejection,HAR  超急性排斥反应

hypersensitivity  超敏反应

hypervarible region,HVR  高变区

## I

idiotope  独特位

idiotype,Id  独特型

Ig class switch  Ig 类别转换

IL-1 receptor antagonist  IL-1 受体拮抗物

immediate hypersensitivity  速发型超敏反应

Immune competent cell,ICC  免疫活性细胞

immune complex disease,ICD  免疫复合物病

immune complex,IC  免疫复合物

immune defense  免疫防御

immune deviation  免疫偏离

immune homeostasis  免疫自稳

immune ignorance  免疫忽视

immune memory  免疫记忆

immune organ  免疫器官

immune receptor tyrosine-based activation motif,ITAM
免疫受体酪氨酸活化基序

immune regulation  免疫调节

immune response gene  Ir 基因

immune response,Ir  免疫应答

immune suppression  免疫抑制

immune surveillance  免疫监视

immune system  免疫系统

immunity  免疫

immunoadhesion  （红细胞的）免疫黏附

immunobiology  免疫生物学

immunodeficiency disease,IDD  免疫缺陷病

immunoelectrophoresis  免疫电泳

immunofluorescence  免疫荧光

immunogen  免疫原

immunogenicity  免疫原性

immunoglobulin folding  Ig 折叠

immunoglobulin superfomiey,IgSF  免疫球蛋白超
家族

immunoglobulin,Ig  免疫球蛋白

immunohistochemistry technique  免疫组化技术

Immunolabelling technique  免疫标记技术

immunology  免疫学

immunonephelometry  免疫比浊

immunoreceptor tyrosine-based inhibitory motif,ITIM
免疫受体氨酸抑制基序

immunotherapy  免疫治疗

immunotoxin  免疫毒素

inactivated vaccine  灭活疫苗

incomplete antigen  不完全抗原

indirect recognition  间接识别

innate immune system  固有免疫系统

innate immunity  固有免疫

inositol phospholipids,IP  磷脂酰肌醇

insulin-dependent diabetes mellitus,IDDM  胰岛素依
耐型糖尿病

integrin  整合素

intercellular adhesion molecule,ICAM  细胞间黏附
分子

interdigitating cell,IDC  并指状细胞

interferon,IFN  干扰素

interleukin,IL  白细胞介素

internal image  内影像

interstitial DC  间质性树突状细胞

intra-epithelial lymphocyte,IEL  小肠上皮内淋巴
细胞

invariant chain,Ii  恒定链

isograft  同种同基因移植

isotype  同种型

## J

joining chain,J  J 链

joining gene,J gene  连姿基因

## K

killer cell activation receptor,KAR  杀伤细胞活化
受体

killer cell inhibitory receptor,KIR  杀伤细胞抑制
受体

## L

laminin,LM  层黏蛋白

Langerhans cell,LC  朗格汉斯细胞

large pre-B cell  大前 B 细胞

late phase reaction  迟发相反应

late-pro B cell  晚期祖 B 细胞

leader sequence  前导序列

lectin cell adhesion molecule family,LEC-CAM  外源
凝集素细胞黏附分子家族

leukemia inhibitory factor,LIF  白血病抑制因子

leukocyte adhesion deficiency,LAD  白细胞黏附
缺陷

leukocyte differentiation antigen, LDA　白细胞分化抗原

leukotriene, LT　白三烯

light chain, L　（免疫球蛋白）轻链

linear determinant　线性决定簇

linkage disequilibrium　连锁不平衡

lipopolysaccharide, LPS　细菌脂多糖

long acting thyroid stimulator, LATS　长效甲状腺刺激素

low molecular weight polypeptide, LMP　低分子质量多肽

low-zone tolerance　低带耐受

lymph node　淋巴结

lymphocyte　淋巴细胞

lymphocyte function associated antigen, LFA　淋巴细胞功能相关抗原

lymphocyte homing　淋巴细胞归巢

lymphocyte homing receptor, LHR　淋巴细胞归巢受体

lymphoid stem cell　淋巴干细胞

lymphokine activated kill cell, LAK　淋巴因子激活的杀伤细胞

lymphotoxin, LT　淋巴毒素

lysozyme　溶菌酶

## M

macroglobulin　巨球蛋白（IgM）

macrophage colony-stimulating factor, M-CSF　巨噬细胞集落刺激因子

macrophage inflammatory protein-1, MIP-1　巨噬细胞炎症蛋白-1

macrophage, Mφ　巨噬细胞

macropinocytosis　巨吞饮作用

major histocompatibility complex, MHC　主要组织相容性复合体

mannan-binding lectin, MBL　甘露聚糖结合凝集素

mast cell　肥大细胞

MBL associated serine protease, MASP　MBL相关的丝氨酸蛋白酶

medulla　髓质

membrane attack complex, MAC　膜攻击复合物

membrane cofactor protein, MCP　膜辅助蛋白

membrane Ig, mIg　膜型 Ig

MHC restriction　MHC限制性

Microchimerism　微嵌合

minor histocompatibility antigen, mHA　次要组织相容性抗原

mitogen　丝裂原

mixed lymphocyte reaction, MLR　混合淋巴细胞反应

monoclonal antibody, McAb　单克隆抗体

monocyte chemotactic protein-1, MCP-1　单核细胞趋化蛋白-1

monocyte, Mo　单核细胞

mononuclear phagocyte system, MPS　单核-吞噬细胞系统

mucosa-associated lymphoid tissue, MALT　黏膜相关的淋巴组织

mucosal addressing cell adhesion molecule, MadCAM　黏膜地址素细胞黏附分子

mucosal immune system, MIS　黏膜免疫系统

Multi-CSF　多集落刺激因子（IL-3）

multiple alleles　复等位基因

multiple sclerosis, MS　多发性硬化症

multipotential stem cell　多能干细胞

myasthenia gravis, MG　重症肌无力

myelin basic protein, MBP　髓磷脂碱性蛋白

myeloid DC, mDC　髓样树突状细胞

myeloid stem cell　髓系干细胞

myeloid-erythroid stem cell　髓红系干细胞

myeloma protein, M 蛋白　骨髓瘤蛋白

## N

natural antigen　天然抗原

natural killer cell, NK　自然杀伤细胞

natural tolerance　天然免疫耐受

negative selection　阴性选择

neoantigen　新抗原

neutrophil　中性粒细胞

never growth factor, NGF　神经生长因子

non-professional APC　非专职抗原提呈细胞

nurse cell　抚育细胞

## O

opsonin　调理素

opsonization　调理作用

oral tolerance　口服耐受

osteopontin　骨桥蛋白

## P

Paneth cell　潘氏细胞

papain　木瓜蛋白酶

passive immunotherapy　被动免疫疗法

pathogen associated molecular pattern, PAMP　病原相关模式分子

pattern recognition receptor, PRR　模式识别受体

pepsin　胃蛋白酶

perforin, Pf　穿孔素

peripheral blood mononuclear cell, PBMC　外周血单个核细胞

peripheral immune organ　外周免疫器官

peripheral tolerance　外周耐受

Peyer patch, PP　派氏淋巴小结（集合淋巴结）

phagocyte　吞噬细胞

phagocytosis　吞噬作用

phagolysosome　吞噬溶酶体

phagosome　吞噬体

phytohemagglutinin, PHA　植物血凝素

pinocytosis　吞饮作用

planed immunization　计划免疫

platelet-derived factor, PDF　血小板衍生的生长因子

pluripotent stem cell　多能干细胞

pokeweed mitogen, PWM　美洲商陆

poly I:C　聚肌胞

polyclonal antibody, PcAb　多克隆抗体

polymeric Ig receptor, pIgR　多聚免疫球蛋白受体

polymorphism　多态性

positive selection　阳性选择

precipitation　沉淀反应

primary immunodeficiency disease, PIDD　原发性免疫缺陷病

primary response　初次应答

professional APC　专职抗原提呈细胞

prostaglandin D2, PGD2　前列腺素 D2

proteasome　蛋白酶体

proteasome β subunit, PSMB　蛋白酶体 β 亚单位

protein tyrosine kinase, PTK　蛋白酪氨酸激酶

purified protein derivative, PPD　纯蛋白衍生物

## R

radioimmunoassay, RIA　放射免疫测定法

rapamycin　雷帕霉素

receptor-mediated endocytosis　受体介导的胞吞作用

recipient　受者

recombinant antigen vaccine　重组抗原疫苗

recombinant vector vaccine　重组载体疫苗

recombinase　重组酶

regulatory T cell, Treg　调节性 T 细胞

restriction fragment length polymorphism, RFLP　限制性片段长度多态性

rheumatoid arthritis, RA　类风湿关节炎

rheumatoid factor, RF　类风湿因子

RNA interference, RNAi　RNA 干扰

## S

scavenger receptor　清道夫受体

secondary immunodeficiency disease, SIDD　继发性免疫缺陷病

secondary response　再次应答

secreted IgA, SIgA　分泌型 IgA

secretory component, SC　分泌成分

secretory piece, SP　分泌片

selectin family　选择素家族

self tolerance　自身耐受

self-renewal　自我更新

senquential determinant　顺序决定簇

sequence specific primer, SSP　序列特异引物

sequestered antigen　隐蔽抗原

serine protease　丝氨酸蛋白酶

serological reaction　血清学反应

severe combined-immunodeficiency disease, SCID　重症联合免疫缺陷病

side-chain theory　侧链学说

single chain of variable fragment, Fv　单链可变区片段

single immunodiffusion　单向免疫扩散

skin associated lymphoid tissue, SALT　皮肤相关淋巴组织

small pre-B cell　小前 B 细胞

soluble cytokine receptor, sCKR　可溶性细胞因子受体

specificity　特异性

spleen　脾

split tolerance　耐受分离

staphylococcus protein A, SPA　金黄色葡萄球菌 A 蛋白

stem cell factor, SCF　干细胞因子

stromal cell　基质细胞

subunit vaccine　亚单位疫苗

super family　超家族

superantigen, SAg　超抗原

suppressor T cell,Ts　抑制性 T 细胞

switch sequence　S 序列(转换序列)

synthetic antigen　合成抗原

synthetic peptide vaccine　合成肽疫苗

systemic lupus erythematosus,SLE　先天性红斑狼疮

**T**

T cell receptor,TCR　T 细胞受体

terminal deoxynucleotidyl transferase,TdT　末端脱氧核苷酸转移酶

thrombopoietin,TPO　血小板生成素

thyminc dendritic cell　胸腺树突状细胞

thymocyte　胸腺细胞

thymus　胸腺

thymus dependent antigen,TD-Ag　胸腺依赖性抗原

thymus independent antigen,TI-Ag　胸腺非依赖性抗原

thyroid stimulating hormone,TSH　甲状腺刺激素

tolerogen　耐受原

Toll like receptor,TLR　Toll 样受体

toxoid　类毒素

transforming growth factor -β,TGF-β　转化生长因子-β

transplantation antigen　移植抗原

transporter associated with antigen processing,TAP　抗原加工相关转运体

tumor antigen　肿瘤抗原

tumor infiltration lymphocyte,TIL　肿瘤浸润淋巴细胞

tumor necrosis factor,TNF　肿瘤坏死因子

tumor rejection antigen,TRA　肿瘤排斥抗原

tumor specific transplantation antigen,TSTA　肿瘤特异性移植抗原

tumor-associated antigen,TAA　肿瘤相关性抗原

tumor-associated transplantation antigen,TATA　肿瘤相关移植抗原

tumor-specific antigen,TSA　肿瘤特异性抗原

**U**

ubiquitin　泛素

**V**

vaccination　免疫接种

vaccine　疫苗

variable gene　V 基因

variable region　可变区

vascular cell adhesion molecule,VCAM　血管细胞黏附分子

vascular endothelial growth factor,VEGF　血管内皮细胞生长因子

veiled cell　隐蔽细胞

very late antigen,VLA　迟现的抗原

vitronectin,VN　玻连蛋白

**W**

Western blot,WB　免疫印迹

**X**

xenogenic Ag　异种抗原

xenograft　异种移植

X-linked agamaglobulinemia,XLA　性联无丙种球蛋白血症

X-linked hyperimmunoglobulin M syndrome,XHM　性联高 IgM 综合征